全国高等卫生职业教育创新型
人才培养"十三五"规划教材

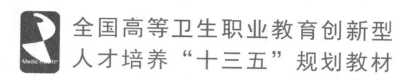

供医学影像技术专业使用

医学影像成像原理

主　编　崔军胜　杨尚玉　王　利

副主编　郝　婕　张　波　陈　涛

编　委　（以姓氏笔画为序）

王　利　（泰山护理职业学院）

陈　涛　（潍坊护理职业学院）

张　波　（滨州职业学院）

张　涛　（南阳医学高等专科学校）

张　影　（潍坊护理职业学院）

杨尚玉　（鹤壁职业技术学院）

郝　婕　（邢台医学高等专科学校）

郭　洋　（宜春职业技术学院）

徐　明　（辽宁医药职业学院）

黄忠浩　（齐鲁医药学院）

崔军胜　（南阳医学高等专科学校）

樊　冰　（南阳医学高等专科学校）

樊跃强　（鹤壁职业技术学院）

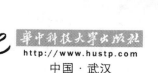
华中科技大学出版社
http://www.hustp.com
中国·武汉

内 容 简 介

本书是全国高等卫生职业教育创新型人才培养"十三五"规划教材。

本书理论部分内容包括总论、模拟 X 线成像、数字 X 线成像、计算机 X 线体层成像、磁共振成像、医学图像存储与通信技术 6 个项目,共 30 个学习任务,在具体内容的编写上,遵循"整体优化,必需、够用"的原则,避免内容重复,力求精练、易懂、条理清晰。为满足教学需要,本书还附有实验项目,方便教师和学生的实验教学。

本书适合高职高专院校医学影像技术专业及设备维修专业学生作为教材使用,也可供相关工作人员参考。

图书在版编目(CIP)数据

医学影像成像原理/崔军胜,杨尚玉,王利主编. —武汉:华中科技大学出版社,2017.8(2024.1重印)

全国高等卫生职业教育创新型人才培养"十三五"规划教材.医学影像技术专业

ISBN 978-7-5680-2850-9

Ⅰ.①医… Ⅱ.①崔… ②杨… ③王… Ⅲ.①医学摄影-高等职业教育-教材 Ⅳ.①R445

中国版本图书馆 CIP 数据核字(2017)第 108368 号

医学影像成像原理　　　　　　　　　　　　　崔军胜　杨尚玉　王　利　主编
Yixue Yingxiang Chengxiang Yuanli

策划编辑:史燕丽
责任编辑:吴　晗
封面设计:杨玉凡
责任校对:张　琳
责任监印:周治超
出版发行:华中科技大学出版社(中国·武汉)　　　电话:(027)81321913
　　　　　武汉市东湖新技术开发区华工科技园　　　邮编:430223
录　　排:华中科技大学惠友文印中心
印　　刷:武汉市洪林印务有限公司
开　　本:880mm×1230mm　1/16
印　　张:11.25
字　　数:363 千字
版　　次:2024 年 1 月第 1 版第 5 次印刷
定　　价:38.00 元

本书若有印装质量问题,请向出版社营销中心调换
全国免费服务热线:400-6679-118　竭诚为您服务
版权所有　侵权必究

全国高等卫生职业教育创新型
人才培养"十三五"规划教材
（医学影像技术专业）
编委会

委　员（按姓氏笔画排序）

王　帅　南阳医学高等专科学校
王　利　泰山护理职业学院
王木生　江西卫生职业学院
王德华　苏州卫生职业技术学院
朱福良　江西卫生职业学院
邬红蓉　重庆三峡医药高等专科学校
李敬哲　鹤壁职业技术学院
杨兵社　陕西中医药大学
杨尚玉　鹤壁职业技术学院
肖迎聪　陕西中医药大学
赵　燕　周口职业技术学院
晏志勇　江西卫生职业学院
郭树怀　邢台医学高等专科学校
崔军胜　南阳医学高等专科学校
韩晓磊　陕西能源职业技术学院
廖伟雄　肇庆医学高等专科学校
谭理连　广州医科大学

前 言
QIANYAN

  《医学影像成像原理》是根据 2015 年 12 月华中科技大学出版社在武汉召开的"全国高等卫生职业教育创新型人才培养'十三五'规划教材医学影像技术专业"主编人员会议精神编写的。本书的编写依据高等职业教育培养高素质技能型人才的培养目标,充分体现"项目导向,任务驱动"的教学模式,注重学生能力的培养,在内容上紧紧围绕放射医学技术资格考试大纲及大型医疗设备上岗证考试大纲编排。

  "医学影像成像原理"课程是医学影像技术专业重要的专业基础课程,在本书编写过程中,注重突出人才岗位技能需求,注重新技术、新知识的引入。本书共编写了总论、模拟 X 线成像、数字 X 线成像、计算机 X 线体层成像、磁共振成像、医学图像存储与通信技术 6 个项目 30 个学习任务,在具体内容的编写上,遵循"整体优化,必需、够用"的原则,避免内容重复,力求精练、易懂、条理清晰。为满足教学需要,本书附有实验项目,以方便教师和学生的实验教学。

  参与本书的编写人员均为医学影像技术专业教学经验丰富的一线教师和临床经验丰富的影像学专家。在编写过程中得到了全体编写人员及参编单位的大力支持,在此表示感谢。

  由于编者水平有限,对本书存在的不足之处,恳请各位读者提出宝贵意见,以便修正。

编 者

目 录

MULU

项目一　总　　论

课 程 目 标

1. 掌握：医学影像成像原理的概念。
2. 熟悉：各种成像技术的基本原理及成像特点。
3. 了解：医学影像技术的发展；了解不同成像技术在临床的应用。

随着科技水平的不断提高，尤其是计算机技术的飞速发展，近年来出现了各种高科技的影像设备及新的成像技术，医学影像学已成为目前医学领域中发展最快的一门学科，在临床发挥着越来越重要的作用。先进的医学影像技术为临床诊断及治疗提供了坚实的技术支持。

任务一　医学影像成像原理的概念及发展

一、医学影像成像原理的概念

医学影像技术是一门综合性的学科，是医学、数学、物理学、工程学、计算机技术、电子技术等多种高新技术相互融合而成的。医学影像成像原理是研究各种医学影像设备成像的基本原理及过程的学科，是医学影像技术专业的专业基础课。

二、发展历程

医学影像专业从 1895 年 11 月 8 日德国物理学家威廉·康拉德·伦琴发现 X 线，至今已经历了 120 多年的发展历程。史料记载世界上第一张 X 线片是伦琴于 1895 年 11 月 22 日拍摄的其夫人手的 X 线片。1901 年伦琴因为发现了 X 射线荣获该年度的诺贝尔物理学奖。

1972 年 4 月，豪斯费尔德和安普鲁斯在英国放射研究院年会上宣读了关于 CT 成像的第一篇论文，宣告了 CT 的诞生。同年 10 月在北美放射学会（RSNA）年会上向全世界展示了这一放射史上划时代的发明。1974 年，全身 CT 问世，CT 检查由头颅扩展到全身各部位。

1946 年美国哈佛大学的 Purcell 及斯坦福大学的 Bloch 分别独立地发现磁共振现象，同时将该原理最早用于生物实验，在物理学、化学方面做出了较大贡献，1952 年荣获诺贝尔物理奖。1974 年获得第一幅动物的肝脏图像。1977 年，世界上第一台 MR 成像装置建成，获得了第一幅质子密度加权像。1978 年获得了头部和腹部的断层图像。1980 年获得了第一幅人体头颅的冠状位和矢状位影像。

20 世纪 80 年代出现了数字减影血管造影（digital subtraction angiography，DSA），是造影技术中较具代表性的一种方法，是电子计算机技术与传统 X 线血管造影技术相结合的一种新的检查方法，在临床得到了大量的应用。

计算机 X 线摄影（computed radiography，CR）是使用含有光可激发存储荧光体的成像板（image plate，IP）作为载体的一种数字化摄影技术。该技术自 20 世纪 70 年代开始研究，到 80 年代初应用于临床,进入 90 年代以后,随着 CR 技术的日益成熟,在国内外的临床应用中得以普及。1997 年以后,数字 X 线摄影(digital radiography,DR)设备研制成功,DR 是一种采用平板探测器(flat panel detector,FPD)获得直接数字化影像的摄影技术。医学影像数字化是未来医学影像技术的发展方向,在医疗工作中将会发挥越来越重要的作用。

任务二　医学影像成像原理研究的内容

一、模拟 X 线成像

模拟 X 线成像是利用 X 线的穿透性进行人体成像的,当强度相同的 X 线照射人体时,由于人体结构的差异,X 线发生不同程度的衰减,因此,透过人体的 X 线形成了强度的差异。将这些差异形成的 X 线强度分布转化为可见的光密度影像,此即为 X 线成像过程。

X 线摄影和 X 线透视是医学影像检查两大常规手段。X 线摄影是用含银盐的 X 线胶片作为成像载体,穿过肢体的 X 线作用于胶片,使胶片感光,再经暗室冲洗,在胶片上显示出人体内部结构的影像。其优点是:照片影像空间分辨率高;照片可以长久保存记录,便于复查对比;被检者接受的 X 线照射剂量少等。缺点是:静态图像,不能观察被检器官的动态和功能,需进行多角度、多方位观察。X 线摄影临床上主要用于四肢骨关节系统摄影。X 线透视是用荧光屏代替胶片,从而在荧光屏上形成肉眼可见的 X 线影像,其优点是:可以动态、多角度、适时观察器官的形态、功能;经济、简便、成像速度快。X 线透视在介入诊疗技术中是不可或缺的重要手段。缺点是:影像细节显示与屏-片系统相比不够清晰;影像不能长久保存;被检者接受 X 线剂量较多等。临床上主要用于普查、筛选等。

屏-片系统成像对影像科技师的操作水平和暗室冲洗技术都有较高的要求,且模拟影像与数字影像相比,在密度分辨率、时间分辨率上都有较大不足,因此随着科学技术的不断发展,模拟 X 线成像将逐渐被数字 X 线成像所取代。

二、数字 X 线成像

由于计算机技术的飞速发展,并且在医学影像设备中的大量应用,在 X 线成像领域出现了计算机 X 线摄影(CR)。CR 是利用成像板(IP)替代胶片作为信息接收载体,以储存荧光体方式储存影像信息,然后通过影像阅读器读取影像信息,再经过后处理工作站进行调整,最后获取满意的图像,根据需要可以直接打印照片,也可以把影像刻盘,还可以使影像传输等。CR 系统中的 IP 板可重复曝光上万次。CR 的图像清晰,密度分辨率(density resolution)较高,适用于普通 X 线检查及急诊摄影、床边摄影等。

数字 X 线摄影(DR)是在计算机控制下,利用探测器(FPD)接收 X 线信息,将信息直接转换成数字信号,并在显示器上直接显示 X 线图像。数字摄影技术使病人受照射剂量更小;时间分辨率明显提高,在曝光后几秒内即可显示图像;具有更高的动态范围,能覆盖更大的对比度范围,使图像层次更丰富;操作方便快捷,省时省力,提高工作效率。并且有双能减影、融合断层、自动无缝拼接技术等图像后处理技术,广泛应用于临床 X 线摄影检查。

数字减影血管造影(DSA)是计算机技术与造影技术相结合的一项新技术,利用特殊的软件处理,根据诊断及治疗需要,对造影图像进行减影处理,可进一步提高影像观察效果,临床在血管造影检查中有较大的优势。

三、计算机 X 线体层成像

计算机 X 线体层成像(computed tomography,CT),是用 X 线束对人体层面进行扫描,取得光信号,由 A/D 转换器变为数字信号,经计算机处理而获得的重建图像,是数字成像而不是模拟成像。CT 所显示的断层解剖图像,其密度分辨率明显优于 X 线图像,使 X 线成像不能显示的解剖结构及其病变得以显影,从而显著扩大了人体的检查范围,提高了病变检出率和诊断的准确率。CT 作为首先开发的数字成像技术大大促进了医学影像学的发展。

CT 图像的特点是获取的是器官的断层图像。由于其高密度分辨率,大大增加了医学影像学在临床的应用范围,对于普通 X 线检查效果较差的软组织器官,CT 显示较好。在增强扫描中,CT 除了能分辨血管的解剖结构以外,还能观察血管与病灶之间的关系、病灶部位的血供和血流动力学的一些变化。利用 CT 计算机软件提供的标尺和距离测量等功能,CT 可进行人体多个部位的穿刺活检定位,其准确性优于常规 X 线透视下的定位穿刺。利用 CT 的三维成像软件,可形成人体各部位的三维图像。CT 可做各种定量计算工作,如 CT 值测量等。在老年骨质疏松患者中,利用 X 线的衰减及计算,可测量人体内某一部位的骨矿含量情况。通过对心脏冠状动脉钙化的测量,还有助于临床上冠心病的诊断。此外,CT 还有助于放射治疗计划的制订和治疗效果的评价等。目前,多层螺旋 CT 的应用,极大地提高了扫描速度,可以观察心脏大血管的动态图像。

四、磁共振成像

磁共振成像(magnetic resonance imaging,MRI)是利用特定频率的射频脉冲对磁场中人体内的核子自旋进行激发,产生磁共振现象,用感应线圈采集磁共振信号,按一定数学方法进行处理而建立数字图像的成像方法。

与其他成像技术相比,磁共振成像具有以下特点:无电离辐射,对人体安全、无创伤;多参数、多序列、多方位成像,因而对脑组织和软组织分辨率极佳,能清楚地显示脑灰质、脑白质、肌肉、肌腱、脂肪及软骨等组织的解剖结构和病变形态;选择性成像,如水成像、脂肪抑制等技术;对器官功能成像和组织生物化学方面进行分析;不使用造影剂即可进行非创伤性血管成像。磁共振成像有其他成像技术不具备的优势,在临床有巨大的应用价值。例如:磁共振成像具有较高的软组织对比度,适合于中枢神经系统,关节软骨、软组织和血管等检查;但对骨骼及钙化效果欠佳;成像速度慢,不利于对危重患者及不合作患者检查,禁忌证较多。

五、医学图像存储与通信技术

图像存储与通信系统(picture archiving and communication system,PACS)是医院各影像科室,如放射、CT、磁共振、超声、核医学科室对数字医学影像进行存储、管理和传输的信息管理系统。PACS 使用计算机技术和网络技术对医学影像实现了数字化的管理、数据处理和信息集成,实现了医学影像信息资源共享。在临床已得到广泛的应用。

目前,各种医学影像成像技术在临床都得到了大量的应用,如 CR、DR、CT、MRI、超声,这些影像检查技术各有所长,各有不足,它们相互弥补,在临床医疗工作中都发挥了重要的、不可替代的作用。作为医学影像技术专业人员,应当掌握各种成像技术的不同特点及成像原理。掌握各种成像技术的临床应用,从而才能为临床诊断和治疗提供强有力的技术支持。

 ## 任务三　医学影像成像基本知识

一、信息影像的传递与形成

(一)模拟 X 线信息影像的传递与形成

X 线信息影像的产生:X 线信息影像的形成基础是受检体对 X 线束的衰减;X 线信息影像的转换:将不均匀的 X 线强度分布,通过接受介质(屏-片系统、X 线电视等)转换为密度影像,或二维的光强度分布(荧光屏、影像增强器系统等)影像,以用于观察诊断;密度分布转换成可见光的空间分布:借助观片灯可将密度分布转换成可见光的空间分布,然后投影到视网膜;视觉影像的形成:通过视网膜上明暗相间的图案,形成视觉影像;意识影像的形成:通过对视觉影像的识别、判断,作出评价或诊断。

（二）数字信息影像的传递与形成

数字 X 线信息影像的传递与形成基本上与模拟信息影像的传递与形成相同,不同之处主要是影像信息的传递过程中增加了 A/D 转换,将模拟信息转换成数字信息,而后进行各种处理和图像重建,最后还要将数字影像通过 D/A 转换成可以视读的模拟影像。

二、信息源

（一）X 线成像

由于各种组织结构的原子序数(Z)、密度(ρ)不同,形成了对 X 线的衰减系数(μ)不同。X 线束照射人体后,一部分被人体组织结构吸收和散射,另一部分透过人体沿原方向向前传播。因此一束强度为 I_0 的原发 X 线透过人体组织后其透过 X 线强度 I 是不一样的,即产生了 X 线对比度(K_x)。人体组织结构大致可分为骨骼、肌肉、脂肪及空气四大类,对 X 线的衰减按骨骼、肌肉、脂肪、空气的顺序逐渐减弱,一些组织比其他组织能衰减更多的射线,这种衰减差异的大小就形成了 X 线影像的对比度。然后通过各种影像接收器(探测器)进而形成可见的 X 线影像。

（二）磁共振成像

处于静磁场(B_0)中的 ^1H 在射频脉冲(RF)磁场激励下产生磁共振现象,射频脉冲停止后产生弛豫现象而获得磁共振信号,这种信号的强弱与人体组织的氢质子密度密切相关。在人体各种组织结构中,氢原子核(^1H)占原子数量的 2/3,而且 ^1H 为磁化最高的原子核,所以目前生物组织的 MRI 主要是 ^1H 成像。

因为人体组织结构含水量(^1H 差异)、水分子的杂乱运动、脂肪含量等的差异,导致在 RF 中被激发的程度不一样,使得 RF 停止后,由于以下因素的不同,呈现出不同的 MR 信号:①纵向弛豫时间 T_1;②横向弛豫时间 T_2;③^1H 的密度;④流体的流动效应;⑤不同组织的磁敏感性;⑥^1H 所处的局部化学环境不一样,如甲醇分子 CH_3COOH 中的两个 H;⑦水质子状况,即游离态水质子或结合态的水质子;⑧组织方向及组织分子的大小等的不同。因此,人体是 MRI 的信息源。

三、影像信息载体

（一）X 线成像

X 线是 X 线成像过程中人体组织结构信息的载体。

X 线与可见光、红外线、紫外线、γ 射线完全相同,都是电磁波,只不过 X 线的频率很高,在 $3\times10^{16}\sim3\times10^{19}$ Hz 之间,波长很短,在 $10^{-2}\sim10$ nm 之间。X 线是由阴极灯丝发射出的高速电子束和阳极靶面相互作用的结果。在真空条件下高千伏的电场产生的高速电子流与靶物质的原子核和内层轨道电子作用,分别产生连续 X 线和特征 X 线。从 X 线管发出的 X 线束与靶面物质的原子序数(Z)、管电流量(mA·s)、管电压(kV)及高压波形有关。

在 X 线成像中,当管电压一定时,X 线管发出的 X 线束的强度(I_0)是基本均匀的,其穿过人体不同组织时由于各种组织对 X 线的衰减程度(μ)不同,致使透过各种组织到达影像接收器的 X 线强度(I)不同,即影像信息就有了不同,因此可以说 X 线是我们人体组织结构信息的载体。光子能量越大,X 线到达波长越短,穿透物质的能力越强。X 线对人体不同组织穿透性能的差别,是 X 线摄影和透视的基础。

（二）射频电磁波

射频电磁波是 MRI 过程中,人体组织结构信息的载体。

产生磁共振信号必须具备三个基本条件:即能产生共振跃迁的自旋不为零的原子核(^1H)、静磁场(B_0)、产生一定频率(^1H 发生共振的拉莫尔频率)电磁波的射频磁场。从三个条件中可以看出,射频(RF)电磁波是产生和传递磁共振信号的信息载体。

四、信息接收器

各种不同的成像技术其影像信息的接收器(探测器)是不同的。医学影像成像中常用的接收器有:模拟 X 线成像中的屏-片系统,CR 中的成像板(IP),DR 中的平板探测器(FPD),CT 中的探测器,MRI 中的接收线圈,以及超声成像中的探头。

五、影像视读

硬阅读将各种成像技术得到的医学图像通过暗室处理、激光打印机等打印成 X 线照片影像、CT 影像、MR 影像等,然后通过这些照片影像进行视读。

软阅读将各种成像技术得到的医学图像通过工作站,或由网络传输到工作站,然后在工作站的影像显示器上进行视读。

两者各有其优点,但后者可以进行各种图像处理,使影像信息更清晰,有利于诊断;同时可以进行图像储存与传输,远程会诊等。但是影像显示器的空间分辨率不如照片影像。

任务四 本课程的学习目标及学习方法

一、学习目标

"医学影像成像原理"是医学影像技术专业的一门重要专业基础课程,学习这门课程的目的是掌握模拟 X 线、CR、DR、CT、MRI 成像过程与成像原理;掌握各种影像检查技术的图像后处理技术,对图像质量能够进行分析处理、存储和打印;掌握各种成像参数对图像质量的影响,能够获得符合诊断需要的优质图像。

二、学习方法

"医学影像成像原理"是一门理论性很强的学科,根据其特点,主要学习方法如下。

(1)树立应用基本理论知识,提高动手能力的理念。本课程基本理论知识的出发点和落脚点,是为专业操作技能服务的,这是学习本课程的指导思想。

(2)分组实验讨论的方法。本课程实验都是原理性、验证性实验,通过正确的实验操作,能够加强对理论知识的理解和掌握。因此,实验教师要认真备课,做好预示实验,保证准确无误地给学生做出操作示范。通过分组实验,集体活动,相互帮助和讨论,达到正确掌握理论知识的目的。

(3)数字化影像的形成与图像后处理与计算机和数学知识密切相关,多收集和掌握相关的计算机知识和数学知识,可为学习本课程打下扎实的基础。

(崔军胜)

项目小结

总论介绍了医学影像成像原理的概念、研究内容,医学影像成像基本知识,包括信息影像的传递与形成、信息源、信息载体、信息接收器、影像视读,讲述了各种成像技术的成像原理及不同特点,作为医学影像技术专业人员,应当运用科学的学习方法,掌握本课程的基本理论、基本知识,为进一步学好专业课打下坚实的理论基础。

测试题

1. 医学影像技术不包括( )。

A. X 线摄影　　　　　B. 计算机 X 线体层成像　　　　　C. 磁共振成像

D. 超声成像　　　　　　　　E. 心电图成像

2. 医学影像技术发展历程叙述,错误的是(　　)。

A. 1895 年 11 月 8 日,伦琴发现 X 线为放射技术伊始

B. 1895 年 12 月 22 日第一张 X 线照片诞生为放射技术伊始

C. 20 世纪 10～20 年代为医技一体阶段

D. 随着 X 线设备的发展出现医技分家阶段

E. 1959 年慕尼黑国际放射学会议形成独立学科阶段

3. X 线成像的因素不包括(　　)。

A. 组织的密度(ρ)　　　　B. 组织的原子序数(Z)　　　　C. 组织的厚度(d)

D. 组织的形状　　　　　　E. X 线的衰减系数

4. 人体组织对 X 线的衰减,由大到小的顺序是(　　)。

A. 骨、脂肪、肌肉、空气　　　B. 骨、肌肉、脂肪、空气　　　C. 脂肪、骨、肌肉、空气

D. 肌肉、骨、脂肪、空气　　　E. 肌肉、脂肪、骨、空气

5. 下列人体组织中,对 X 线衰减最大的是(　　)。

A. 肌肉　　　B. 骨骼　　　C. 脂肪　　　D. 软骨　　　E. 血液

6. 与传统 X 线诊断原理相同的成像方式有(　　)。

A. CR　　　B. MRI　　　C. DR　　　D. PET　　　E. CT

7. 不属于数字化成像技术的成像方法是(　　)。

A. 超声　　　　　　　B. 磁共振成像　　　　　　C. 屏-片系统 X 线摄影

D. 计算机体层摄影　　　E. 计算机 X 线摄影

8. CT 成像优势不包括(　　)。

A. 获得无层面外组织结构干扰的横断面图像　　B. 密度分辨率高

C. 可进行各种图像的后处理　　　　　　　　D. 空间分辨率比屏-片影像高

E. 能够准确地测量各组织的 X 线吸收衰减值

9. CT 技术的发展的叙述,错误的是(　　)。

A. 1953 年生产出我国第一台 X 线机　　　B. 1989 年螺旋 CT 问世

C. 1998 年多层面 CT 诞生　　　　　　　D. 2004 年推出容积 CT

E. 2005 年双源 CT 研制成功

10. 磁共振成像特点的叙述,正确的是(　　)。

A. 以 X 线作为成像的能量源　　　　B. 选择性成像

C. 多方位、多参数成像　　　　　　D. 图像对脑和软组织分辨率极佳

E. 能进行形态学、功能等研究

项目二　模拟 X 线成像

课程目标

1. 掌握:X 线焦点的概念及特性;X 线照片密度、照片对比度的概念;散射线的概念及消除方法;影像模糊的概念及影响因素;医用 X 线胶片及增感屏的基本结构及特性。
2. 熟悉:X 线影像的形成过程;X 线透视及摄影的优缺点;成像性能的主要参量;X 线束概念及特性;影响照片密度及照片对比度的主要因素;滤线栅的主要特性参数;散射线的影响;锐利度及其影响因素。
3. 了解:X 线照片影像失真度及其影响因素。

任务一　模拟 X 线影像的形成与传递

X 线通过肢体被检部位时,一部分射线被吸收和散射,另一部分则通过肢体成为具有诊断信息的 X 线。在这一过程中,由于肢体被检部位的结构和成分不同,而形成了 X 线的强度差异,或者说 X 线已具有被检肢体的信息,产生了 X 线的对比度。通过各种传递系统及变换系统,将人眼观察不到的 X 线对比度信息记录在胶片上,转换成为人眼可见的光学密度影像。因此,X 线影像的形成是一个影像信息转换与传递的过程,如图 2-1-1 所示。根据成像方式和传递介质的不同,X 线影像可以大致分为模拟 X 线影像和数字 X 线影像。本项目讲述模拟 X 线影像的过程。

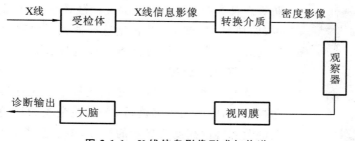

图 2-1-1　X 线信息影像形成与传递

一、模拟 X 线影像的形成与传递

(一)模拟 X 线影像的形成

X 线管产生的 X 线,穿过受检体(三维空间分布)时,由于人体不同组织的原子序数、组织密度和厚度的不同,对 X 线衰减的程度不同,使透过人体后的 X 线强度分布出现了差异,形成了不可见的 X 线信息影像。这种不可见的 X 线影像,到达荧光屏、影像增强器等,经过信息转换,形成可见光强度的影像分布;或者通过屏-片系统使胶片感光,经过化学处理后转换成有一定黑化度的可见光胶片影像。

（二）模拟 X 线影像的传递

模拟 X 线影像的传递过程如下。

（1）X 线对信息源即受检体进行照射，穿透受检体，获得带有人体被检组织信息的不可见 X 线影像。

（2）将不可见的 X 线信息影像，通过信息接收器（屏-片系统、荧光屏、影像增强器等）转换为肉眼可见的光强度分布。若以屏-片系统作为接收器，则荧光强度分布传递给胶片形成银颗粒分布（潜影形成）。冲洗加工处理后，将潜影转换为二维光学密度的分布。即把不可见的 X 线影像信息转换成可见的密度影像。若以荧光屏或影像增强器作为接收器，则把 X 线转换成可见光的透视影像。

（3）借助观片灯可将密度分布转换成可见光的空间分布，然后投影到视网膜。此阶段信息传递的质量，取决于观片灯的亮度、色光、观察环境以及视力。

（4）通过视网膜上明暗相间的图案，形成视觉影像。

（5）通过对视觉影像的识别、判断，做出主观评价或诊断。

（王利）

任务二 模拟 X 线成像方式

经过前面模拟 X 线影像的形成与传递，可以得出，模拟 X 线图像形成的三个基本条件：第一，X 线具有一定的穿透力，能穿透人体的组织结构；第二，被穿透的组织结构存在着密度、原子序数和厚度的差异，X 线在穿透过程中被吸收的线量不同，透过的 X 线量有差别；第三，透过的有差别 X 线是不可见的，经过成像介质的显像，在 X 线胶片上（或 X 线电视系统上）显出具有黑白（或明暗）对比、层次差异的 X 线可见图像。

一、X 线透视

X 线透视是利用 X 线的穿透性和荧光效应，在荧光屏上形成人体组织结构影像的检查方法。穿透人体的 X 线信息与荧光物质作用，产生可见的荧光图像。荧光亮的部分，表示被检肢体吸收 X 线量少而透过的 X 线量多，如含空气的肺、脂肪等。荧光暗的部分，表示被检肢体吸收 X 线量多而透过的 X 线量少，如骨骼、钡剂等。我们把这种透视影像称为正像，如图 2-2-1 所示。X 线透视分为荧光屏透视和 X 线电视系统。

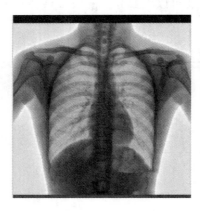

图 2-2-1　正像

1. 荧光屏透视

荧光屏透视的接收器是荧光屏。荧光屏透视是早期使用的 X 线透视方式，因为荧光强度低，需要在全黑的环境下直接观察由 X 线激发的荧光屏的亮度所显示的影像，由于荧光屏亮度太低，图像质量差，检查时患者及医生接受的辐射剂量大，防护条件差，目前，该方式临床上已经淘汰。

2. X 线电视系统

X 线电视系统（X-TV）是利用影像增强器作为信息接收器，它将不可见的 X 线影像转换为可见光影像，再通过摄像机转换成电信号，经放大处理后用电缆输送到监视器，显示人体某部位的组织结构影像。此方式影像亮度高，便于观察，可以实现医生的明室操作环境，提高了诊断的正确率和工作效率，监视器可以放在任意位置，方便观察，并且为隔室透视提供了技术基础。

X 线透视是一种经济、简便的检查方法，可以动态、多角度、适时地观察组织器官的形态，并可以立即得到检查结果。其影像细节的显示与屏-片系统摄影相比还不够清晰，非数字化透视装置不能留下动态的永久记录。另外,透视对于患者的辐射剂量比较大,目前临床应用较多的是应用于数字胃肠透视检查。

二、X 线摄影

X 线摄影主要利用 X 线的穿透性和感光效应。穿过被检肢体后的 X 线作用于胶片产生不同程度的感光,经后处理后在照片上显示出物体内部结构的影像。

当用观片灯观察 X 线照片影像时,透过可见光强的部分表示被检肢体组织密度高,吸收 X 线量多,如骨骼、钡剂;而透过可见光少的部分表示被检肢体组织密度低,吸收 X 线量少,如含气的肺。我们把这种照片影像称为负像,如图 2-2-2 所示。

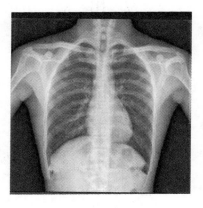

图 2-2-2　负像

X 线摄影除了普通平片 X 线摄影,常用的还有软 X 线摄影、X 线造影等。软 X 线摄影是以检查乳腺疾病为主要目的的影像检查手段。X 线造影是将对比剂引入人体,因对比剂与被检脏器对 X 线的吸收衰减有很大差异,而使其在成像介质上产生密度差异较大的影像,使感兴趣组织和器官与周围组织区分开。

X 线摄影的优点是照片影像空间分辨率较高,可长期保存记录,受检体接受的 X 线剂量少;缺点是照片仅是瞬间固定影像,不能反映脏器的动态变化。

(王利)

任务三　X 线影像信息载体

一、X 线束

X 线成像中的影像信息载体是 X 线,X 线是由 X 线管产生的。在 X 线成像中,利用 X 线的穿透性,与受检体发生作用,形成透射 X 线信息影像。

1. X 线束的形状

X 线管将电能转换为 X 线能,产生 X 线。X 线管主要由阴极、阳极、玻璃壳三部分组成。其中 X 线管阴极发射出的电子流,在管电压的作用下,高速飞向阳极,撞击阳极靶面,发生能量转换,产生 X 线。阳极靶面可视为由无数微小面积组成,那么每个微小面积都发出一个光锥样的 X 线束。

X 线管发射的 X 线是以阳极靶面的实际焦点为锥顶的锥形射线束,如图 2-3-1 所示。经过管壁玻璃、油层、管套窗口及滤过板的滤过吸收,最终与人体发生作用的是一束波长不等、具有一定穿透能力的混合射线。

2. X 线的中心线

X 线束中心部分的射线称为中心线,中心线是摄影方向的代表。一般情况下,X 线的中心线应通过被检部位的中心与胶片的中心在一条直线上,并与胶片垂直;为了减少肢体影像的重叠,也可采用倾斜一定角度经受检体射入胶片。X 线束中除中心线外的射线称为斜射线,在某些特殊体位摄影时可利用斜射线进行摄影,以减少影像的重叠。

3. X 线的强度

X 线强度是垂直于 X 线束的单位面积上,在单位时间内通过的 X 线光子数量与能量的总和,即 X 线束中的光子数量乘以每个光子的能量。连续 X 线波谱中每条曲线下的面积表示连续 X 线的总强度,如图

2-3-2 所示。在实际应用中,常以 X 线的量与质的乘积表示 X 线强度。

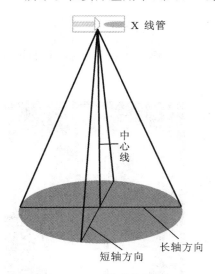

图 2-3-1 X 线束的形状

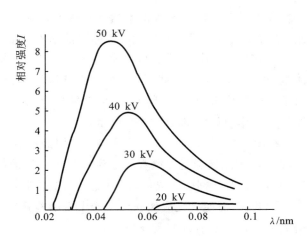

图 2-3-2 钨在较低管电压下的连续 X 线谱

　　X 线的量就是 X 光子的数目,即管电流量,取决于 X 线管的管电流与照射时间的乘积,通常用毫安秒(mA·s)为单位。X 线的量越大,X 线强度越大,与人体发生作用的 X 线数量越多。

　　X 线的质则是光子的能量,代表 X 线的穿透能力。临床上,一般用管电压(kV)来表示 X 线的质。提高管电压,则 X 线的穿透力增加,同时 X 线强度增加。

　　在 X 线波谱中,能量最大的光子对应的频率最高,波长最短,即 λ_{min}。单光子的最大能量理论上应等于所用管电压值的电子伏特数。例如:使用 80 kV 管电压所得到的最大光子能量是 80 keV,其最短波长为 0.015 nm。

　　每一条谱线都有一个强度最大值,最大强度对应的波长值称为最强波长(λ_{max}),最强波长其值约为最短波长的 1.5 倍。

　　所谓平均波长(λ_{mean}),是指波长曲线与横坐标所围成面积的中心的垂线与横坐标的交点所代表的波长。平均波长是最短波长的 2.5 倍。

　　其波长计算公式为

$$\lambda_{min} = 1.24/kV(nm)$$
$$\lambda_{max} = 1.5\lambda_{min}$$
$$\lambda_{mean} = 2.5\lambda_{min}$$

二、X 线管焦点

　　在 X 线成像系统中,对 X 线成像质量影响最大的因素之一就是 X 线管焦点。因此实际工作中对 X 线管的焦点要求比较严格。X 线管焦点除与 X 线机本身的设计有关外,还与焦点的投影方位及使用的曝光条件有关。焦点的大小是 X 线管焦点成像性能的主要参量之一。

　　(一)基本概念

　　1. 实际焦点

　　实际焦点是指阴极灯丝发射的电子经聚焦后在阳极靶面上的瞬间轰击面积。目前,医学诊断用 X 线管的灯丝均绕成螺管状,灯丝发射的电子经聚焦后,以细长方形轰击在靶面上,形成细长方形的焦点,故称为线焦点。实际焦点的大小(一般指宽度),主要取决于聚焦罩的形状、宽度和深度。实际焦点越大(受轰击的靶面积越大,可承受的功率值相应增加),X 线管的容量就越大,曝光时间就可以缩短。我国生产的 X 线管大多数采用单槽或阶梯槽结构。

　　2. 主焦点与副焦点

　　阴极灯丝在聚焦槽内的位置,对阴极电子流动以及焦点的形成产生重要作用。从灯丝正面发射出的电子先发散后会聚撞击阳极靶面形成主焦点;从灯丝侧方发射的电子先发散后会聚再发散撞击阳极靶面形成副焦点;主焦点与副焦点共同形成实际焦点,如图 2-3-3 所示。焦点大小与灯丝在聚焦槽中的位置有关,当灯丝在聚焦槽内的深度越深、聚焦槽的宽度越小时聚焦作用越大,即灯丝深度大,主焦点变小,副焦点变大。理想的副焦点处于主焦点内侧,此时热量容易被分散,焦点大小变化不大。

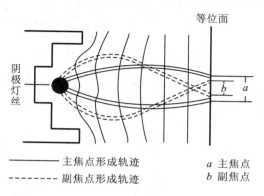

图 2-3-3　主、副焦点形成示意图

3. 有效焦点及标称值

有效焦点亦称为作用焦点,是指实际焦点在 X 线投照方向上的投影。实际焦点在垂直于 X 线管长轴方向的投影,称为标称焦点。X 线管特性参数表中标注的焦点为标称焦点。有效焦点的标称值为一无量纲的数值(如 1.0、0.3、0.1)。目前,有效焦点的标注方法还可以用习惯标注法,如 2.0 mm×2.0 mm、1.0 mm×1.0 mm 或 0.3 mm×0.3 mm 等。

有效焦点与实际焦点之间的关系如图 2-3-4 所示。设实际焦点宽度为 a,长度为 b,则投影后的长度为 B,宽度不变,则有效焦点为

$$有效焦点 = a \times b\sin\theta$$

式中:θ 为阳极靶角,表示阳极靶面与 X 线投照方向的夹角。

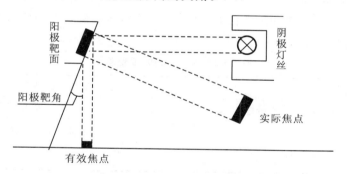

图 2-3-4　有效焦点与实际焦点的关系

当投照方向与 X 线管长轴垂直时,θ 一般为 7°~20°。阳极靶角是一个与容量和 X 线辐射强度的分布密切相关的重要参数。

(二)焦点的测试

(1)针孔照相设备成像法是 1962 年国际放射委员会及测定委员会(ICRU)规定的焦点测试方法。此方法仅适用于焦点尺寸在 0.3 mm 以上的焦点测试。

(2)狭缝照相设备成像法根据 IEC60336-2005 标准要求,确定用狭缝照相设备成像方法测试焦点的大小,如图 2-3-5 所示。

①设备要求。狭缝照相设备的材料用钨、铼钨合金、铂铱合金或金铂合金等制成。

②测试方法。狭缝照相设备的准直,必须使 X 线中心线通过狭缝入射面的中心,中心线与狭缝基准线的夹角小于或等于 10^{-3} 弧度(rad)。狭缝照相设备的位置,必须使狭缝入射面与焦点的距离(焦-缝距)不小于 100 mm,影像放大率在规定放大倍数的±5%内。在测量焦点的长度时,狭缝的方向必须与 X 线管的长轴方向垂直;测量焦点的宽度时,狭缝的方向必须与 X 线管的长轴方向平行。胶片的位置必须与

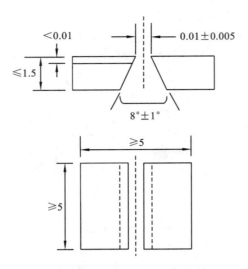

图 2-3-5　狭缝尺寸要求示意图

狭缝的平面平行,与 X 线的中心线相垂直,狭缝与胶片的距离(缝-片距)与焦-缝距的比值,为焦点的放大率(M)。焦点的放大率必须符合表 2-3-1 规定。

表 2-3-1　焦点狭缝照片的放大倍数

焦点的标称值	放大倍数(M)
$F \leqslant 0.4$	$M \geqslant 3$
$0.4 < F \leqslant 1.0$	$M \geqslant 2$
$F \geqslant 1.1$	$M \geqslant 1$

③曝光条件。按照表 2-3-2 中的规定选取曝光条件,分别摄取焦点在长度方向和宽度方向上的照片影像,规定照片的最大密度值为 1.0~1.4。

表 2-3-2　狭缝照相的曝光条件

X 线管标称电压/kV	曝光条件	
	管电压	管电流量
75~150	75 kV	标称电流的 50%,曝光时间为 0.1 s
$\geqslant 150$	50%标称电压	

④焦点的狭缝照片测量:测量出焦点像的长和宽,按下式计算出焦点的长和宽:

$$焦点的宽 = \frac{像宽}{放大率}$$

$$焦点的长 = \frac{像长}{放大率} \times 0.7$$

焦点的长需乘以 0.7 作为修正,这是因为在焦点长度方向上的线量分布是呈单峰分布的。

（三）X 线管焦点成像性能主要参量

X 线管焦点是 X 线设备成像质量优劣的主要因素之一。描述 X 线管焦点成像性能的主要参量包括:焦点大小、焦点的极限分辨率、焦点的增涨值和焦点的调制传递函数。

1. 焦点的大小(F)

焦点的大小是影响影像清晰度的主要原因之一。因焦点是一个具有一定面积的发光源,X 线影像是由物体(G)吸收了 X 线后,产生的本影(S)和几何原因形成的半影(H)共同组成的。焦点尺寸越大,半影越大,影像越模糊。

2. 焦点的极限分辨率（R）

（1）定义：焦点的极限分辨率（R）是在规定测量条件下不能成像的最小空间频率值，一般以每毫米中能够分辨出的线对数（LP/mm）来表示。即用星形测试卡测试时，在星形测试卡像面上出现第一个模糊带所对应的空间频率值：

$$R=1/2d$$

用上式可以计算出焦点的极限分辨率，d 值为不能成像时星形测试卡的线径宽度（mm），$2d$ 是测得的模糊区的一对楔条对应的弧长。在 X 线管焦点小、焦点面上的线量分布为单峰时，R 值大；反之，在 X 线管焦点大、焦点面上的线量分布为多峰时，R 值就小，说明 R 值大时成像性能好。

（2）测试方法：测试设备主要采用星形测试卡或者矩形波测试卡（图 2-3-6）。摄取星形测试卡照片时，先做好准直，要求基准线与测试卡所成角度必须小于或等于 10^{-3} rad。调节焦点至测试卡和测试卡至胶片的距离，使测试卡照片的两个方向上测得的最外模糊区尺寸 Z_W 和 Z_L（图 2-3-7）应大于和接近测试卡影像直径的 1/3，但不得小于 25 mm。曝光条件应使照片的最大密度值在 1.0～1.4 之间。

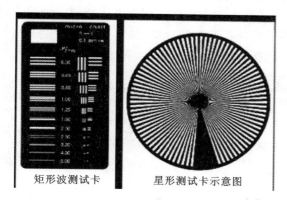

图 2-3-6　测试卡

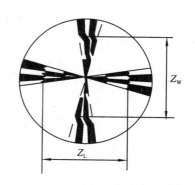

图 2-3-7　放大星形测试卡的模糊带示意图

（3）计算方法：可采用下列公式进行计算

$$\omega_F=\omega_P(M-1)=M-1/Z\cdot\theta$$

当 $\theta=2°(0.035\ \text{rad})$ 时，则

$$\omega_F=28.65/Z(M-1)$$
$$\omega_{FL}=(M-1)/Z_L\cdot\theta=28.65/Z_L(M-1)$$
$$\omega_{FW}=(M-1)/Z_W\cdot\theta=28.65/Z_W(M-1)$$

式中：θ 表示星形测试卡的楔条顶角；M 为星形测试卡照片放大率；ω_P、ω_F 分别为焦点像面及焦点面上的极限分辨率；ω_{FL}、ω_{FW} 分别为焦点面上的宽方向上与长方向上的极限分辨率；Z 表示星形测试卡照片上的模糊区直径；Z_W、Z_L 分别为星形测试卡照片上垂直于 X 射线管长轴方向和平行 X 射线管长轴方向上的模糊区直径。

3. 焦点的调制传递函数（MTF）

（1）定义：焦点的调制传递函数（modulation transfer function，MTF）是描述 X 线管焦点这个面光源使肢体成像时，肢体组织影像再现率的函数关系。一般说，在同一个空间频率值时，MTF 值大的焦点，成像性能好；MTF 值小的焦点，成像性能差。因此，焦点尺寸越小，MTF 值越大，成像性能就越好。

（2）MTF 域值范围：其最大值为 1，最小值为 0，即 $0\leqslant\text{MTF}\leqslant1$。

MTF＝1，表示成像系统的输入对比度与输出对比度相等；

MTF＝0，表示成像系统的输出对比度为 0，即影像消失。

4. 焦点的增涨值（B）

X 线管焦点的增涨值是描述 X 线管焦点的极限分辨率随着负荷条件的改变而相对变化的量，又称散焦值或晕值。

（1）焦点增涨的观察：如果将管电压、管电流分别作为参量，可以观察到焦点尺寸的变化（表 2-3-3）。

表 2-3-3　某 X 线管 1.0 焦点的尺寸变化

管电压/kV	管电流/mA	焦点尺寸(长)/mm	焦点尺寸(宽)/mm
40	200	1.95	2.93
80	200	1.89	2.61
120	200	1.91	2.58
40	600	2.15	4.04
80	600	1.95	2.63
120	600	1.98	2.61
40	1200	2.25	4.95
80	1200	2.25	3.39

　　从表 2-3-4、表 2-3-5 可以得出如下结论:有效焦点的尺寸是随着负荷条件的变化而变化的,特别是在管电压较低时,它的大小随着选用的管电流大小不同而有较大的变化。在管电压相同的情况下,管电流增大,焦点的尺寸变大,焦点的极限分辨率下降。在管电流不变的情况下,随着管电压的上升焦点增涨,尤以高毫安时更为明显。焦点的这种特性对成像质量有很大的影响。

表 2-3-4　某 X 线管 1.0 焦点随管电流的变化情况

管电流 200～1200 mA	
管电压/kV	焦点增涨
40	70%
80	30%
120	15%

表 2-3-5　某 X 线管 1.0 焦点随管电压的变化情况

管电压 40～120 kV	
管电流/mA	焦点增涨减少
200	13%
600	55%
1200	67%

　　(2)焦点增涨的原因分析:管电流(毫安)增高时,灯丝附近的电子密度较大,由于电子间的库仑斥力的作用,造成有效焦点增大的倾向,当管电流低时此倾向变小。管电压升高时,电子束向阳极靶面撞击的速度加快,该方向矢量增大,电子束向外扩散的时间较短,因此扩散的程度也较小;反之,则有足够的扩散时间,因而引起较大的焦点增涨。

　　(3)计算:为了确切地描述这一参量,国际电工委员会(IEC)阐述了这一概念,并用下列公式表示与计算:

$$B = R_{50}/R_{100}$$

R_{50} 表示用表 2-3-6 规定的负载因素所测得的焦点的极限分辨率;R_{100} 表示用表 2-3-7 规定的负载因素所测得的焦点的极限分辨率。

表 2-3-6　R_{50} 的负载因素

X 线管的标称电压/kV	管电压/kV	管电流/mA
≤75	标称电压	
75～150	75	50%的额定管电流(0.1 s)
150～200	50%标称电压	

表 2-3-7 R_{100} 的负载因素

X 线管的标称电压/kV	管电压/kV	管电流/mA
≤75	标称电压	
75～150	75	在规定的管电压下,曝光时间为 0.1 s 的最大管电流
150～200	50%标称电压	

一般 X 线焦点的增涨值 $B \geqslant 1$,焦点的增涨值 B 接近 1 时,成像性能受负荷条件的影响小。

(四)X 线管焦点的特性

1. 焦点面上的线量分布

在电场作用下,实际焦点面上的电子密度分布不同,其 X 线辐射强度的分布呈单峰、双峰甚至多峰型。沿焦点宽方向用密度计扫描得出两端密度高、中间密度低的双峰分布曲线(见图 2-3-8(a)),则证明了焦点面上宽的线量分布是中间少、两边高的双峰形。也有的呈多峰分布,是由于灯丝受聚焦槽深度的影响而出现了主、副焦点之原因。沿焦点长方向用密度计扫描得出两端密度低、中间密度高的单峰分布曲线图,如图 2-3-8 所示。在同样焦点尺寸的情况下,焦点中央辐射强度越强(呈高斯分布),其影像分辨率越高;其次为矩形分布;最差为双峰分布。医学诊断用 X 线管的焦点一般是双峰分布。

由上述可知,焦点面上的线量分布是不均匀的,由实验得知,线量呈单峰分布的焦点成像质量好。

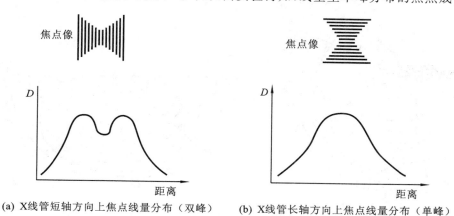

(a) X 线管短轴方向上焦点线量分布（双峰）　　(b) X 线管长轴方向上焦点线量分布（单峰）

图 2-3-8 焦点面上的线量分布

2. 照射野内的线量分布

照射野是指通过 X 线管窗口的 X 线束入射于肢体曝光面的大小。在照射野内的线量分布是不一样的,用一块厚为 1.0 mm 的铅板,在上面加工几排平行的 6 针孔,并将此铅板置于焦点和胶片正中。用适当的条件进行曝光,便可得到一张多个焦点针孔像的照片。从照片上可以看到:焦点具有一定的方位特性和阳极效应。

(1) 焦点的方位特性。在平行于 X 线管的长轴方向的照射野内,近阳极侧有效焦点小,近阴极侧有效焦点大,这一现象被称为焦点的方位特性。在短轴方向上观察,有效焦点的大小对称相等,如图 2-3-9 所示。

(2) 焦点的阳极效应。当阳极倾角约为 20°时,进行 X 线量的测定,其结果是在平行于 X 线管的长轴方向上,近阳极侧 X 线量少,近阴极侧的 X 线量多,最大值在 110°处(见图 2-3-10(a)),分布是非对称性的。这一现象被称为 X 线管的阳极效应。在 X 线管的短轴方向上,X 线量的分布基本上对称,如图 2-3-10(b)所示。

因此,在摄影时应注意将肢体厚度大的组织放在阴极侧,而需重点观察的细致结构组织及厚度小的部位置于阳极侧。

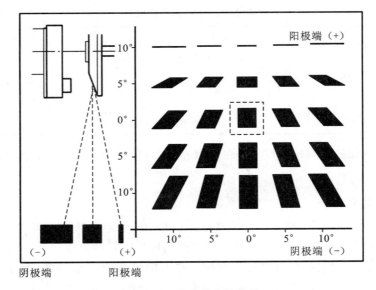

图 2-3-9　焦点的方位特性

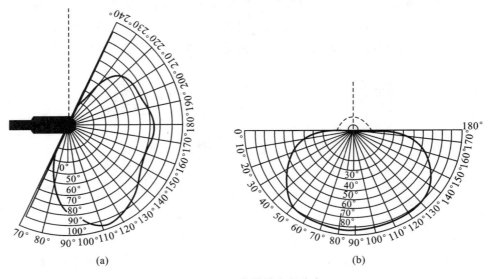

(a)　　　　　　　　　　　　　(b)

图 2-3-10　X 线量的空间分布

（王利）

 # 任务四　模拟 X 线成像信息接收器

　　模拟 X 线成像常用的信息接收器是屏-片系统,屏-片系统由增感屏与 X 线胶片系统组合而成。其工作原理是:透过人体的 X 线到达增感屏的荧光体层时激发荧光体发出荧光,并将荧光强度的分布传递给 X 线胶片,使 X 线胶片感光乳剂层中的卤化银感光形成潜影,通过冲洗处理形成照片影像。

一、医用 X 线胶片

（一）种类

　　医用 X 线胶片种类较多,可以总结为直接摄影用 X 线胶片、激光打印及热敏成像胶片、多幅相机胶片和影像增强器记录胶片等。

1. 直接摄影用 X 线胶片包括感绿胶片和感蓝胶片

1）感绿胶片

感绿胶片是一种配合发绿色荧光的增感屏使用的胶片,因感光乳剂中添加感色剂,使其吸收光谱从固有感色扩展到绿色,故此类胶片也称正色片。吸收光谱的峰值为 550 nm。感绿胶片的最大特点是,在与发绿色荧光的稀土增感屏组合下感度可高达 1200,能使受检体 X 线的接受剂量大幅度减少。

感绿胶片包括以下四种。①T 颗粒胶片:是将卤化银颗粒切割成扁平状,以预期的方式排列,并在乳剂中加入防止交叠效应的染料,从而增加了影像的清晰度。②普通感绿胶片:是一种配合发绿色荧光增感屏使用的胶片,卤化银颗粒是传统颗粒。此类胶片已被相对应的 T 颗粒胶片取代。③乳腺摄影专用胶片:是一种作为乳腺摄影用胶片。以高对比度为主要特点,其产品主要有高分辨率、高感度、单层乳剂等特点。④高清晰度胶片:是一种高分辨率、高对比度胶片,特别适于要求提供高清晰的图像显示组织微细结构信息的四肢摄影。

2) 感蓝胶片

感蓝胶片是配合发蓝色荧光的增感屏使用的胶片,因感光乳剂的固有感色是以蓝色为主,所以不添加感色剂,故此类胶片也称盲色片。其吸收光谱的峰值为 420 nm。

感蓝胶片包括以下两种。①标准感度胶片:是标准感度的通用型胶片。适用于大部分的一般摄影,性能适中、低灰雾、高对比,可使骨骼、空气和对比剂之间对比度增强。可以和各种发蓝紫色荧光的增感屏匹配,可同时适用于手工冲洗和自动冲洗。②大宽容度胶片:是一种专为一般摄影中要求具有宽容范围的部位而设计的胶片。其特点是感蓝、中速、对比度相对较低,但可呈现出一个大宽容的密度范围,摄影条件可有较大的通融性,适用于胸部及腹部摄影。

2. 激光打印及热敏成像胶片

(1) 激光胶片属于银盐感光材料,对可见光敏感,用于记录激光扫描图像。按激光种类分为红外线激光胶片和氦氖激光胶片两种。

(2) 热敏胶片属于非银盐材料,对可见光不敏感,可在明室下操作。常使用炭黑材料,用于干式打印方式。

3. 多幅相机胶片

多幅相机胶片亦称 CRT 记录图像,适用于 CT、MRI、DSA、ECT、超声等图像的记录。特点是能摄取显示器屏幕影像,单面涂布感光乳剂,背面涂有防光晕层以减小荧光物质造成的模糊,成像清晰、细腻。

4. 影像增强器记录胶片

(1) 荧光电影胶片用于摄取动态荧光电影图像。胶片既需要有很高的感光度,又要有颗粒细腻的特点。由于心脏血管放射学的发展,对荧光电影成像技术的要求更加广泛和严格。

(2) 荧光屏图像及荧光缩影胶片用于荧光屏下的(点片)摄影或体检荧光缩影。

影像增强器记录胶片随着数字化影像的普及,现已基本被淘汰。

除上述各种胶片外,还有一些特殊用途的胶片,包括直接复制用反转片、直接反转型幻灯片、手术摄影专用胶片、自动冲洗机辊轮清洁片等。

（二）医用 X 线胶片结构

1. 医用银盐 X 线胶片

医用银盐 X 线胶片多用于直接摄影。其结构主要由保护层、感光乳剂层、片基及附加层等构成(图 2-4-1)。

1) 保护层

保护层是在感光乳剂层表面涂有的一层韧度很高的胶体,防止质地柔软的感光乳剂层免受机械损伤。

2) 感光乳剂层

感光乳剂层是胶片的主要组成部分。主要由卤化银(AgX)、明胶和色素组成。

(1) 卤化银是卤族元素与银的化合物,是一种具有感光性能的物质,起到记录影像的作用。其中氯化银(AgCl)、溴化银(AgBr)、碘化银(AgI)分别为白色、乳白色和淡黄色的固体,都应用于感光材料。只有氟化银极易溶于水,不能用于感光材料。传统胶片的感光材料用的是溴化银加上微量的碘化银,T 颗粒胶片的感光材料是溴化银。

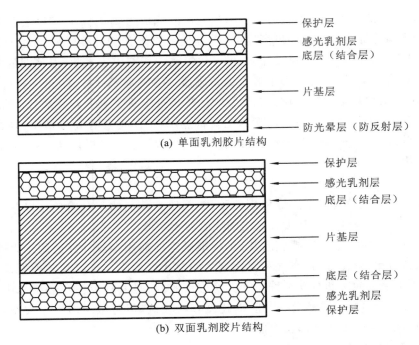

(a) 单面乳剂胶片结构

(b) 双面乳剂胶片结构

图 2-4-1　银盐 X 线胶片结构示意图

卤化银是胶片产生影像的核心，从胶片制作到曝光、冲洗都是围绕着它进行的。它是以微晶体状态存在，其感光作用是以每个晶体为单位进行的，胶片记录下来的影像效果，是千千万万个微小卤化银晶体感光效应的总和。

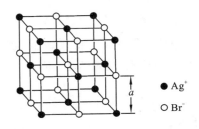

图 2-4-2　溴化银晶体结构示意图

以溴化银为例，它是由溴离子和银离子以对称的晶体结构形式排列而成的。每个溴离子周围有 6 个银离子包围；同样，每个银离子周围又被 6 个溴离子包围（图 2-4-2）。

典型的溴化银晶体结构对光的作用不敏感，晶体缺损才有感光意义。晶体缺损打破了晶体排列的平衡，为感光中心的形成提供了条件。晶体缺损的类型主要包括点缺损和错位。点缺损是指银离子在晶体内离开正常位置，自由移动；错位是指晶体内出现线性缺损，是溴化银晶体中碘离子存在造成的。

溴化银的感光与显影是以晶体为单位进行的。在其他条件相同时，晶体颗粒的大小、分布会给影像效果带来影响。①晶体颗粒大，感光度高；②晶体颗粒小，分辨率高；③晶体颗粒分布均匀，对比度高；④晶体颗粒大小不一，宽容度大。X 线胶片卤化银平均颗粒约为 1.71 μm，在感光材料中是最大的。

（2）明胶是将动物骨、皮精选提炼而成。由于感光材料的卤化银均不溶于水，不能直接涂布在片基上。因此需要用明胶做介质，将卤化银加入明胶内，使卤化银处于永久性的悬浮状态，互不接触，并能均匀涂布在片基上。由于卤化银加入明胶后呈淡黄色的牛乳状，所以称为"乳剂"。将其涂布在片基上，干燥后即形成乳剂层。

明胶是制备感光材料中用量最大、性能最复杂的一种原料。明胶具有的独特的物理、化学性能，为胶片的制作、冲洗提供必不可少的有利条件，同时对胶片感光特性有着重要的影响。

明胶的作用有以下几点。①提高胶片感光度：明胶与银离子相互作用，生成一种不稳定的络合物，加热分解生成硫和硫化银等，它们聚集在卤化银晶体的点缺损和错位部位上，构成了感光中心。感光中心为潜影形成的"催化剂"。感光中心越多，潜影形成就越快。明胶提高胶片感光度的另一原因，是明胶是一种吸卤剂，能吸收卤化银在感光过程中产生的卤原子，防止卤原子与银原子的重新化合，相对提高了胶片的感光度。②保护作用：明胶可以包围卤化银晶体，使它们彼此不直接接触，并能均匀涂布在片基上，不沉淀、不结块，保护未感光的卤化银晶体不被显影，保证了影像的层次。③有利于胶片的制作及使用：明胶的热熔冷凝性，在胶片制作过程中表现为流体，便于卤化银的混合及涂布工序；在胶片使用过程中表现为固体,便于胶片冲洗。另一方面,明胶吸水膨胀后具有多孔性,可使较小分子通过,在胶片制作的水洗工序中,将多余的盐类冲洗掉;在照片的冲洗过程中,易使显影液、定影液的渗透,水洗中易将多余的盐类冲洗掉。④黏附作用:明胶具有很强的黏性,使乳剂牢固地黏着在片基上。⑤参与坚膜作用:明胶的氨基酸分子同时含有氨基和羟基,易与铬盐、铝盐和醛、酮等化合物相互作用产生稳定的分子间键,从而提高明胶的熔点,增强乳剂层的机械强度。

明胶的最大缺点是性能不稳定,动物生长条件不同,明胶的物理、化学性能也随之改变,这常常给胶片的感光特性带来不稳定因素。

(3) 色素是一种有机染料,用以调节胶片的吸收光谱范围(感色性)。不含色素的胶片,其吸收光谱范围在 500 nm 以下的蓝、紫色光区域,即卤化银的"固有感色波长域"。直接摄影用 X 线胶片中感蓝胶片不含色素,称盲色片或蓝敏片。直接摄影用 X 线胶片中感绿胶片以及间接用的荧光缩影、多幅相机和激光相机所用胶片,在胶片乳剂中加入某种色素(如碳菁),使乳剂的吸收峰值移向绿色波长(550 nm)范围,可提高对这一波长的感光度,这类胶片称正色片(图 2-4-3)。

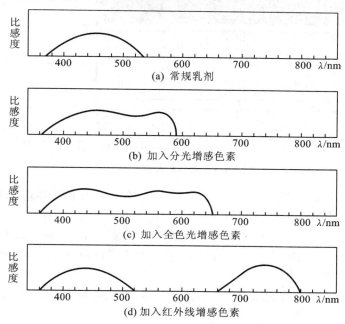

图 2-4-3 色素对胶片吸收光谱的调节

3) 片基

片基是一种具有透明、柔软特性和一定机械强度的塑料薄膜,是乳剂层的支持体。

(1) 应具备条件。片基对感光材料的成像性能影响很大,选择片基材料要考虑其相关性能。①光学性能:片基本身无色透明,X 线胶片片基常加入一些染料呈浅蓝色,观片视觉效果较好。片基透光率要求较高,醋酸片基透光率 90%,聚酯片基透光率 87%~90%。片基耐光性要好,耐光性是指片基在长时间照射下变色程度。②物理性能:片基的厚度直接关系到片基的透光率、折光率、机械强度和耐折次数等,一般厚度为 0.175~0.2 mm。片基的平面性、均一性良好,无晕、残影;坚韧而不脆,具有一定的机械强度;几何尺寸稳定,热变形尺寸很小;导电性好,不易产生静电效应;有耐热性,不易燃烧。③化学性能:化学性能稳定,同乳剂及冲洗药液不起任何化学反应,同乳剂有良好附着力,有耐湿性,长期存放不变质。

(2) 片基种类。根据片基所采用的材料,可分为硝酸纤维素片基、醋酸纤维素片基和聚酯片基三类。①硝酸纤维素片基:伸缩性及耐水性好,但易自燃。②醋酸纤维素片基:不易燃,化学稳定性好,但较脆、不耐寒,机械强度差,显影中易产生收缩现象。③聚酯片基:又称涤纶片基,熔点高,弹性高,热稳定性好,平整度好,化学稳定性好。直接摄影 X 线胶片现均以聚酯片基为其支持体。

4) 附加层

附加层主要包括底层和防光晕层。

(1) 底层又称结合层。是介于片基与感光乳剂之间的层。片基表面具有憎水性,不易与亲水的乳剂层粘连,为使乳剂层牢固地黏附在片基上,应在片基表面涂有一层黏性很强的胶体,防止乳剂层在加工时脱落。

(2)防光晕层又称防反射层。用于单面乳剂X线胶片,如间接摄影用的荧光缩影片、影像增强记录片、多幅和激光图像胶片等,涂有防光晕层,防止光线从片基反射回去,再次使乳剂层感光,造成影像的模糊。一般在胶片的背面涂一层深色吸光物质和黏胶,用以吸收产生光渗现象的光线,防止光晕。双面乳剂X线胶片不涂防光晕层。

此外,在X线胶片中还涂有防静电层、防腐层等,在保护层、乳剂层中加入防静电剂、防腐剂、坚膜剂、防灰剂等成分。

2. 医用激光胶片

激光胶片是伴随激光打印机发展起来的一种新型感光材料,分干式和湿式两种,其基本结构相似,是一种单面乳剂层胶片。主要由保护层、乳剂层、结合层、片基及防光晕层组成(图2-4-4)。

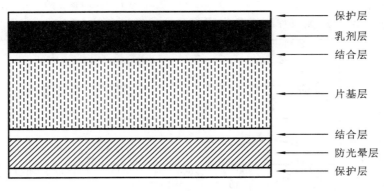

图 2-4-4　激光胶片结构示意图

(1)保护层是在胶片表面涂布的一层透明的特殊胶质材料,其作用是保护乳剂层,防止在操作过程中划伤和污染,避免在输片过程中卡片、粘连和静电的产生。

(2)乳剂层是激光胶片的主要组成部分。由卤化银和明胶组成。为提高感光性能和适应自动冲洗机的要求,采用了单分子分散卤化银浓缩乳剂和低胶银比的薄层挤压涂布技术,并增加了坚膜剂、抗静电剂、防腐蚀剂以及防灰雾剂等成分。

(3)结合层又称底层。为使乳剂层牢固地黏附于片基上,在片基表面涂布一层黏附性很强的胶体,防止乳剂层在冲洗加工过程中脱落。

(4)片基采用聚酯纤维材料,是其他层的载体,它可使胶片在激光打印机内传递。根据临床应用要求,其基色有无色和蓝色之分。

(5)防光晕层又称防反射层。在片基的底面涂有一层深色的吸光物质,吸收因光渗现象产生的光线,防止反射光对乳剂层再感光,提高影像清晰度。

3. 热敏胶片

热敏胶片是一种专门用于干式打印机的胶片,属于非银盐胶片,不含卤化银。因胶片成像依靠热力打印,故又称干式热敏胶片。此种胶片不需要暗室化学处理,可在明室下进行操作。其结构由保护层、热敏记录层、背层和基层组成。背层又由紫外线(UV)吸收层和无光层组成(图2-4-5)。

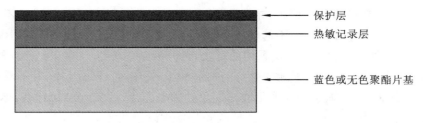

图 2-4-5　热敏胶片结构示意图

(1)保护层由微细的无机原料及润滑剂组成。提高加热时热力头的润滑性,减少加热时转矩变动引起图像不均匀及热力头的物理性磨损。

（2）热敏记录层亦称感热层，是图像记录层。由显色剂微型胶囊和显色剂乳化物组成。微型胶囊直径在 μm 级，囊内有显色剂，囊外有发色剂，靠黏合剂分布在片基上。利用热力头把电力转变成热力，在热敏胶片上打印。由于需要热力来减少或消除不均匀现象和获得灰阶稳定的再现性，因此使用两种发色起始温度不一样的微型胶囊和优化调和比率，以得到较理想的灰阶性。同时使用六种色剂混用，使色光的连续性得到了调整。

（3）背层由无光层和 UV 吸收层组成。无光层内加入有 $3 \sim 6 \mu m$ 的无光剂，UV 吸收层内设置有 UV 吸收剂微胶囊。无光剂调整 UV 吸收剂微胶囊的光散乱效果和表面光泽，利用 UV 吸收剂微胶囊的内部散射来优化无光泽材料的颗粒大小和使用量，提高耐光性。

（4）基层即片基。是胶片的支持体，由聚酯材料构成，厚度为 $175 \mu m$。

（三）医用 X 线胶片的感光特性及测定

1. 感光材料的照相性能

感光材料中直接决定和影响图像质量的因素统称为照相性能，它包括以下几点。①感光性能：感光材料的感光度、灰雾度、反差系数、平均斜率、最大密度、宽容度等参数，反映胶片的感光特性，可通过感光测定获得。②物理性能：感光材料的熔点、厚度、保存性、感色性、色温性等，为其物理性能，可通过物理性测定方法获得。③成像性能：感光材料的清晰度、分辨率、颗粒度、调制传递函数等参数，表示其成像性能，可通过成像质量测定方法获得。

2. X 线胶片特性曲线

1）定义

X 线胶片特性曲线是指曝光量与曝光量所产生的光学密度之间关系的一条曲线。由于这条曲线可以表示 X 线胶片的感光特性，故称为特性曲线（图 2-4-6）。

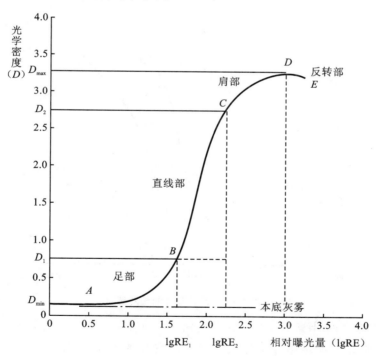

图 2-4-6 X 线胶片特性曲线

X 线胶片特性曲线的横坐标以相对曝光量的常用对数值 lgRE 表示，纵坐标为光学密度 D 表示。曝光量取对数值，能够在紧缩的图纸内表示范围很大的曝光量。如相对曝光量的对数值每增加 0.3，曝光量就相应增加 1 倍。光学密度本身就是一对数值。

2）组成

X 线胶片特性曲线组成由足部、直线部、肩部和反转部组成。

（1）足部（AB）　特性曲线开始的部分,走行与横坐标近似平行,达到一定曝光量后,曲线开始沿弧形缓慢上升。此部光学密度的上升与曝光量不成正比,曝光量增加较多,光学密度只有较小增加。其在照片影像上反映是感光不足,分辨困难。胶片对曝光量开始产生反应的这一点,称为初感点（A）。胶片感光速度越快,曲线越靠近纵坐标,初感点越低。特性曲线光学密度的起始点并不是零,虽然没有感光,但经显影加工后也会出现一定的光学密度,此为胶片的本底灰雾度,也称最小密度（D_{min}）。

（2）直线部（BC）　此部光学密度与曝光量的增加成正比,光学密度差保持一定,曲线按照一定的斜率呈直线上升。它是整个特性曲线中曝光正确的部分,也是 X 线摄影力求利用的部分。

（3）肩部（CD）　此部光学密度随曝光量的增加而增加,但不成正比,即曝光量增加较多,光学密度上升较少。此部在照片影像上反映为曝光过度。

（4）反转部（DE）　此部随曝光量的增加,光学密度反而下降,影像密度呈现逆转现象。产生逆转现象的原因主要是潜影溴化的结果。当曝光量超过一定数值后,卤化银在光化学反应中产生大量的溴,不能全部被明胶吸收,而与潜影的组成物质银重新化合成卤化银,这些卤化银包围了潜影,形成了一层保护膜,使潜影不能与显影液接触,显示不出银影来,于是就产生了逆转现象。

3）感光特性值

特性曲线提供胶片的感光度、本底灰雾、反差系数、平均斜率、最大密度、宽容度等感光性能参数。

（1）感光度（S）　是指感光材料对光作用的响应程度,即感光材料达到一定密度值所需曝光量的倒数。医用 X 线胶片感光度定义为,产生密度 1.0 所需曝光量的倒数。

$$S = \frac{1}{E(D_{min}+1.0)} \qquad (2-4-1)$$

X 线胶片通常取相对感度来表示,即与感度的设定值为 100 的特定胶片相对比较,有利于 X 线摄影条件的正确选择（图 2-4-7）。

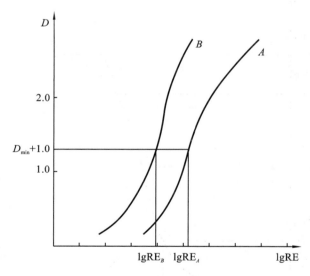

图 2-4-7　X 线胶片的相对感度

X 线胶片的相对感度的计算方法,是以产生密度 1.0（$D_{min}+1.0$）的胶片 A 的曝光量的对数值（$lgRE_A$）与胶片 B 的曝光量对数值（$lgRE_B$）之差的反对数值乘以 100。如 A、B、C 三种胶片产生密度 1.0 所需要的曝光量对数值分别为 0.7、0.55、0.4,设胶片 A 的相对感度为 100,则胶片 B、C 对胶片 A 的相对感度分别是:

$$S_{BA} = 10^{A-B} \times 100 = 10^{0.7-0.55} \times 100 = 10^{0.15} \times 100 = 1.4 \times 100 = 140 \qquad (2-4-2)$$

$$S_{CA} = 10^{A-C} \times 100 = 10^{0.7-0.4} \times 100 = 10^{0.3} \times 100 = 2 \times 100 = 200$$

（2）本底灰雾（D_{min}）　感光材料未经曝光,经显影加工后胶片固有的光学密度,称为本底灰雾或最小密度。它由片基灰雾和乳剂灰雾组合而成。

片基灰雾是指胶片不经显影，直接在定影液中处理，将卤化银全部溶解后的光学密度，可以直接用密度计测量。

乳剂灰雾是指在乳剂制作中，为谋求一定的感度而产生感光中心，带有感光中心的卤化银结晶，即使不经曝光，在显影时也会还原成银，产生光学密度。这种较大的感光中心称为灰雾中心，灰雾度的大小取决于乳剂中灰雾中心的光学密度的高低。乳剂灰雾不能直接测定，但可通过本底灰雾减去片基灰雾得到。

在对照片质量进行评价时，经常提及"灰雾"一词，此时的"灰雾"概念与胶片本底灰雾一词不能等同，照片灰雾是泛指包括本底灰雾和散射线等各种原因所致灰雾总和。

（3）反差系数（γ） 亦称对比度系数，是指胶片特性曲线直线部的斜率，即特性曲线的最大斜率。反映 X 线胶片对人体组织吸收 X 线差异的放大能力，又称为胶片对比度。其值为

$$\gamma = \frac{D_2 - D_1}{\lg RE_2 - \lg RE_1} \tag{2-4-3}$$

式中：$\lg RE_2$ 和 $\lg RE_1$ 分别代表胶片特性曲线直线部最高光学密度值（D_2）和最低光学密度值（D_1）两点光所对应曝光量的对数值。

为了获得较大的影像对比效果，需要 X 线胶片具有较大的反差性能。当人体组织间的 X 线吸收差异一定时，γ 值越大，X 线胶片对射线对比度的放大能力越大。

（4）平均斜率（$\bar{G}$） 在 X 线摄影中，即使在同一张照片上，影像所呈现被检部位的组织密度和厚度差别往往很大，其中对于组织密度高、厚度大的部分，它所呈现的光学密度就落在了特性曲线的足部。然而，反差系数不能反映该部的反差性能，故引出了平均斜率的概念，即连接特性曲线上指定两点密度（$D_{\min} + 0.25$ 和 $D_{\min} + 2.00$）连线的斜率值。其值为

$$\bar{G} = \frac{(D_{\min} + 2.00) - (D_{\min} + 0.25)}{\lg RE_2 - \lg RE_1} \tag{2-4-4}$$

式中：$\lg RE_2$ 和 $\lg RE_1$ 分别代表 $D_{\min} + 2.00$ 和 $D_{\min} + 0.25$ 两点光学密度值所对应曝光量的对数值。

（5）最大密度（$D_{\max}$） 照片光学密度上升到一定程度时，不再因曝光量的增加而上升，此时的光学密度值称为最大密度。

（6）宽容度（L） 是指感光材料能按比例记录受检体反差的能力，即特性曲线上直线部在横坐标上的投影，表示的是正确曝光量的范围。从 X 线摄影角度讲，宽容度是指产生诊断密度（0.25～2.0）所对应的曝光量范围。反差系数 γ 越大，宽容度 L 越小，影像锐利度越高；γ 越小，L 越大，信息增多，影像层次丰富，摄影条件的通融性增大。

3. 感光测定

1）感光测定的定义

感光测定是表示感光材料接受的曝光量和由此产生的光学密度之间关系的定量测定方法。

2）感光测定的应用

感光测定除测定相关胶片特性外，还可以测定显影液性能、增感屏感度、X 线物理特性对影像影响等。

感光测定是一项科学性很强的工作，应遵循两个原则：一是测试条件具有充分代表性的原则，确实符合摄影的实际情况；二是测试条件固定不变的原则。

3）感光测定的方法

X 线胶片分直接感受高能量 X 线光子和由 X 线光子激发的荧光两大类。因此，在这个范围内的感光测定的对象有两个：一是 X 线胶片的感光测定；二是屏-片系统的感光测定。其方法因曝光源不同而分为可见光感光测定和 X 线感光测定两种。

可见光感光测定是将测试胶片置于感光仪上，以一定比率对其进行已知数值的曝光，再经标准显影加工处理、密度测量、绘制特性曲线，求取特性值。由于使用的光源是可见光，其测试出的各种参数难以

与 X 线摄影的实际情况相吻合,在临床实践中很少运用。现仅介绍三种以 X 线为曝光源的 X 线感光测定方法。

（1）时间阶段曝光法是一种其他条件固定,通过限时定量对胶片进行 X 线曝光的方法,经标准显影加工、密度测量,便可绘制出特性曲线。最简单的是利用 X 线机的限时器,以等比级数控制曝光量。但是,这种方法因受限时器、互易率失效等影响而易出现误差。

（2）铝梯定量测定法是利用铝梯厚度改变 X 线强度,根据 lg2＝0.3 的数学关系加以定量测定的方法。为了解决铝梯厚度与 X 线衰减的非线性关系,可在铝梯上加一层 0.5 mm 厚的铜片,以取得铝梯厚度与 X 线衰减近似的线性关系。具体步骤如下。①曝光:利用铝梯作为光楔模板,对两张 X 线胶片曝光,其中一张胶片接受的曝光量是另一张的 2 倍。②显影加工:将上述两张胶片同时进行标准显影加工。③密度测量:用光学密度计测量各级铝梯像密度值。④绘制特性曲线:按图 2-4-8 所示,绘制出 1 倍曝光和 2 倍曝光的铝梯级数与光学密度的相关曲线Ⅰ、Ⅱ（图 2-4-8(a)）。在此坐标图的右方画出两条坐标轴（图 2-4-8(b)）,横坐标为相对曝光量对数(lgRE),纵坐标为照片光学密度(D)。把图 2-4-8(a)中 1 倍曝光量曲线Ⅰ的 a 点,作为图 2-4-8(b)横坐标“0”点相对应的光学密度 a',图 2-4-8(a)中 2 倍曝光量曲线Ⅱ的 b 点光学密度,由于接受了 a 点的 2 倍曝光量,所以把 b 点光学密度作为图 2-4-8(b)相对曝光量轴上“0.6”点相对应的光学密度 b'(lg2＝0.3)。然后,把图 2-4-8(a)中 b 点水平移动(平行横坐标)与曲线Ⅱ相交于 c 点,通过 c 点作横坐标垂线与曲线Ⅱ相交于 d 点。由于 d 点是 c 点的 2 倍曝光量,所以把 d 点光学密度作为图 2-4-8(b)相对曝光量轴上“0.6”点相对应的光学密度 d'。依此类推,即可得到该胶片的特性曲线Ⅲ。

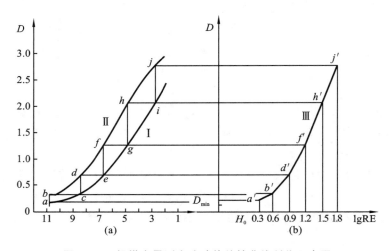

图 2-4-8　铝梯定量测定法胶片特性曲线制作示意图

铝梯测定法简单易行,也可测定屏-片系统的感光性能,特别对医院更有使用价值。但是,由于铝梯厚度的改变与 X 线的衰减不成线性关系、铝梯自身散射线的影响而易出现误差。

（3）距离测定法是根据 X 线强度与焦-片距平方成反比的规律,在胶片上取得不同光学密度的阶段曝光法(图 2-4-9)。

距离测定法的方法及注意如下。①测试平台的制作:X 线管中心线呈水平方向投射,在可移动的摄影床上,放置暗盒的金属托架。金属托架在床两侧凹槽内固定,保证暗盒与 X 线中心线垂直。在 X 线照射野与准直器输出窗口放置一块 3 mm 厚铅板,在与中心线相对应的中心做一个 3 cm×3 cm 方孔,另在暗盒前放一块 3 mm 厚,50 cm×30 cm 大小的铅板,中心有 3 cm×2 cm 小孔,控制测试照射野。②焦-片距的确定:首先要设定曝光级数以及两个阶段曝光距离的曝光量对数比,求取实际焦-片距。一般在 40～400 cm 之间取 7 级(lgRE 0.3)、11 级(lgRE 0.15)或 21 级(lgRE 0.1)。例如,取 7 级曝光时,其焦-片距(FFD)、相对曝光量(RE)、相对曝光量对数值(lgRE)的关系如表 2-4-1 所示。③距离反平方定律的可用性:在测试中应用剂量仪进行监测,随距离的改变测量出各点的曝光量,在双对数坐标纸上作图,当两者的关系直线斜率为 1.95～2.04 时,则可认为测试中的距离反平方定律成立。

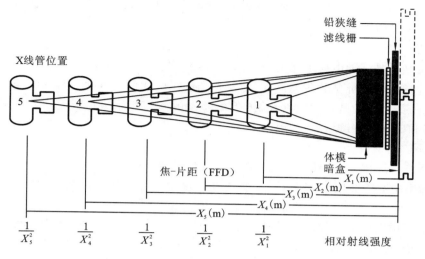

图 2-4-9 距离测定法示意图

表 2-4-1 7 级曝光焦-片距、相对曝光量对数值及相对曝光量的关系

焦-片距/cm	相对曝光量对数值	相对曝光量
320.0	0.0	1.00
226.1	0.3	2.00
160.4	0.6	3.98
113.5	0.9	7.95
80.3	1.2	15.88
56.9	1.5	31.63
40.1	1.8	63.68

距离测定法的最大优点是接近实际 X 线摄影,其测量参数也更具指导意义。其次,该方法重复性好,也可以根据特性曲线的使用目的选择曝光点,自由度较大。缺点是需要足够的测试空间和大容量 X 线管,操作时间长。

二、增感屏

医用增感屏是临床 X 线摄影不可缺少的重要器材,它与 X 线胶片组合使用,能将透过受检体的 X 线转化为荧光,既可提高胶片对 X 线的利用效率,又能大大降低 X 线摄影的曝光量。经测定,X 线片上形成的光学密度影像中 95% 以上是由增感屏上发出的荧光所致,仅有不足 5% 的光学密度影像是由 X 线直接感光形成的。因此,增感屏的使用不仅大大减少了 X 线的辐射损害,而且进一步拓展了 X 线摄影的检查手段和应用范围。

(一)荧光现象

某些物质在紫外线、X 线、电子射线等激发下,可将吸收的能量以可见光形式释放出来,这种现象称为荧光现象。这种能发荧光的物质称为荧光体。

在硬纸板或聚酯塑料板上,涂布一层发光光谱与胶片吸收光谱一致的荧光体,表面再附上一层高分子聚合材料作为保护膜,这种在 X 线激发下,对胶片具有增感作用的器材称为增感屏。

(二)增感屏的种类

1. 钨酸钙屏

钨酸钙屏是一种标准通用型增感屏。荧光体为钨酸钙($CaWO_4$),发光光谱在 350~560 nm 之间,峰值在 420 nm,与感蓝片组合使用。根据钨酸钙晶体颗粒大小,分为低速、中速、高速 3 种。高速屏增感作用强,但影像清晰度差;低速屏影像清晰度较好,但增感作用降低;中速屏增感作用及像清晰度适中。其他增感屏的感度均以中速屏为基准加以比较,故中速屏被称为标准增感屏。钨酸钙屏的主要缺点是光子的吸收效率和荧光转换效率较低。

2. 稀土增感屏

稀土增感屏荧光体是一种由稀土元素组成的"赋活型"荧光体。其最大特点是在 X 线激发下发光效率高于钨酸钙屏。稀土增感屏又分两类:一类是发光光谱在蓝紫色光区(峰值 420 nm),需与感蓝片组合使用的增感屏;另一类发光光谱在黄绿色光区(峰值 550 nm),需与感绿片匹配。最常用的稀土屏为氟氯化钡/铕(蓝光)屏和硫氧化钆/铽(绿光)屏。

3. 特殊增感屏

(1) 超清晰型增感屏用于远端四肢关节,观察骨纹理影像。

(2) 高电压摄影用增感屏用于 120 kV 以上高电压摄影。为减少散射线,该屏加有一层很薄的铅合金箔。

(3) 感度补偿型增感屏是一种比常规增感屏尺寸长得多,由不同感度的荧光体组合成的屏。用于全身脊柱摄影、上下肢全长摄影、血管造影等。

(4) 乳腺摄影专用增感屏是一种单张软 X 线增感屏,与单面乳剂胶片组合使用。在减少曝光量的同时,保证照片影像的质量。

(5) 同时多层增感屏以 2 mm、5 mm 或 10 mm 为间隔,在同一多层暗盒内,有 3～7 层增感屏,用于同时多层体层摄影。这种增感屏各层增感率不同,使各层胶片的影像密度保持一致。

(6) 连续摄影用增感屏是一种用于快速连续换片装置中的增感屏。特点是增感率高,同时为适应胶片在装置中的高速传递,其表面的物理强度高,防静电性能好。

(三) 增感屏的结构

增感屏的结构主要由基层、荧光体层、保护层和反射层或吸收层组成(图 2-4-10)。

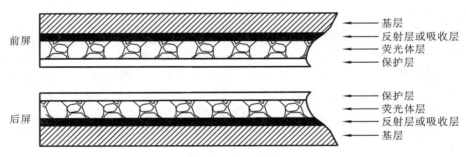

图 2-4-10　增感屏结构示意图

1. 基层

基层是荧光体的支持体,相当于胶片的片基。它是由树脂加工处理的硬纸板或聚酯塑料板制成。

2. 荧光体层

荧光体层的主要组成是荧光体,它悬浮于一种胶结剂(如硝化纤维树脂)中。此外,还含有一种能保证塑胶弯曲时不致断裂的物质,荧光体是增感屏的核心物质。荧光体分为两大类,单纯型(钨酸钙)和赋活型(稀土类)。其中赋活型由荧光母体、赋活剂和融剂组成。母体是荧光体的基本成分(如 CaS、BaS 等),它是荧光体具有不同特性的基础。赋活剂是包含在荧光体中,形成发光中心并增强其活性的物质(如 Tb、Eu 等)。融剂(如 KCl、NaCl、BaCl$_2$ 等)促进母体结晶化,同时增加发光效率。

3. 保护层

保护层主要由高分子聚合材料组成。作用主要是保护质脆的荧光体,减少静电的产生,防止污染,便于清洁等。

4. 反射层或吸收层

反射层用于高感度增感屏,是在基层上涂有一层光泽明亮的无机物(如二氧化钛、硫酸钡、氯化钡等),使荧光反射回胶片,提高发光效率。高清晰型屏设有吸收层,则在基层上涂有一层吸收物质(如炭黑、颜料等),吸收照射基层的荧光,防止荧光反射,提高影像清晰度。

增感屏一般分为前屏和后屏,后屏荧光体层涂布得要厚。这是因为,以入射 X 线为 100%,前屏可吸收其能量的 30%,后屏仅吸收 18%,其余为不易吸收的高能射线而穿过增感屏。因此,为使胶片两面乳剂层感受同等的照射量,就将后屏的荧光体颗粒做得粗一些,涂得厚一些。此外,有的增感屏还在后屏基层的背面加一层极薄的锡箔,吸收 X 线的散射线。所以,在这种情况下,增感屏前后屏的使用不得颠倒。

(四)增感屏的性能

1. 增感率

增感屏的增感作用的大小常用增感率表示。在照片上产生同等密度 1.0 时,无屏与有屏所需曝光量之比,称为增感率,也称增感倍数或增感因素,即

$$f = \frac{t_0}{t} \tag{2-4-5}$$

式中:f 为增感率;t_0 为无屏照射量;t 为有屏照射量。

在实际摄影中,经常变换不同种类的增感屏。为了便于变换,引入增感速度(或感度)的概念,即增感屏之间增感率的比较。一般以增感率为 40 的中速钨酸钙屏为 100,其余各种屏均以产生相同密度 1.0 的感度与其比较。如氟氯化钡稀土屏的感度为 400～500,增感倍数为钨酸钨屏的 4～5 倍。

影响增感率大小的因素主要包括荧光体发光效率和增感屏结构。

1)荧光体发光效率

荧光体发光效率(η)与 X 线吸收效率(η_a)、荧光转换效率(η_c)、荧光传递效率(η_t)、屏-片匹配效率(η_f)有关,即

$$\eta = \eta_a \cdot \eta_c \cdot \eta_t \cdot \eta_f \tag{2-4-6}$$

(1)X 线吸收效率(η_a) 荧光体不同,对 X 线吸收效率不同。在 X 线摄影的能量范围内,钨酸钙屏的 X 线吸收最低,稀土屏普遍较高,其中硫氧化钆屏最高,X 线的吸收率高,发光效率也高。

(2)荧光转换效率(η_c) 在 X 线激发下,荧光体将高能 X 线转换为低能的荧光。荧光转换率高,增感屏的增感率就高。

(3)荧光传递效率(η_t) 增感屏发出的荧光到达胶片存在一个传递过程。在这个过程中,荧光会因散射、吸收造成能量损失。这种损失越少,荧光传递效率就越高。

(4)屏-片匹配效率(η_f) 不同的荧光体,在 X 线激发下产生荧光的光谱不同。增感屏的荧光光谱与胶片的吸收光谱相匹配时,胶片才能获得最大感光度。因此,感绿片应匹配发绿色荧光的增感屏,感蓝片应匹配发蓝紫色荧光的增感屏。

2)增感屏结构

增感屏的结构及制作工艺影响增感作用:①增感屏荧光体的颗粒大,增感率高。②增感屏中的结合剂使用量大,对荧光吸收小,增感率高。③增感屏支持体的荧光反射率高,增感率高。④增感屏荧光体厚度增加,在一定的范围内可提高增感率。

2. 增感屏的影像效果

(1)影像对比度增加 使用增感屏,可以减少 X 线曝光量,相应减少散射线,降低灰雾度,增加影像的对比度。

(2)影像清晰度降低 使用增感屏降低照片影像的清晰度,这是使用增感屏的最大弊端。其原因主要是荧光体的光扩散(图 2-4-11)、屏与片的密着状态及 X 线斜射效应等。

(3)影像颗粒性变差 人眼观察照片有颗粒聚集的区域称为斑点(噪声),斑点不是由单个银颗粒或增感屏荧光体颗粒组成,而是一定区域内大量的不规则颗粒。照片斑点包括量子斑点、屏斑点及胶片斑点。①量子斑点是由 X 线量子统计涨落引起,X 线量子密度分布不均匀所致,高电压摄影时量子斑点明显,这是照片斑点形成的主要因素。②屏斑点也叫屏结构斑点,是由荧光体性质与加工工艺造成的。当荧光体层非常薄时,若荧光体颗粒增大,屏斑点明显。③胶片斑点颗粒是由胶片感光颗粒的大小及分布不均匀造成的,它对照片斑点的影响最小。

三、扁平颗粒技术

20 世纪 80 年代初,扁平颗粒(T 颗粒)乳剂技术应用于医学 X 线胶片上,配合使用硫氧化钆稀土增感

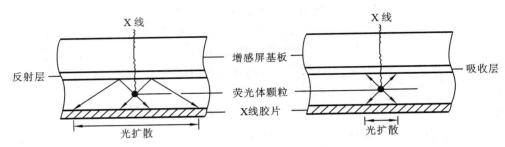

图 2-4-11　荧光体的光扩散示意图

屏,形成了被称为"T 颗粒技术"的一种新型屏-片系统。

扁平颗粒胶片是将卤化银晶体颗粒切割成扁平状,按照平行于片基的方式排列,并在乳剂中加入防止交叠效应的染料(图 2-4-12)。

扁平颗粒与传统马铃薯状颗粒相比,有更大的表面积,是传统马铃薯状颗粒表面积的 4 倍,光的采集容量高,可获得最大光吸收,因此可以在不影响颗粒性的情况下提高感光度。扁平颗粒胶片中还加入了品红染料,包绕晶体颗粒,吸收可能产生交叠效应的荧光,增加影像清晰度。

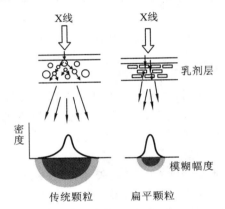

图 2-4-12　传统颗粒与扁平颗粒胶片对影像的影响

LANEX 稀土增感屏荧光体为发绿色荧光的硫氧化钆。同普通增感屏的最大区别是具有很高的吸收效率及荧光转换效率,可将极少的 X 线转换成大量荧光,使照射到单位面积的荧光光子数并未减少,但更加均匀,从而减少量子斑点的产生。

扁平颗粒胶片应与稀土硫氧化钆增感屏匹配,才能真正发挥出独特的扁平颗粒技术,获得影像清晰、层次丰富的高质量影像效果。

(杨尚玉)

任务五　医用 X 线胶片成像原理与冲洗原理

一、医用 X 线胶片的成像原理

(一)医用银盐 X 线胶片成像原理

1. 光化学反应

光化学反应又称光化学作用,是指感光物质接受光线照射后产生的化学变化。一般在 X 线摄影中,医用银盐 X 线胶片接受 X 线照射后,发生光化学反应(胶片感光),是一种光化学氧化还原反应。反应的过程是光量子进入反应物（AgX）后，光子所具有的能量（$E=h\nu$），恰能使质点（活化分子、原子、离子）某些电子从低能级达到质子活化所需的高能级。对物质来说，质子被光量子活化；对光线来说，光能被吸收。物质对光的吸收由物质本身的结构和光能所决定，不适合的光能透过或反射出去。可见，只有物质吸收了光能才有可能发生光化学反应，但并不是所有吸收了光能的物质都发生光化学反应。如荧光屏的荧光体在 X 线照射中吸收了光能之后，激发出能量较低的荧光，而使自己稳定下来，恢复成未活化的质点，并未发生化学反应。

X 线胶片感光的核心物质是卤化银（AgX）。当 AgBr 吸收光量子能量之后，光量子激发溴离子，使溴离子的电子能量加大而脱离溴离子，即

$$Br+e$$

此电子又去还原 AgBr 中的银离子为银原子，即

$$Ag$$

2. 潜影形成

胶片曝光后，乳剂层中已形成了影像，只因构成影像的银原子量太少，以至于肉眼看不见，所以称为潜影。潜影的形成一般是以感光中心的存在为基础的。

潜影形成的实质是一个光化学氧化还原反应的过程。它的形成可分为三步：①溴化银晶体颗粒的溴离子吸收光量子能量，受到激发释放出若干电子。②释放出的电子在溴化银晶体格内自由移动，遇到感光中心被吸收，从而使感光中心带负电荷，这个感光中心就成了电子陷阱。与此同时，晶体格内游离的银离子，因为带有正电荷，于是在静电的吸引下移向感光中心。③银离子与感光中心的电子中和，形成了中性的银原子，沉积在感光中心上。

光化学反应不断进行，感光中心的银原子聚集到一定大小时（至少 3～6 个），便形成了显影中心，无数的显影中心在胶片上的分布就形成了潜影。

曝光后的卤化银晶体颗粒，大致分成三种类型存在于乳剂层中：①感光充分，形成显影中心的颗粒；②感光不足，未能成熟为显影中心的颗粒；③未感光的卤化银颗粒。正是由于上述不同类型的卤化银晶体颗粒的存在，显影后才能反映出影像的层次。

3. 感光现象

感光材料的感光，在一定条件下可能出现以下几种感光现象。

（1）互易律失效　一般情况下光化学反应生成银原子的量与光子能量成正比，即在摄影过程中光学密度与曝光量成正比。当曝光量一定，无论光强度与曝光时间怎么变化，照片光学密度都是一定的，此为互易律。但是，在摄影过程中，当光强度过大、曝光时间过短，或光强度过小、曝光时间过长，得到的光学密度往往不一致，此为互易律失效。

（2）间歇曝光效应　用同一光强度连续曝光与间歇曝光，虽然曝光量相同但产生的光学密度不同。

（3）反转现象　胶片在特殊条件下（如大曝光量、重复曝光等），所获得的密度反而下降的现象。

（4）静电效应　由于感光材料在制作、包装、摄影过程中的静电摩擦带电产生潜影，显影后呈树枝状、条纹状伪影的现象称为静电效应。

（5）压力效应感光材料局部受压，显影后局部光学密度增加或降低，出现伪影的现象。

（二）医用激光胶片成像原理

1. 湿式激光胶片成像原理

湿式激光胶片的成像属于数字方式打印的一种。是把各图像的像素灰阶值输入到存储器中，在计算机直接控制下使用激光束对专用激光成像胶片上各像素单元曝光（图 2-5-1）。

激光光源来自于激光发生器，激光发生器发出的激光束，首先经过调制器调制和发散透镜发散，然后投影到多角光镜。激光束经多角光镜镜面折射，再经聚焦透镜聚焦，以点状光源直接照射到胶片上。因多角光镜是沿胶片 X 轴面方向上旋转，所以，点状光源随着多角光镜镜面角度的改变，光点在胶片上沿胶片 X 轴方向移动，完成行式打印。每变换一个镜面，则完成一行打印。在行式打印的同时，胶片也在高精度电动机带动下，精确地在 Y 轴方向上均匀地向前移动，完成整张胶片的幅式打印。

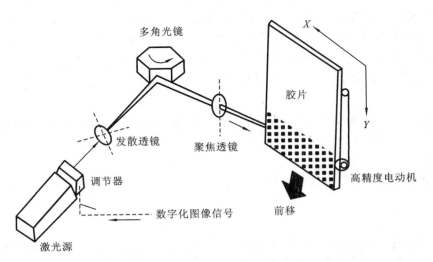

图 2-5-1 激光打印工作原理示意图

2. 干式激光胶片成像原理

干式激光胶片的成像属于激光热成像技术(光-热激光成像)。其成像过程主要分为两步:①利用红外线光源对胶片进行激光扫描,完成胶片的曝光形成潜影。②曝光后的胶片,通过热敏鼓加热完成对胶片的显影和定影。热能作用于潜影,加热温度在 1200 ℃,时间约 15 s,感光的卤化银在潜影的催化下,被还原成金属银原子沉淀在潜影上,形成可见影像。未感光的卤化银则保持原有状态(图 2-5-2)。金属银原子的数量与激光光子的照射量成正比,还原银原子的多少取决于激光扫描时的强度,于是形成不同的灰度级。

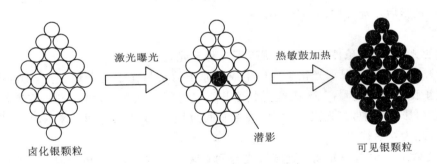

图 2-5-2 光-热激光成像原理示意图

二、医用 X 线胶片冲洗原理

医用银盐 X 线胶片和湿式激光胶片曝光后,需要进行显影、定影、水洗及干燥等过程完成照片的冲洗。医用 X 线胶片的冲洗原理主要是指银盐 X 线胶片显影的原理。

显影是将已感光的卤化银经还原剂(显影剂)还原成金属银,进而形成可见影像的过程。显影的本质是氧化还原反应。显影时,显影剂首先电离成阴离子,然后与银离子结合,银离子得到一个电子被还原成银原子,而显影剂被氧化。

常用的显影剂有对苯二酚(Q)、米吐尔(M)、菲尼酮(P)。下面以对苯二酚为例,说明显影时自身被氧化,同时能还原已感光卤化银的化学反应这一显影原理。

显影液中显影剂电离式为

$$AgX \Longleftrightarrow Ag^+ + X^-$$
$$\text{卤化银}$$

显影液中氧化还原反应式为

$$X^- + H^+ = HX$$

显影反应的总反应式为

显影剂＋卤化银→显影剂氧化物＋金属银＋卤化氢

在显影过程中,显影中心起着催化作用,它将电子迅速传递给与卤化银晶格相接触的银离子,促使其他卤化银还原。没有感光的卤化银则缺乏显影中心的催化作用,在一定的显影时间内,已感光的卤化银比未感光的卤化银还原速度快得多,出现照片光学密度的差别,反映出照片影像的层次。

（杨尚玉）

 # 任务六　X 线照片的影响因素

X 线照片影像是在 X 线摄影过程中形成的,优质 X 线照片影像必须具备的基本条件是:①适当的照片密度;②良好的照片对比度;③丰富的照片层次;④鲜明的照片锐利度;⑤尽量少的照片颗粒度;⑥较小的照片失真度。同时,照片标记正确、无任何伪影、符合临床诊断要求等。

一、X 线照片密度

（一）概念

1. 照片密度

照片密度又称黑化度,是指 X 线胶片经过曝光后,通过显影等处理在照片上形成的黑化程度,用 D 表示。将 X 线照片置于观片灯上,可以看到照片密度不同的影像,组织密度高的部位,X 线胶片感光少,经冲洗后银原子堆积少,照片显示白色;组织密度低的部位,X 线胶片感光多,冲洗后银原子堆积多,照片显示黑色。照片密度是观察 X 线照片影像的先决条件,构成照片的密度必须适当,才能符合影像诊断的要求。

2. 光学密度的求值

光学密度值是一个对数值,无量纲。其大小取决于入射光线强度(I_0)与透过光线强度(I)的比值(图 2-6-1)。

1) 透光率

透光率是指照片上某处的透光程度。在数值上等于透过光线强度与入射光线强度之比,用 T 表示:

$$T = \frac{I}{I_0} \qquad (2\text{-}6\text{-}1)$$

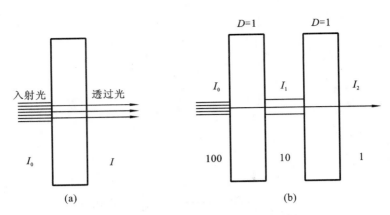

图 2-6-1　胶片对光的吸收与透过

T 值越大,说明照片吸收光能的银原子越少,表明照片的密度越低;T 值越小,说明照片吸收光能的银原子越多,表明照片的密度越高。当 T 值为 1 时,表示照片上无吸收光能的银原子,入射光全部通过胶片;当 T 值为 0 时,表示照片上的银原子将入射光全部吸收,无透过光线。

2）阻光率

阻光率是指照片上阻挡光线能力的大小。在数值上等于透光率的倒数,用 O 表示:

$$O=\frac{I_0}{I} \tag{2-6-2}$$

O 值越大,说明照片吸收光能的银原子越多,表明照片的密度越高;O 值越小,说明照片吸收光能的银原子越少,表明照片的密度越低。当 O 值为 1 时,表示照片上无吸收光能的银原子。

3）光学密度值

光学密度值是指照片阻光率的对数值。表示为

$$D=\lg O=\lg\frac{I_0}{I} \tag{2-6-3}$$

密度值为零的照片是不存在的,片基本身也有密度。片基一般吸收观片灯光的 15%,那么,片基的透光率为 85%,阻光率为 100/85＝1.18,片基的密度 $D=\lg 1.18＝0.072$,这个密度值称为片基灰雾度。

若照片某处吸收观片灯光的 40%,则照片的透光率为 60%,阻光率为 100/60＝1.67,照片的密度 $D=\lg 1.67＝0.223$,这个密度值近似胶片未经曝光,显影加工后的密度值,即本底灰雾小于 0.2。这样的密度值,在人眼能识别的密度值界限上,不影响诊断阅片。

在阅读照片时,D 值的大小由照片吸收光能的银粒子多少决定,与观片灯的强弱无关。但人眼对密度值大小的感觉随观片灯光线的强弱而有差异。根据有关的实验资料表明,人眼在正常的观片灯下能分辨的光学密度值的范围在 0.25～2.0 之间,对于低于 0.25 的光学密度或高于 2.0 的光学密度值的 X 线影像,人眼则难以辨认,需要通过调节入射光线强度,将 X 线照片置于弱光源或强光源下,增加人眼的分辨能力。良好的 X 线诊断照片的密度范围在 0.3～1.5 之间,在这一范围内对于人眼有最佳反差感觉。

（二）影响照片密度的因素

1. 曝光量

当管电压一定时,决定 X 线照片密度的因素是曝光量（单位为 mA·s）,即管电流和曝光时间。不同的曝光量,在照片上得到不同的照片密度。两者的关系符合胶片特性曲线关系。在正确曝光时,曝光量与照片密度成正比。但在曝光不足或曝光过度时,照片密度的变化小于照射量的变化。

2. 管电压

管电压（单位为 kV）决定 X 线的硬度。X 线胶片的感光效应与管电压的 n 次方成正比。管电压增加,X 线穿透物体到达胶片的量增多,即照片密度增加。

管电压的 n 值,可因管电压数值、受检体厚度及增感屏与胶片组合等因素发生改变。管电压的变化为 40～150 kV 时,n 的变化从 4 降到 2,所以使用低电压摄影技术时,管电压对照片密度的影响要大于高电压摄影技术。高电压摄影时,摄影条件选择的通融性要大;低电压摄影时,管电压选择要严格。

由于照片密度与管电压的 n 次方成正比,所以管电压数值变化比曝光量变化对照片密度的影响要大。但是,管电压的升高可增加散光子,降低照片对比度。在摄影中,应当利用照射量调节照片密度,利用管电压控制照片对比度。

3. 摄影距离

X 线强度与摄影距离(FFD)的平方成反比。在摄影中,摄影距离越小,X 线强度越大,照片的密度越高。但由于缩短摄影距离,必将增加影像的模糊及放大失真。确定摄影距离的原则:一要考虑 X 线机容量,在条件允许的情况下,尽量增加摄影距离,减少影像的模糊及放大失真,确保影像的清晰;二要根据诊断的要求,选择合适的摄影距离。

4. 增感屏

增感屏主要是提高胶片的感光效率,增加照片的密度,为摄取组织密度高、厚度大的部位提供条件。提高照片密度的能力,取决增感屏的增感率。增感率越高,获得照片密度就越大。

5. 胶片的感光度

照片的密度随着胶片感光度的增大而增高。在曝光量一定时,胶片的感光度越大,形成的照片密度越大。

6. 受检体的厚度及密度

照片密度随着受检体的厚度和密度的增加而降低。人体除肺部外,体厚大密度高的组织,照片显示的密度就低。肺部吸气时,体厚增加,但密度降低,要获得相同的照片密度,吸气位与呼气位曝光量相差约 30%。

7. 照片冲洗因素

照片冲洗加工不是导致胶片产生照片密度的决定因素,但胶片曝光后,只有通过冲洗加工才能显示出照片的密度。因此,冲洗环境的安全性、显影液的特性、显影温度、显影时间等因素,对照片密度的大小有较大的影响。

二、X 线照片对比度

(一)概念

照片对比度是形成 X 线照片影像的基础,是 X 线摄影学中十分重要的概念,涉及 4 个基本概念,即肢体对比度、射线对比度、胶片对比度和照片对比度(图 2-6-2)。

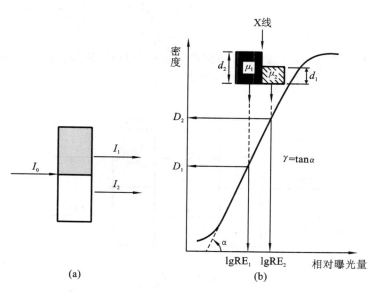

图 2-6-2　X 线对比度、胶片对比度及照片对比度

1. 肢体对比度

肢体对比度又称对比度指数,是受检体固有的。受检体对 X 线吸收系数的差别称为肢体对比度($\Delta\mu$),是形成射线对比度的基础。即

$$\Delta\mu = \mu_2 - \mu_1 \tag{2-6-4}$$

式中:μ_1、μ_2 为 X 线通过受检体不同部位的吸收系数。

2. X 线对比度

X 线对比度又称射线对比度。从焦点发出的 X 线束,强度分布是均匀的,不具有任何医学信息。当 X 线通过受检体时,发生吸收和散射,造成透过射线强度不均匀的分布差异,此时即携带了 X 线影像信息,这种 X 线强度的差异称为 X 线对比度(K_X)(图 2-6-2(a)),即

$$K_X = \frac{I_2}{I_1} \tag{2-6-5}$$

式中:I_1、I_2 为透过不同部位的 X 线强度。

透过不同部位的 X 线强度分别为

$$I_1 = I_0 e^{-\mu_1 d_1} \tag{2-6-6}$$

$$I_2 = I_0 e^{-\mu_2 d_2} \tag{2-6-7}$$

$$K_X = \frac{I_2}{I_1} = \frac{I_0 e^{-\mu_2 d_2}}{I_0 e^{-\mu_1 d_1}} = e^{\mu_1 d_1 - \mu_2 d_2} \tag{2-6-8}$$

式中:μ、d 分别表示受检体两部分的 X 线衰减系数和厚度。

3. 胶片对比度

胶片对比度又称胶片对比度系数,是 X 线胶片对射线对比度的放大能力。通常用胶片特性曲线的斜率(γ)或平均斜率($\bar{G}$)来表示。由于射线对比度所携带的影像信息肉眼不能识别,只有通过胶片的转换,才能形成肉眼可见的影像(图 2-6-2(b))。γ 值为

$$\gamma = \tan\alpha = \frac{D_2 - D_1}{\lg RE_2 - \lg RE_1} = \frac{D_2 - D_1}{\lg I_2 \cdot t - \lg I_1 \cdot t} = \frac{D_2 - D_1}{\lg I_2 - \lg I_1} \tag{2-6-9}$$

4. 照片对比度

照片对比度又称为光学对比度(K),是指照片上相邻组织的密度差。照片对比度(K)受射线对比度(K_X)及胶片对比度(γ 值)的影响(图 2-6-2(b))。K 值为

$$K = D_2 - D_1 = \gamma(\lg RE_2 - \lg RE_1) = \gamma\lg\frac{I_2}{I_1}$$
$$= \gamma\lg K_X = \gamma(\mu_1 d_1 - \mu_2 d_2)\lg e \tag{2-6-10}$$

显然,照片的对比度就是相邻组织透过 X 线强度之比的对数值,换句话说就是射线对比度的对数值。

X 线照片对比度可用相加的方法计算(图 2-6-3)。

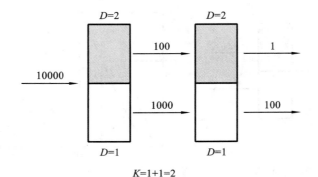

图 2-6-3 照片对比度相加示意图

$$\sum K = K_1 + K_2 + K_3 + \cdots + K_n \tag{2-6-11}$$

因此,在双面乳剂的医用 X 线胶片,观察到的照片对比度,是双面乳剂药膜产生的照片对比度之和。照片的对比度不是越高越好,对比度太高的照片,会导致影像层次的损失。

(二)影响照片对比度的因素

1. 胶片对比度

照片的对比度是 X 线对比度通过胶片对比度放大而显示出来的,一般医用 X 线胶片对比度的放大能力在 $1.5 \sim 3.5$ 之间。因此,应用 γ 值不同的胶片摄影时,所得到的照片对比度是不同的,用 γ 值大的胶片比用 γ 值小的胶片获得照片对比度高。

如图 2-6-4 所示:应用不同 γ 值的两种胶片摄影时,所得照片对比度不同,若摄取同一厚度的脂肪、肌肉和骨骼组织的影像,由于物质对 X 线的衰减关系是 $I = I_0 e^{-\mu d}$,两侧取以 e 为底的对数,得 $\ln I = \ln I_0 - \mu d$,若用横坐标表示 $\ln I$,纵坐标表示组织厚度 d,各组织的吸收曲线位于第四象限,若纵坐标表示密度值 D,在第一象限绘出胶片的特性曲线 A 和 B,曲线 A 比曲线 B 的 γ 值大。通过不同组织的 X 线吸收曲线作出它们在不同胶片上的密度差,在第二象限获得它们照片对比度。黑色柱状表示用 γ 值大的胶片获得的照片对比度。很明显,用 γ 值大的胶片比用 γ 值小的胶片获得的照片对比度高,即便是对 X 线吸收差异较小的脂肪和肌肉组织,用 γ 值大的胶片,在影像上也能显示出来。因此,在 X 线摄影中应尽量采用 γ 值大的胶片。

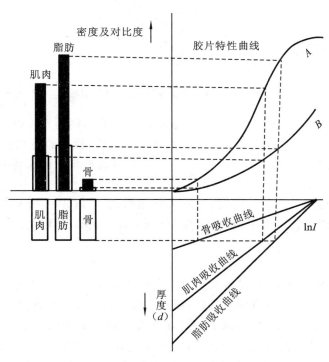

图 2-6-4　胶片 γ 值对照片对比度的影响

2. X 线质

通常 X 线质是由管电压决定的,管电压越高,X 线的波长越短,X 线的能量越大,穿透力越强,被检组织对 X 线的衰减越少,反之越多。这是因为 X 线的衰减系数与射线波长的 3 次方成正比。因此,使用不同的线质摄影,所得的照片对比度不同。使用高电压摄影时,X 线对比度小,反之对比度大。

图 2-6-5 中实线代表高电压摄影时组织的吸收曲线,虚线代表低电压摄影时组织的吸收曲线。可以看出,肌肉组织的吸收曲线,用高电压和低电压摄影都基本相同。而骨和脂肪组织在不同电压时出现差异。高电压摄影时,衰减系数彼此相互接近,说明骨、肌肉、脂肪组织的衰减差异不大,X 线照片对比度低(黑色柱状);低电压摄影时,骨、肌肉、脂肪组织的衰减差异大,X 线照片对比度高(白色柱状)。

高电压摄影时,虽然照片的对比度减少,但获得的影像层次比较丰富,高密度和低密度的组织可同时显示。如胸部高电压摄影的照片,病灶与正常组织清晰可见,甚至可呈现肺纹理连续追踪的效果。

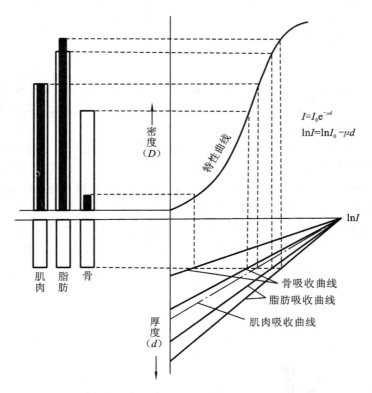

图 2-6-5 X 线质对照片对比度的影响

X 线吸收差因被检组织的原子序数、厚度、密度及管电压的不同而发生改变。特别是原子序数不同的物质,如对比剂、钙化灶等,在照片上形成明显的对比。而乳腺、腹部的组织器官吸收差小,照片对比度小。为摄取具有良好对比度的照片,应改变 X 线质,应尽量将被检组织的影像密度显示在胶片特性曲线的直线部,其他组织显示在直线部分以外。

在 X 线摄影中,大都使用 40～100 kV 的普通 X 线摄影;管电压 25～40 kV 为软 X 线摄影,多用于软组织及较薄组织摄影,特别是乳腺摄影;管电压在 100 kV 以上为高千伏摄影,用于厚度或密度相差较大的组织,常见胸部摄影。

3. X 线量

X 线量即曝光量。一般情况下,X 线量对照片对比度无直接影响,但是由于增加 X 线量可增加照片的密度,使照片密度过低的组织对比度明显好转;而密度高的组织减少 X 线量,也可改善其对比度。

如图 2-6-6 所示:曝光量为 RE 时,骨骼密度呈现在胶片特性曲线的足部,影像缺乏对比,无法观察;肌肉、脂肪组织密度呈现在特性曲线直线部,影像对比度良好,显示清晰。若将曝光量增加到 2 倍时,各种组织均向特性曲线横坐标右侧移位,骨骼密度呈现在胶片的直线部,影像对比度增大,显示清晰;但肌肉、脂肪组织密度移到特性曲线的肩部,影像对比度减小或消失。

4. 散射线

散射线是指方向不定、波长长、能量低、穿透力弱的射线。

1)散射线的危害

散射线一方面使照片产生灰雾,照片对比度下降;另一方面对工作人员和被检者防护不利。

2)散射线的产生

散射线是当 X 线管发出的原发射线作用于受检体时,由于康普顿效应产生的方向不定、能量较低的射线(图2-6-7),或者是 X 线照射到受检体、摄影台、建筑物时产生的反射、折射的二次射线。

散射线量的多少通常用散射线含有率表示。散射线含有率是指散射线在作用于胶片上的全部射线量中所占比率。影响散射线含有率的因素如下。①管电压:散射线含有率随着管电压的升高而增大。当管电压超过 80～90 kV,散射线含有率趋于平稳。②受检体厚度:体厚在 15 cm 以下,散射线含有率随着

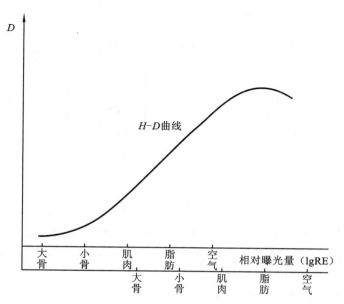

图 2-6-6　X 线量对照片对比度的影响

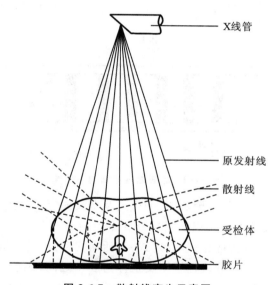

图 2-6-7　散射线产生示意图

体厚的增加而增大。体厚超过 15 cm 时,散射线不再增加。③照射野:照射野小于 2 cm×2 cm 时,散射线很少;随着照射野的增加,散射线含有率大幅上升,增加到 30 cm×30 cm 时,散射线达到饱和。

　　3) 散射线的抑制和消除

　　散射线的抑制是指焦点外 X 线在到达胶片之前被吸收掉,以免这些无用的 X 线使胶片感光。抑制方法如下。①遮线器:主要通过控制照射野的大小来减少散射线。通常用相互垂直的两对铅板控制照射野的大小,摄影时照射野应尽量缩小。②滤过板:将适当厚度的金属薄板,如铝板、铜板等,置于 X 线窗口处,吸收能量较低的散射线。

　　散射线的消除是指将受检体产生的散射线在到达胶片之前被吸收掉。消除的方法有空气间隙法和滤线栅法。

　　(1) 空气间隙法是利用 X 线衰减与距离的平方成反比的规律,减少到达胶片散射线的方法。其原理是:增加肢-片距后,一部分能量较低的散射线不能到达胶片,一部分与原发射线成角较大的散射线投射出胶片以外,减少散射线对照片影像质量的影响(图 2-6-8)。

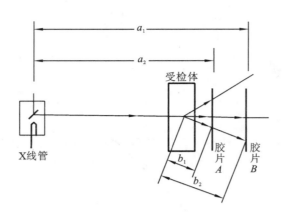

图 2-6-8 空气间隙法原理示意图

空气间隙法在减少散射线的同时,原发射线能量也随之减少,为了达到相同的感光效应,需要选用高速增感屏、高感度胶片等措施予以补偿。同时由于肢-片距增加,增大了影像的几何模糊,需要加大焦-片距来弥补。

(2)滤线栅法是直接吸收散射线最有效的方法。

①滤线栅的构造:将薄铅条和易透过X线的低密度物质(木、铝或有机化合物等)作为充填物,使铅条相互平行或按一定斜率固定排列,两面附加铝板或合成树脂起支持和保护作用,成为有一定厚度能吸收散射线的铅条板,即滤线栅(图 2-6-9)。铅条宽度(d)为 0.05～0.1 mm,充填物宽度(D)为0.15～0.35 mm。

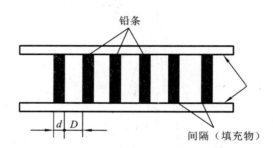

图 2-6-9 滤线栅基本结构示意图

②滤线栅的分类:根据构造特点分为聚焦式、平行式及交叉式等。聚焦式(图 2-6-10)是指滤线栅的铅条延长聚焦于一条直线;平行式是指滤线栅的铅条互相平行没有聚焦;交叉式是指滤线栅的铅条相互垂直或斜交叉组成。根据运动性能分为静止式(固定式)和活动式(与驱动结构连接在一起)。

③滤线栅的工作原理:摄影时,将滤线栅置于受检体与胶片之间,焦点至滤线栅的距离应在滤线栅焦距允许范围内,中心线对准滤线栅中心。这样,从X线管发出的原发射线与铅条平行,大部分穿过铅条间隙到达胶片,小部分照射到铅条上被吸收。散射线因与铅条成一定角度,大部分不能穿过铅条间隙而被吸收,减少了到达胶片上的散射线,大大改善了照片对比度(图 2-6-11)。

④滤线栅的特性:仅介绍几个与摄影相关的特性。

栅比(R):是指滤线栅铅条高度(h)与相邻两铅条间距(D)的比值。即

$$R = \frac{h}{D} \tag{2-6-12}$$

栅比表示滤线栅消除散射线的能力。栅比越大,消除散射线的能力就越强。X线摄影时,使用的管电压越高,采用的栅比应越大。R 值有 8:1、16:1、34:1 等多种。

栅密度(n):是指滤线栅表面上单位距离(1 cm)内,铅条与其间距形成的线对数,常用线/厘米表示。

$$n = \frac{1}{d+D} \tag{2-6-13}$$

式中:d 为铅条宽度。R 值相同,n 值越大的滤线栅,消除散射线能力越强。常用的 n 为 40～80 线/厘米。

铅容积(P):是指滤线栅表面上,平均 1 cm² 中铅的体积(cm³)。即

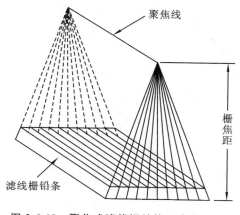

图 2-6-10 聚焦式滤线栅结构示意图

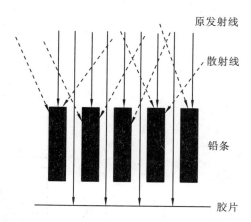

图 2-6-11 滤线栅工作原理示意图

$$P = n \cdot d \cdot h \tag{2-6-14}$$

栅焦距(f_0)和焦栅距离界限($f_1 \sim f_2$)：栅焦距是指聚焦式滤线栅的倾斜铅条会聚于空中一直线到滤线栅平面的垂直距离。焦栅距离界限是指 X 线摄影时，在滤线栅有效面积边缘处，得到原射线透射值 60%（满足临床需要的 X 线照片）时允许焦点距离滤线栅的最小距离 f_1 和最大距离 f_2 的范围。$f_1 \sim f_2$ 随着 R 值的增大而减小。

曝光倍数(B)：是指在照片上获得同一密度值时，使用滤线栅和不使用滤线栅所得 X 线强度 I' 与 I'' 的比值，又称滤线栅因子。即

$$B = \frac{I'}{I''} \tag{2-6-15}$$

⑤滤线栅的切割效应：是指滤线栅铅条对原发 X 线射线的吸收作用，主要引起照片的密度不均匀现象（图 2-6-12）。聚焦式滤线栅倒置使用，照片显示中部密度大，两边密度小。侧向倾斜和（或）偏离使用，包括 X 线管中心偏离了滤线栅中心和滤线栅平面不与 X 线中心线垂直，都将会产生密度不均。上下偏离使用，即摄影距离超过栅距离界限($f_1 \sim f_2$)，会产生切割效应。侧向偏离和上下偏离同时发生称双重偏离，照片影像出现一边高一边低的不均匀现象。

⑥使用滤线栅的注意事项：使用聚焦式滤线栅时，不能倒置；中心线应对准滤线栅的中线，左右偏差不超过 3 cm；倾斜 X 线管时，倾斜方向只能与铅条排列方向平行；使用聚焦式滤线栅时，摄影距离在允许的焦栅距离界限($f_1 \sim f_2$)内；使用运动式滤线栅时，要调整好运动速度，一般运动时间应长于曝光时间的 1/5。

5. 增感屏

增感屏的增感率一般在 20~100 之间，即胶片的感光能力增加 20~100 倍，在减少 X 线使用量和缩短曝光时间的同时，明显提高照片的对比度。把无屏胶片 A 与屏-片组合 B 的特性曲线绘制出来，可以发现屏-片组合 B 的特性曲线向左移位，曲线的斜率加大，即 γ 值增大，得到照片影像的对比度提高（图 2-6-13）。

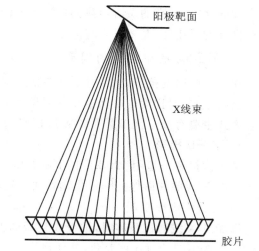

图 2-6-12 滤线栅的切割效应示意图

6. 组织的密度及厚度

受检体的组织密度与 X 线的吸收量成正比。组织的密度愈大，X 线的吸收愈多。当相邻组织的密度差越大，形成照片的对比度越大。肺组织内含有大量的气体，气体比血液、肌肉对 X 线的吸收小很多，因此，肺组织可以形成很好的影像对比度。

7. 照片冲洗因素

在显影液中增加显影剂对苯二酚的比例，可增加对比度；适当地提高显影液 pH 值、温度及增加适当

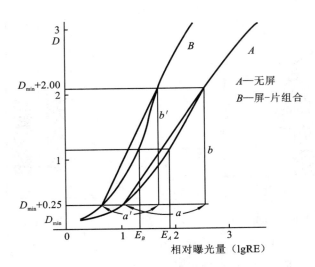

图 2-6-13　有屏与无屏 X 线胶片特性曲线比较

地抑制剂,均可提高照片对比度。

8. 其他因素

X 线照片需在观片灯上观察,受人的生理影响,观片灯的亮度、颜色及照射野都影响着照片对比度的视觉效果。同一照片用不同亮度的观片灯观察其效果不同,照片的密度并无改变,是由人体的生理感觉造成的。一般情况下,感光不足的照片用低亮度黄色观片灯可提高生理对比度,感光过度的照片可借助强光灯来提高生理对比度。

三、X 线照片层次

(一)概念

X 线照片层次是指照片局部范围内组织结构微小的密度差或对比度的显示能力。在 X 线摄影检查中,一张 X 线照片应全面显示组织结构或病变特点,即尽可能多地反映诊断信息。良好的对比度有利于对影像的观察,丰富的层次给我们提供更多的诊断信息。在实际工作中,要根据诊断的需要,X 线照片既要有良好的对比度,又要有丰富的层次。

(二)影响照片层次的因素

在一定的密度范围内,照片层次与照片对比度两者相互制约,照片的对比度大,层次就不丰富;反之,照片层次丰富,对比度则必然减小。可见管电压是控制照片层次和对比度的主要因素。涉及照片层次的摄影方式主要有高千伏摄影和软 X 线摄影。

1. 高千伏摄影

高千伏摄影是指用 120 kV 以上的管电压产生的能量较大的 X 线,获得在较小密度值范围内显示层次丰富的 X 线照片影像的一种摄影方法。管电压在 100～120 kV 之间称为次高千伏摄影。

1) 高千伏摄影原理

高能量 X 线通过肢体时,被吸收衰减的方式、吸收系数均与一般能量的 X 线不同,形成了与一般 X 线摄影影像不同的对比度变化,从而得到与一般 X 线摄影不同的效果。在一定标称的管电压作用下,诊断用 X 线机产生的 X 线,与物质相互作用时,光电效应和康普顿效应各占一定的百分比。在 10～100 keV 光子能量范围内,随着光子能量的升高,光电效应递减,康普顿效应递增。当光子能量在 10 keV 时,光电效应为 95％以上,康普顿效应为 5％。但当光子能量升高到 100 keV 时,康普顿散射则大于 95％。高千伏时,肢体对 X 线的吸收受组成物质的原子序数影响不大,而与物质的每克电子数和光子能量有关,厚薄的影响已经很小。而人体组织和器官的每克电子数相差不大,也就是说,肢体中每克的骨组织与每克的软组织衰减大体相同的 X 线量,骨与肌肉的吸收系数之差和肌肉与脂肪的吸收系数之差,随着管电压上升,对比度指数下降。因此,用 100 kV 以上 X 线摄影时,与骨骼相重叠的软组织或骨骼本身的细小结构及含气的管腔等,均可清晰显示。因而在损失对比度的同时,可获得层次丰富的 X 线照片。

2)高千伏摄影的特点

高千伏摄影的特点主要包括:①X 线照片对比度下降,层次丰富,这是高千伏摄影的最大特点。②曝光条件中,管电流因管电压的升高而降低,可降低被检者的照射量,有利于防护。③管电流减少的同时,降低了 X 线产生的热量,为使用小焦点摄影提供条件,提高设备效率和照片清晰度。④由于管电压的增加,产生的散射线明显增多,使照片产生灰雾。

3)高千伏摄影注意事项

为了保证高千伏摄影的效果,在摄影过程中,特别要注意散射线产生的危害:①使用高栅比的滤线栅,一般栅比为 16∶1 或用交叉式滤线栅。②不用滤线栅时,可用增加肢-片距的方法,使散射线大部分斜射到胶片之外,以改善照片对比度。③采用增感率大的增感屏、γ 值大的胶片等综合措施提高照片对比度。④注意更换滤过板。一般 120～140 kV 时选用 3 mm 铝板或 0.3 mm 铜板,200～250 kV 时,用 1 mm 铜加 1 mm 铝的过滤板。

2. 软 X 线摄影

软 X 线摄影是指利用 40 kV 以下管电压产生的能量低、穿透力弱的一种摄影方法。软 X 线摄影适用于组织器官较薄、不与骨骼重叠且原子序数较低的软组织,如乳腺、侧位喉部等,故又称为软组织摄影。

1)原理

随着管电压的降低,X 线能量降低,物质对 X 线的吸收方式表现为康普顿效应逐渐减少,光电效应增加。人体组织器官由氢、氧、氮、碳等多种元素组成,各种元素以有效原子序数($\overline{Z}$)表示。人体各组织器官的有效原子序数 $\overline{Z}$ 不同,对不同能量射线衰减系数也不同。能量、波长不同,X 线与人体作用时衰减系数就不同。在光电效应中,光电效应系数(μ_z)与原子序数($\overline{Z}$)的 4 次方成正比,与波长(λ)的 3 次方成正比。因此,有效原子序数 $\overline{Z}$ 的较小差异就可将引起 μ_z 的较大变化。

在 40 kV 以下管电压的钼靶 X 线机产生的 X 线单色性强,光电效应的比例增大,扩大了 X 线吸收差异,能够获得较大的 X 线对比度,利于软组织结构层次的显示。

2)软 X 线摄影的特点

软 X 线摄影的特点主要包括:①X 线照片对比度良好,层次清晰,这是软 X 线摄影的最大特点。②需要专用钼靶 X 线机产生软 X 线,使用与之匹配的屏-片系统。③只适用于组织器官较薄、不与骨骼重叠且原子序数较低的软组织。

3)软 X 线摄影注意事项

为了保证软 X 线摄影的效果,在摄影过程中注意:①为了增加照片影像的对比度,应选用 γ 值大的 X 线胶片。②不能使用铝质或胶木暗盒,多采用吸收系数较小的纸板。为了适应乳腺摄影,可将暗盒的一边制成凹弧形。③增感屏一般只用单屏,即只保留后屏,多选用高清晰型增感屏。④采用 40～50 cm 的近焦-片摄影,以免空气吸收过多的有用 X 线。

四、照片影像锐利度

(一)概念

1. 锐利度

锐利度(S)是指在照片上所形成的影像边缘的清楚程度。若以 X 线照片相邻点的密度差 D_2-D_1 为照片对比度(K),从 D_1 到 D_2 移行距离 H 为照片影像的模糊度,则锐利度 S 为

$$S=\frac{D_2-D_1}{H}=\frac{K}{H}$$ (2-6-16)

2. 模糊度

模糊度是锐利度的反义词,是指 X 线照片影像轮廓边缘不锐利的程度。它表示从一个组织的影像密度,过渡到相邻的另一组织影像密度的幅度大小。当移行幅度超过 0.2 mm 时,人眼即可识别出影像的模糊,H 值越大,表示两密度移行幅度越大,其边缘越模糊(图 2-6-14)。

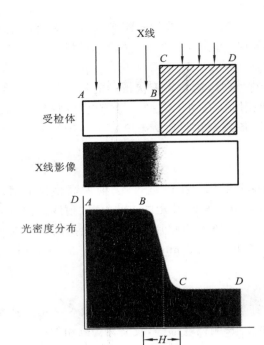

X线

受检体

X线影像

光密度分布

图 2-6-14 X线照片影像模糊示意图

（二）照片锐利度与对比度、模糊度之间的关系

模糊度的概念多用于对某些图像质量下降因素的评价。在分析影像锐利度时，均以模糊度的概念分析影响锐利度的因素。

1. 照片对比度

在照片的模糊度（H）一定时，照片锐利度与照片的对比度（K）成正比，即随着照片对比度增加，锐利度越来越好。

2. 模糊度

照片对比度（K）一定时，照片锐利度与模糊度（H）成反比，即随着照片模糊度增大，锐利度越来越差。

一般情况下锐利度与照片对比度（K）成正比，与模糊度（H）成反比。理论计算与人眼感觉并不完全一致。当对比度（K）与模糊度（H）同时增加，锐利度（S）虽然不变，而人眼感觉锐利度（S）降低。又如当 $H=0$ 时，不论 K 如何小，S 都是无限大，即 X 线影像应该非常锐利，但实际给人的印象并非如此。当 K 值小时，人眼无锐利之感；K 值大时，人眼才有锐利度变好的感觉。

（三）影响照片锐利度的因素

X 线照片锐利度是由多种原因引起的综合效果，其中影响较大的是焦点引起的几何模糊、运动模糊和屏-片系统产生的模糊。

1. 几何模糊

X 线焦点不是理想的点光源，而是具有一定面积的发光源。因此，在 X 线摄影时，由于几何学原因而形成半影（H），即几何模糊（图 2-6-15）。半影是影响影像清晰度的重要因素之一。

1）半影大小

半影大小的计算取决于焦点的尺寸 F，肢-片距 b，焦-肢距 a，即

$$H=F \cdot \frac{b}{a} \quad (2\text{-}6\text{-}17)$$

2）影响半影大小的因素

（1）焦点的大小　半影的大小与焦点的大小成正比，焦点越大则半影就越大。因此，在 X 线摄影中，为了使影像清晰，应尽量采用小焦点摄影。

（2）放大率　是指照片影像对被检组织和器官的放大能力。照片上的影像（S）与肢体（G）的比值（图 2-6-16）称为影像的放大率（M）。影像的放大率为

$$M=\frac{S}{G}=\frac{a+b}{a}=1+\frac{b}{a} \quad (2\text{-}6\text{-}18)$$

式中：a 为焦-肢距；b 为肢-片距。当 a 越小、b 越大时，影像的放大率越大，反之相反。

（3）焦点允许放大率　国际放射学界公认的人眼的模糊阈值为 0.2 mm，即半影在 0.2 mm 以下时，人眼观察影像没有模糊之感，当半影大于 0.2 mm 时，观察影像开始有模糊之感。

根据半影计算公式

$$H=F \cdot \frac{b}{a}=F \cdot \left(\frac{a+b}{a}-1\right)=F(M-1) \quad (2\text{-}6\text{-}19)$$

将模糊阈值 $H=0.2$ mm 代入式（2-6-19），则

$$0.2=F(M-1)$$

$$M=1+\frac{0.2}{F} \quad (2\text{-}6\text{-}20)$$

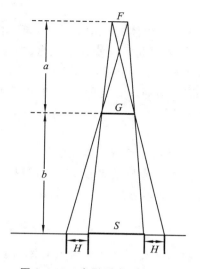

图 2-6-15 半影形成示意图

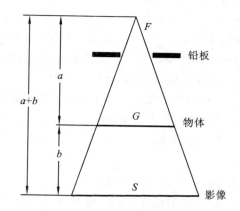

图 2-6-16 X 线影像的放大示意图

式中：M 为焦点允许的放大率；0.2 为人眼的模糊阈值。如果已知焦点的大小（F），即可求出该焦点所允许的最大放大率（M）。

3）减少半影的方法

在 X 线摄影过程中，为了减少半影，提高影像清晰度，可采取如下方法：①尽量采用小焦点摄影；②缩短肢-片距，尽量使受检体紧贴胶片；③在 X 线负荷允许的情况下，增加摄影距离。

2. 运动模糊

X 线摄影过程中，X 线管、受检体及胶片三者之间任何一个发生移动，所得影像必然出现模糊，称为运动性模糊（H_m）。在一般情况下，运动模糊是影像模糊最主要的因素。

1）运动模糊的计算

运动模糊的计算取决于物体运动的幅度（m）和照片影像的放大率（M）（图 2-6-17），即

$$H_m = m\left(1 + \frac{b}{a}\right) = m \cdot M \tag{2-6-21}$$

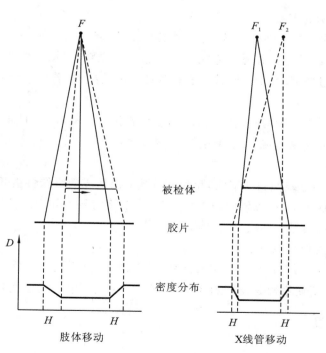

图 2-6-17 运动产生的模糊示意图

2）影响运动模糊的因素

在 X 线摄影过程中,产生运动模糊的因素有 X 线管、胶片的运动及受检体的运动等。X 线管运动主要是球管固定不牢固或发生机械故障引起的。胶片移动主要是机械故障引起活动滤线栅托盘、摄片架的稳定性变差,或受检体运动引起胶片移动等。受检体运动是引起运动模糊的主要因素,有些运动是不可避免的,常见于:①生理性运动,如呼吸运动、心脏大血管搏动,胃肠道蠕动等。②病理性运动,如哮喘、肢体震颤、胃肠道痉挛等。③被检者不合作,如婴幼儿哭闹、精神不健全者等。

3）减少运动模糊的方法

为了控制和降低运动模糊,在 X 线摄影中采取的措施有:①保证 X 线管、诊视床以及滤线器托盘的机械稳定,发现故障及时维修。②固定被检者肢体、屏气、缩短曝光时间或选择活动度较小的时机曝光。③尽量缩小肢-片距,使受检体紧贴胶片。④配用高感光度胶片、高增感率增感屏、强力显影液,减少曝光时间。

3. 屏-片系统产生的模糊

在 X 线摄影过程中,屏-片系统对照片影像会产生一定程度的模糊,主要是增感屏和胶片本身具有微小的模糊作用,增感屏与胶片的接触不良产生模糊,因此要引起足够的重视(图 2-6-18)。

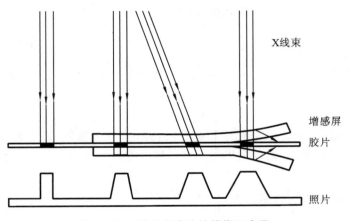

图 2-6-18　增感屏产生的模糊示意图

1）影响屏-片系统模糊的因素

影响屏-片系统模糊的因素主要有增感屏、屏-片接触及中心线斜射效应等。

(1)增感屏产生模糊是因光扩散现象造成的。增感屏荧光颗粒越大,发光效率越高,扩散现象越严重,产生的模糊度越大。另外,荧光到达胶片之前有各种程度的反射,若反射层越大,荧光层越厚,模糊度就越大。

(2)屏-片接触 X 线摄影一般均使用屏-片系统,若两者接触不良,产生的屏-片接触性模糊,对影像质量的影响更明显。因此,屏-片系统必须紧密接触,要求增感屏粘贴后必须进行屏-片接触性测试,合格者方可使用。

(3)中心线斜射效应中心线倾斜照射时,胶片前后乳剂层形成的影像将错开一定的距离,中心线倾斜角度越大,影像模糊度就越大,这种现象即为 X 线对屏-片系统的斜射效应。特别是使用双屏和双面乳剂胶片时,中心线斜射效应更明显。

2）减少屏-片系统产生模糊的方法

在 X 线摄影中,为了减少屏-片系统产生的模糊,常采用:①使用银盐颗粒小的低感光度胶片,荧光颗粒小的低增感率增感屏。②使用密着良好的屏-片系统。③尽量使中心线垂直屏-片系统摄影。

五、照片影像颗粒度

(一)概念

均匀的 X 线束照射胶片或屏-片系统之后,在照片上观察光学密度大约 1.0 时,照片出现不规则斑点,这种由小密度差形成的不均匀结构呈现粗糙或沙粒状效果称照片斑点,或称照片颗粒性。颗粒性差,可造成一定程度的影像模糊。

(二)影响颗粒度的因素

在 X 线摄影中,影响颗粒度的因素主要有增感屏结构斑点、X 线量子数和胶片的感光颗粒。

1. 增感屏结构

由增感屏结构方面引起的斑点统称为增感屏结构斑点。产生的因素包括荧光物质性能方面的因素和增感屏制作工艺方面的因素。如增感屏荧光颗粒大小不等、分布不均匀、涂布厚度不同等,导致斑点多少发生变化(图 2-6-19)。

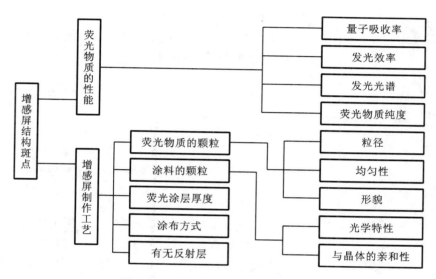

图 2-6-19　增感屏结构斑点形成因素

2. X 线量子数

由 X 线量子统计涨落引起的照片斑点称为量子斑点。通过受检体的 X 线量可以形成 X 线影像。若到达胶片上的 X 线量子数无限多,单位面积上量子可以认为处处相等,或认为 X 线量子分布均匀性较好;然而当 X 线量子总数相对较少时,影像单位面积上量子数产生分布上的差异,或认为 X 线量子分布均匀性较差,称为 X 线量子的统计涨落。计算方法如下。

每平方毫米的光子数量服从几率定律,以 X 线束的总截面除以光子的总数,可以求出单位面积光子的平均数 n。每一单位面积内的实际光子数虽不等于平均光子数,但在平均值的一定范围内波动。根据几率定律,这种波动的大小为 $\pm\sqrt{n}$,则任一平方毫米内光子数的范围为 $n\pm\sqrt{n}$。平均光子数越小,实际光子数的波动百分比就越大。例如,平均光子数为 100,则波动范围为 $100\pm\sqrt{100}$,即 90~110,波动百分比为 10%;如果平均光子数为 10 000,波动范围为 $10\ 000\pm\sqrt{10\ 000}$,即 9 900~10 100,波动百分比为 1%。

综上所述,量子斑点是单位面积吸收量子的数据统计学波动造成的,量子数越少,量子斑点越大。随着高千伏摄影技术的普遍应用和稀土增感屏广泛使用,形成的量子斑点显著增多。为了减少量子斑点对照片质量的影响,在 X 线摄影中量子数的最低限度为 $10^5/\mathrm{mm}^2$,透视约为 $40\ /\mathrm{mm}^2$。

3. 胶片的感光颗粒

由胶片内卤化银感光颗粒造成的斑点称为胶片斑点。卤化银颗粒大,则影像颗粒粗,即产生模糊。这种模糊在屏-片系统形成的模糊中,可以忽略不计,因为胶片卤化银的颗粒比荧光物质的颗粒小得多,且胶片厚度不及增感屏的 1/10。

六、照片影像失真度

(一)概念

照片影像较原物体大小及形状的改变称失真,其变化的程度称为照片影像的失真度。

(二)照片影像失真的种类

根据影像失真的原因,照片影像失真主要包括放大失真、歪斜失真和重叠失真三大类。

1. 放大失真

X 线摄影的照片影像均有放大,由于受检体各部位与胶片的距离不同,导致受检体各部位的放大率不一致,称为影像的放大失真(图 2-6-20)。

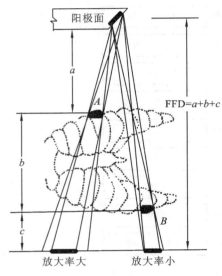

图 2-6-20 影像放大失真示意图

例如,在体内有 A、B 两点,A 点离焦点近,B 点离焦点远。A、B 之间的距离为 b,焦点离 A 点的距离为 a,B 点到胶片的距离为 c,则 A 点放大率 α 为

$$\alpha = \frac{a+b+c}{a} \tag{2-6-22}$$

B 点的放大率 β 为

$$\beta = \frac{a+b+c}{a+b} \tag{2-6-23}$$

如果用 ω 表示放大率的比值,即引起的失真,则

$$\omega = \frac{\alpha}{\beta} = 1 + \frac{b}{a} \tag{2-6-24}$$

由式(2-6-24)可知,当两个物体位于体内,相距较大,且焦点至物体的距离较小时,失真度是不能忽略的。当焦-片距增大,肢-片距较小时,ω 值近似 1,这时可以认为 X 线几乎是平行的,失真度可以忽略。

2. 歪斜失真

摄影时 X 线中心线、胶片与受检体的位置关系不合理,受检体不在焦点的正下方引起的失真,称为歪斜失真,又称形状变形。歪斜失真除诊断上的特别要求外,主要是指受检体影像被拉长和缩短(图 2-6-21)。

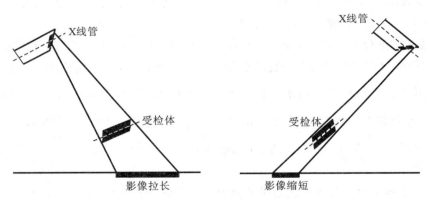

图 2-6-21 影像歪斜失真示意图

3. 重叠失真

由于受检体组织结构相互重叠,在影像上形成的光学密度减低,对比度下降,乃至影像消失的现象叫重叠失真。

在 X 线摄影中,中心线从不同方向摄影得到影像的效果不同(图 2-6-22)。图中表示,中心线若从 G_1 到 G_2 的垂直方向摄影时,得到 G_1 的影像 S_1 与 G_2 的影像 S_2 重叠。若 X 线管转动 90° 角进行水平摄影时,

G_1 和 G_2 的影像 S_1 和 S_2 即可分开。

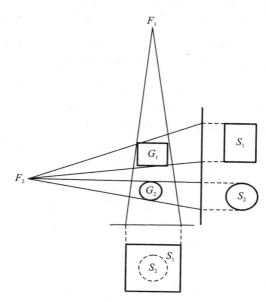

图 2-6-22　影像重叠失真示意图

受检体为三维立体复杂结构,而照片影像则是二维平面影像,必然会存在影像重叠现象。X 线照片影像的重叠有 3 种情况:①大物体密度小于小物体,且相差很大,其重叠的影像中对比度较好,可以看到小物体的影像。如胸部肺野中的肋骨阴影。②大小物体组织密度相等,且密度较高时,重叠后小物体隐约可见,对比度差。如膝关节正位照片中髌骨的影像。③大小物体组织密度相差很大,且大物体密度大于小物体的密度,重叠后小物体的阴影由于对 X 线吸收很少,不能显示。如正位胸片中看不到胸骨的影像。

(三)减少照片失真的方法

根据照片影像失真原因,减少照片失真方法如下。

1. 减少放大失真

放大失真主要是因为影像的放大率不同引起的。因此,减少放大失真的方法包括:①使受检查的组织或器官与胶片平行;②使受检查的组织或器官尽量贴近胶片;③使受检体置于焦点正下方,中心线垂直射入。

2. 减少歪斜失真

歪斜失真主要是因为 X 线中心线、胶片与受检体的位置关系不合理引起的。因此,减少歪斜失真的方法包括:①使受检体置于焦点正下方,中心线应垂直受检体及胶片;②尽量使受检体与胶片平行;③缩短肢-片距;④在 X 线机负荷允许的情况下,增加焦-胶距。

3. 避免重叠失真

重叠失真主要是因为受检体组织结构相互重叠引起的。因此,避免重叠失真的方法包括:①选择合理的摄影体位,采用多体位摄影;②调整中心线的投照方向,采用多方向摄影;③采用切线位摄影,使某些边缘表面病灶显示清晰;④使用特殊的检查方法,如体层摄影、造影检查、CT、MRI 等。

（杨尚玉）

项目小结

医学影像成像技术从 1895 年伦琴发现 X 线,至今已有 120 多年的发展历程,随着医学影像技术的发展,模拟 X 线成像正逐步走向数字化影像的道路。模拟 X 线成像投影关系的基本理论同时适合数字 X 线摄影系统。模拟 X 线成像是指在 X 线胶片上形成不同程度的黑白图像,在荧光屏上形成不同程度的明暗影像,这种影像的特点是形成的影像不能进行任何改变。本章以模拟 X 线成像的基本过程及模拟 X 线投影关系为主线,详细介绍了胶片、增感屏等模拟 X 线成像信息接收器的种类、结构及其特性;重点阐述了 X 线照片密度、照片对比度、照片层次、照片锐利度、照片颗粒度及照片影像失真度等影响照片质量的 6 大因素;介绍了模拟 X 线成像方式,以及 X 线胶片的感光与冲洗原理;简单介绍了 X 线影像信息载体、模拟 X 线影像的形成与传递等内容。通过学习和理解模拟 X 线成像的基本理论,可以指导我们在临床上正确使用 X 线摄影系统,合理地选择摄影方法,获得优质的 X 线照片。

测试题

1. 应用光或其他能量表现受检体信息,并以可见光影像加以记录的技术称为(   )。

A. 影像
B. 摄影
C. 信息信号
D. 成像系统
E. 摄影程序

2. 摄影的程序是(   )。

A. 检测→光或能量→信号→图像形成
B. 光或能量→信号→检测→图像形成
C. 光或能量→检测→信号→图像形成
D. 信号→检测→光或能量→图像形成
E. 信号→光或能量→检测→图像形成

3. X 线信息影像传递过程中,作为信息源的是(   )。

A. X 线
B. 受检体
C. 增感屏
D. 胶片
E. 照片

4. X 线影像信息的传递,错误的是(   )。

A. 受检体作为信息源
B. X 线作为信息载体
C. 经显影处理形成可见密度影像
D. 第一阶段的信息传递取决于胶片特性
E. X 线诊断是 X 线影像信息传递与转换过程

5. 关于 X 线影像信息的传递及影像形成的叙述,错误的是(   )。

A. 受检体的信息分布于三维空间
B. X 线影像表现形式均为三维图像
C. X 线诊断的信息来源于受检体
D. X 线为传递受检体信息的载体
E. 受检体信息需经转换介质转换

6. X 线信息影像形成的阶段是(   )。

A. X 线透过受检体后
B. X 线照片冲洗后
C. X 线到达受检体前
D. 视觉影像就是 X 线信息影像
E. 在大脑判断之后

7. X 线影像传递中,与受检体无关的因素是(   )。

A. 原子序数
B. 密度
C. 体积
D. 散射线
E. 厚度

8. 对不可见 X 线信息影像,不起决定作用的因素是(   )。

A. 受检体的原子序数
B. 受检体的厚度
C. 受检体的形状
D. X 线的质与量
E. X 线的散射

9. X 线影像信息的接收器不包括(   )。

A. 屏-片系统
B. 影像增强器
C. 成像板(IP)
D. 荧光屏
E. 滤线栅

10. 医学影像成像中常用的接收器不包括(   )。

A. 光盘
B. 成像板(IP)
C. CT 检测器
D. 平板探测器(FPD)
E. MRI 的接收线圈

11. 国际放射界公认的模糊阈值是(   )。

A. 0.02 mm
B. 0.12 mm
C. 0.20 mm
D. 0.22 mm
E. 2.00 mm

12. 下列哪些不属于医用 X 线胶片结构?(   )

A. 乳基层　　　　　　　　　B. 附加层　　　　　　C. 保护层

D. 荧光层　　　　　　　　　E. 片基层

13. 下列哪项不属于医用 X 线胶片的感光特性？（　　）

A. 本底灰雾　　　　　　　　B. 感光度　　　　　　C. 颗粒度

D. 反差系数　　　　　　　　E. 宽容度

14. 关于 X 线胶片曲线的组成部分,下列错误的是（　　）。

A. 足部　　　　B. 平移部　　　C. 直线部　　　D. 肩部　　　E. 反转部

15. 关于增感屏对影像效果的影响,下列说法错误的是（　　）。

A. 影像对比度增加　　　　　　B. 影像清晰度下降　　　C. 影像颗粒性变差

D. 影像模糊度增加　　　　　　E. 影像灰雾度增加

16. 关于 T 颗粒胶片,下列错误的说法是（　　）。

A. 影像清晰度增加　　　　　　B. 光采集容量提高　　　C. 感光速度增加

D. 荧光交叠效应,增加了影像模糊　E. 卤化银颗粒切割成扁平状

17. 下列不属于 X 线管焦点成像性能主要参量的是（　　）。

A. 焦点大小　　　　　　　　B. 焦点的极限分辨率　　C. 焦点的密度分辨率

D. 焦点的散焦值　　　　　　E. 焦点的调制传递函数

18. 关于影响照片密度的主要因素,下列错误的是（　　）。

A. 照射量　　　B. 管电压　　　C. 摄影距离　　　D. 显影　　　E. 定影

19. 缩小半影不应采取的措施是（　　）。

A. 使用小焦点　　　　　　　B. 缩小肢-片距　　　　C. 缩小照射野

D. 增大焦-肢距　　　　　　E. 增大肢-片距

20. 产生照片模糊度的因素错误的是（　　）。

A. 运动性模糊　　　　　　　B. 焦点的几何性模糊　　C. 屏胶系统产生的模糊

D. 散射线性模糊　　　　　　E. 暗室技术引起模糊

21. 对照片密度和对比度有影响的因素中不正确的是（　　）。

A. 显影剂的选择　　　　　　B. 定影剂的选择　　　　C. 显影液温度

D. 显影时间　　　　　　　　E. 显影液搅动

22. 控制照射野大小的措施应是（　　）。

A. 遮线筒与遮线器　　　　　B. 滤线栅　　　　　　　C. 集射罩

D. 滤过板　　　　　　　　　E. 空气间隙法

23. X 线从易到难穿过人体组织的顺序是（　　）。

A. 肺、脂肪、肌肉、骨骼　　　B. 肺、肌肉、脂肪、骨骼　　C. 骨骼、肌肉、脂肪、肺

D. 脂肪、肺、肌肉、骨骼　　　E. 骨骼、肌肉、肺、脂肪

24. 滤线栅的比值越大,照片（　　）。

A. 锐利度越高　　　　　　　B. 密度越高　　　　　　C. 对比度越高

D. 半影越高　　　　　　　　E. 灰雾越大

25. 一张优质 X 线照片从 X 线摄影技术上分析应具备的条件中不正确的是（　　）。

A. 适当的密度　　　　　　　B. 良好的对比度　　　　C. 鲜明的锐利度

D. 正确的几何投影　　　　　E. 一定的照片斑点

26. X 线强度的空间分布错误的是（　　）。

A. 近阳极端 X 线强度大　　　B. 近阴极度端 X 线强度大　　C. 沿长轴方向 X 线强度不对称

D. 沿短轴方向 X 线强度是对称的

27. 下列错误的叙述是（　　）。

A. 荧光屏上明亮的部分,表示人体结构密度低　　　B. X 线照片上明亮的部分,表示人体结构密度高

C. 脂肪组织在荧光屏上表现黑暗的阴影　　　　　　D. 骨骼组织在照片上表现为白色的阴影

E. X 线照片影像又称负像

28. 控制影像失真的方法,下列错误的是(　　　)。

A. 肢体与胶片平行　　　　　　B. 中心线通过受检体正上方　　　C. 增加焦点到胶片的距离

D. 增加肢体与胶片的距离　　　E. 缩小肢体与胶片的距离

29. 关于影响照片颗粒性的因素,下列错误的是(　　　)。

A. X 线量子斑点　　　　　　　　　　　　B. 胶片卤化银颗粒的尺寸和分布

C. 增感屏荧光体的尺寸和分布　　　　　　D. 胶片对比度

E. 受检体的形态

30. X 线照片影像的诊断密度范围是(　　　)。

A. 0.5～1.0　　B. 0.5～2.0　　C. 0.25～2.0　　D. 0.25～2.5　　E. 0.5～2.5

31. 应用光或其他能量表现受检体信息状态,并以可见光影像加以记录的技术称为(　　　)。

A. 影像　　　　　　B. 摄影　　　　　　C. 信息信号　　　　D. 成像系统　　　　E. 摄影程序

32. 关于 X 线影像信息的传递及影像形成的叙述,错误的是(　　　)。

A. 受检体的信息分布于三维空间　　　　　　B. X 线影像表现形式均为三维图像

C. X 线诊断的信息来源于受检体　　　　　　D. X 线为传递受检体信息的载体

E. 受检体信息需经转换介质转换

33. 影像 X 线信息是在哪一阶段形成的?(　　　)

A. X 线透过受检体后　　　　B. X 线到达受检体前　　　　C. 形成视觉影像之后

D. X 线照片冲洗后　　　　　E. 在大脑判断之后

34. X 线信息影像传递过程中,作为信息源的是(　　　)。

A. X 线　　　　　　B. 受检体　　　　　C. 增感屏　　　　D. 胶片　　　　E. 照片

35. 屏-片系统 X 线信息影像传递过程中,作为信息载体的是(　　　)。

A. X 线　　　　　　B. 胶片　　　　　　C. 受检体　　　　D. 增感屏　　　　E. 显影液

36. X 线影像信息的传递,错误的是(　　　)。

A. 受检体作为信息源　　　　　　　　　B. X 线作为信息载体

C. 经显影处理形成可见密度影像　　　　D. 第一阶段的信息传递取决于胶片特性

E. X 线诊断是 X 线影像信息传递与转换过程

37. X 线检查程序可以简化为(　　　)。

A. X 线→受检体→信号→检测→图像形成　　　　B. 受检体→X 线→信号→检测→图像形成

C. X 线→受检体→检测→图像形成→信号　　　　D. 受检体→X 线→检测→信号→图像形成

E. X 线→受检体→检测→信号→图像形成

38. X 线照片密度影响因素的叙述,错误的是(　　　)。

A. 密度的变化与管电压成正比　　　　　B. 感光效应与摄影距离的平方成反比

C. 屏-片组合使用影像密度大　　　　　　D. 随受检体的厚度增大而增高

E. 与照片的显影条件有密切关系

39. X 线透过受检体后形成的 X 线强度的差异,称为(　　　)。

A. 人工对比度　　　　　　B. 天然对比度　　　　　　　C. 射线对比度

D. 胶片对比度　　　　　　E. 照片对比度

40. X 线照片影像的诊断密度范围是(　　　)。

A. 0.5～1.0　　B. 0.5～2.0　　C. 0.25～2.0　　D. 0.25～2.5　　E. 0.5～2.5

41. 由不可见到可见 X 线影像,与信息转换功能有关的是(　　　)。

A. 胶片特性　　　　　　　B. 荧光体特性　　　　　　　C. X 线质

D. 显影的加工条件　　　　E. 受检体的原子序数

42. X 线照片影像的形成要素,不包括(　　　)。

A. 照片密度　　　　　　　B. 胶片的感度　　　　　　　C. 照片的对比度

D. 照片的锐利度　　　　　　　　　　E. 照片的放大与变形

43. 与 X 线经受检体形成 X 线信息影像质量无关的是（　　）。

A. 受检体的厚度与密度　　　　B. 受检体的原子序数　　　　C. X 线的散射状况

D. 受检体的形状　　　　　　　E. X 线的量

44. 下述关于摄影条件与照片质量的叙述,错误的是（　　）。

A. 肢-片距大,到达胶片散射线减少　　　　B. 管电压上升,照片对比度下降

C. 滤过板增厚,软线成分增加　　　　　　D. X 线斜射效应,会降低图像质量

E. 摄影距离减半,曝光量可减少到 1/4

45. X 线照片影像的物理因素,不包括（　　）。

A. 密度　　　　B. 对比度　　　　C. 锐利度　　　　D. 颗粒度　　　　E. 失真度

46. X 线影像的转换介质,不包括（　　）。

A. 屏-片系统　　　　　　　B. 影像增强器　　　　　　C. 成像板（IP）

D. 荧光屏　　　　　　　　E. 滤线栅

47. 医用 X 线胶片属于（　　）。

A. 负性感光材料　　　　　B. 正性感光材料　　　　　C. 反转感光材料

D. 银盐感光材料　　　　　E. 非银盐感光材料

48. 普通蓝敏 X 线片（色盲片）的安全色是（　　）。

A. 红色　　　B. 黄色　　　C. 绿色　　　D. 蓝色　　　E. 紫色

49. 感绿胶片的吸收光谱的峰值在（　　）。

A. 500 nm　　　B. 550 nm　　　C. 600 nm　　　D. 650 nm　　　E. 700 nm

50. 关于乳腺摄影专用正色胶片特点的叙述,错误的是（　　）。

A. 高分辨率　　　　　　　B. 高对比度　　　　　　C. 单层乳剂

D. 绿光敏感　　　　　　　E. 银盐粗大

51. 激光相机成像胶片为（　　）。

A. 盲色片　　　　　　　　B. 蓝敏片　　　　　　　C. 直接反转胶片

D. 荧光电影胶片　　　　　E. 氦氖激光型胶片

52. 属于乳剂双面涂布型感光材料是（　　）。

A. 乳腺 X 线胶片　　　　　B. CT 胶片　　　　　　C. 普通 X 线胶片

D. 荧光缩影胶片　　　　　E. X 线复制片

53. 胶片有效期限规定为（　　）。

A. 12 个月　　　B. 18 个月　　　C. 2 年　　　D. 2 年半　　　E. 3 年

54. 关于医用 X 线胶片的存储,错误的是（　　）。

A. 温度 10～15 ℃　　　　B. 湿度 40%～60%　　　　C. 防止压力效应产生

D. 避免有害气体接触　　　E. 标准条件下可无限期保存

55. X 线胶片的基本结构,不包括（　　）。

A. 乳剂层　　　B. 片基　　　C. 荧光层　　　D. 底层　　　E. 保护层

56. X 线胶片结构中最重要的组成部分是（　　）。

A. 结合膜层　　　　　　　B. 保护膜层　　　　　　C. 防光晕层

D. 片基层　　　　　　　　E. 乳剂层

57. 普通 X 线胶片采用的卤化银主要是（　　）。

A. 氟化银 AgF　　　　　　B. 氯化银 AgCl　　　　　C. 溴化银 AgBr

D. 碘化银 AgI　　　　　　E. 砹化银 AgAt

58. 有关 X 线胶片卤化银颗粒的叙述,错误的是（　　）。

A. 卤化银颗粒在感光材料中是最大的　　　　B. 晶体颗粒分布不均匀时颗粒性好

C. 晶体颗粒大小不一,宽容度大　　　　　　D. 晶体颗粒小,分辨率高

E. 晶体颗粒大,感光度高

59. 不作为 X 线胶片的感光物质的是(　　)。

A. 氯化银　　　B. 溴化银　　　C. 氟化银　　　D. 碘化银　　　E. 溴化银加碘化银

60. 明胶的使用特点,错误的是(　　)。

A. 能提高乳剂的感光度　　　B. 是一种保护性胶体　　　C. 参与坚膜作用

D. 是一种吸卤剂　　　E. 性能稳定

项目三　数字 X 线成像

课程目标

1. 掌握：数字图像概念；IP 工作原理；CR、DR、DSA 成像原理。
2. 熟悉：数字图像形成与处理；CR 系统组成；FPD 结构与原理。
3. 了解：CR 系统图像处理；CR、DR、DSA 影像质量影响因素；数字图像打印原理。

　　　　　　　　任务一　概　　　述　　　　　

　　数字 X 线成像是传统 X 线成像与计算机技术结合的产物。传统的 X 线成像采用的是模拟技术，X 线影像一旦产生，图像质量就不能改变，也不便于图像的存储、传输和管理。1972 年 CT 问世后，出现了图像数字化浪潮。传统 X 线成像在医学影像学领域中应用最早，但实现图像数字化却是最晚的。1979 年出现了飞点扫描的 DR 系统。1983 年，计算机 X 线摄影（CR）系统问世。1997 年以后，多种临床实用的数字 X 线摄影（DR）设备相继出现，解决了传统 X 线成像的数字化问题，为医学影像学全面实现数字化奠定了基础。

　　典型的数字化 X 线成像系统基本结构如图 3-1-1 所示。

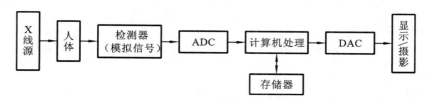

图 3-1-1　数字 X 线成像系统框图

一、数字图像概念

（一）基本概念

　　传统 X 线成像属于模拟成像，模拟图像是以某种直观的物理量来连续、形象地表达另一种物理量的图像。

　　如果将一幅图像分成有限个小区域（像素），每个小区域（像素）中的灰度平均值用一个整数来表示，这种图像信息便是数字信号，图像信息为数字信号的图像就是数字图像。

　　数字图像是由数字量组成的，完全是以一种规则的数字量的集合来表示的物理图像。模拟信号可以转换成数字信号，完成这种转换的元件是模数转换器（ADC），可以把连续的模拟量转换成离散的数字量。

（二）数字图像相关概念

1. 体素（voxel）

体素是指代表一定厚度的三维空间的人体体积单元，也称体元，是一个三维概念。

2. 像素(pixel)

像素是组成数字图像的基本单元,也称像元。是一个二维概念,图像中每个像素与人体的体素一一对应。

3. 像素值

像素值是像素的灰度值或强度值,一个像素只具有一个灰度值。

4. 矩阵(matrix)

矩阵表示由像素组成的,横成行、纵成列的数字方阵。

5. 灰阶(gray scaie)

在影像或显示器上所呈现的黑白图像上的各点表现出不同深度灰色,把白色与黑色之间分成若干级,称为灰度等级,表现的亮度(或灰度)信号的等级差别称为灰阶。

6. 空间分辨率(spatial resolution)

空间分辨率是指图像能分辨相邻两点的能力,常用能分辨两点间的最小距离来表示。又称几何分辨率。

7. 密度分辨率(density resolution)

密度分辨率是指图像中可辨认低密度差别的最小极限,即对细微密度差别的分辨能力(数字图像灰度精度的范围)。又称为图像的灰度分辨率(或对比度分辨率)。

二、数字图像的特点

与模拟图像相比,数字图像具有其自身的特点。

(一)可进行图像后处理

数字图像最明显的优势就是可以进行图像后处理。根据诊断需要,可以对已获得的原始图像进行各种处理,以达到改善图像质量,增加诊断信息,提高诊断准确性的目的。

(二)密度分辨率高

屏-片系统的密度分辨率只能达到 2^6 灰阶,数字图像的密度分辨率可以达到 $2^{10\sim12}$ 灰阶。通过窗口技术,可以使数字图像全部灰阶得到显示,并被人眼识别。

(三)便于存储与传输

数字图像可以存储于磁盘、磁带、光盘及各种记忆卡中,并可随时进行调阅、传输。

(四)辐射剂量小

数字成像系统对 X 线的利用率较高,所以数字图像获取时,被检者受到的辐射剂量更小。

三、数字图像的形成

数字图像一般都是通过把模拟图像转换成数字形式而形成的,一般用 ADC 来完成,如图 3-1-2 所示。ACD 把视频图像分成若干像素,取像素的灰度(亮度)的平均值为像素值,这一过程称为图像的抽样或采样。经抽样,图像被分解成在时间和空间上离散的像素。图像抽样的空间像素矩阵的大小不是随意确定的,它必须保证抽样后的数字图像能不失真地反映原始图像信息,这是确定数字图像像素矩阵大小的依据。常用的数字图像矩阵有 512×512、1024×1024。

图像灰度的量化是把原来连续变化的灰度值变成量值上离散的有限个等级的数字量。量化的级数越多,数字化过程带来的误差就越小。目前常用的灰度级数有 8 位 256 个灰度级、10 位 1024 个灰度级、12 位有 4096 个灰度级。

(一)图像数据采集

通过各种接收器件(如成像板、平板探测器、CCD 摄像管、检测器),将曝光或扫描等形式收集到的模拟信号转换成数字信号。数字图像的数据采集大都要经过三个步骤。

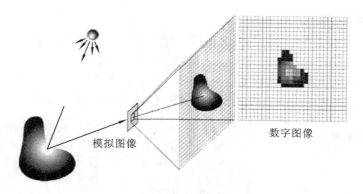

图 3-1-2　数字图像的形成

1. 分割

将图像分割成若干个小单元,即空间取样。将图像行和列格栅化(形成图像矩阵),分割成若干相等的小区域(像素),行和列决定了像素的数量。

2. 采样

对一幅图像采样时该图像中像素的每一个亮点被采样,亮点的光强度通过光电倍增管转换成电信号(模拟信号)。

3. 量化

量化过程中,每一个被采样像素的亮度值都取整数(0、正数或负数),所取的数值决定了数字图像的灰度值,并且精确地对应于像素点。整个量化过程,整数表示的电子信号完全取决于原始信号的强度,并且与原始信号的强度成正比。

(二)信号处理

计算机接收数据采集系统的数字信号后,立即进行数据处理,根据需要采取放大、滤波或降噪等处理,并将像素的位置信息与强度信息结合,重建图像。

(三)图像显示

计算机将信号处理后重建的图像输出至监视器屏幕上显示。同时将图像数据进行存储,以备随时调用、显示或重建。

四、数字图像与图像矩阵、灰度级数的关系

(一)与图像矩阵的关系

图像矩阵中的行与列的数目一般都是 2 的倍数。一幅图像中包含的像素数目等于图像矩阵行数与列数的乘积。像素的大小决定图像空间分辨率,如果构成一幅图像的像素数量少,像素的尺寸大,可观察到的原始图像细节较少,图像的空间分辨率低。像素数量与像素大小的乘积决定视野。若图像矩阵大小固定,视野增加时,图像空间分辨率降低。如图 3-1-3 所示。

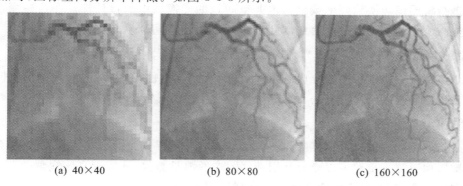

(a) 40×40　　　　(b) 80×80　　　　(c) 160×160

图 3-1-3　图像矩阵大小(像素数)与数字图像的关系

（二）与灰度级数的关系

ADC 将连续变化的灰度值转化为一系列离散的整数灰度值,量化后的整数灰度值又称为灰度级(gray level)或灰阶(gray scale)。量化后灰度级的数量由 $2N$ 决定,N 是二进制数的位数,常称为位(bit),用来表示每个像素的灰度精度。每个像素的灰度精度范围从 1 位(2 个灰度级)到 12 位(4096 个灰度级),图像灰度精度的范围为图像的灰度分辨率,也称为图像的对比度分辨率(密度分辨率)。如图 3-1-4 所示。

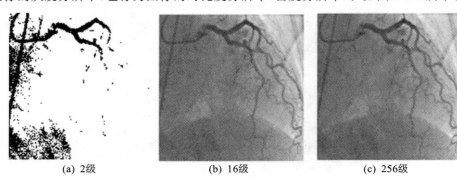

(a) 2级   (b) 16级   (c) 256级

图 3-1-4 灰度级数与数字图像的关系

五、数字图像的基本处理

常用的医学数字图像处理技术有图像增强、图像运算、图像变换、图像分割及三维重建等。

（一）图像增强

图像增强是增强图像中某些有用信息,削弱或去除无用信息。如增强图像对比度、提高信噪比、锐化等。

1. 增强图像对比度

可以通过使用灰阶变换曲线修改图像原始灰阶,放大或压缩原有对比度。

2. 提高信噪比

可以增强影像信息,降低噪声对诊断的干扰。图像平滑技术是常用的降噪方法。

3. 锐化

锐化即强调组织边缘的技术,能增强组织器官的图像轮廓,使图像中组织边缘清晰锐利。

（二）图像运算

图像运算分为代数运算和几何运算。图像代数运算是指对两幅或两幅以上的图像进行加、减、乘、除运算,处理的基本单位是像素,通过运算改变像素灰度值,但不改变像素之间的相对位置关系。医学图像运算常常针对一幅图像进行图像兴趣区域(ROI)的像素值代数计算,即兴趣区域的数字值计算与统计。

图像几何运算是指对图像进行缩放、平移、旋转、错切、镜像等改变像素相对位置的处理。

（三）图像变换

图像变换是指将图像转换到频率域或其他非空间域的变换域中进行处理。在这些变换域中往往能体现出图像在空间域中表现不出来的信息,对这些信息进行处理可以获得更好的图像效果。

（四）图像分割

图像分割是按照某种原则将图像分成若干个有意义的部分,使得每一部分都符合某种一致性要求。图像分割方法常用的有灰度阈值分割法、微分算子边缘检测、区域生长等。

（五）三维重建

三维重建是指利用获得的连续二维断层图像信息,按照体绘制、面绘制等运算方法,重建出反映组织三维信息的三维影像。三维重建可以充分利用断层图像的海量数据,从接近真实视角的三维角度观察组织形态和相互空间关系,有利于临床诊断和手术计划制定。

三维重建需要有原始的断层像序列,普通的透射像无法进行三维重建。三维重建常用的方法有面绘制和体绘制。面绘制适于重建单个脏器组织,重在显示组织外观形态和空间结构,但不描述组织内部信息,信息利用率较小。临床常用的面绘制有表面阴影显示(SSD)。体绘制适于多个脏器组织的重建,尤其对于相互包含的多重组织显示效果较好,其算法充分利用图像数据,反映的诊断信息更多。临床常用的体绘制有最大密度投影(MIP)、容积再现(VR)等。

(张波)

任务二 计算机 X 线成像

计算机 X 线摄影(CR)是以影像板(imaging plate,IP)作为信息接收器,经 X 线曝光及信息读出处理,最后获得数字图像的一种数字 X 线成像系统。

一、CR 系统组成

CR 系统主要由信息采集、信息转换、信息处理、信息存储与记录等部分组成(图 3-2-1):①信息采集是用影像板(IP)代替胶片,接收并记忆 X 射线摄影信息,形成潜影。②信息转换由读取装置实现,将潜影转换为数字信号。③信息处理由计算机来完成,对数字图像进行后处理。④信息存储与记录是用存储媒介进行图像存储,用于诊断的模拟影像可以通过激光打印胶片、热敏打印胶片、热敏纸等常规方式记录,也可以直接显示在荧光屏上。

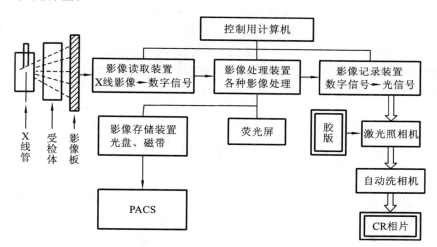

图 3-2-1 CR 系统组成示意图

CR 系统中入射到 IP 的 X 线量子被 IP 的成像层内的荧光颗粒吸收,释放出电子,其中一部分电子散布在成像层内呈半稳定状态,形成潜影(信息采集);当用激光照射已形成的潜影时,半稳定状态的电子转变为光量子,发生光激励发光(PSL)现象,光量子随即由光电倍增管检测到,并被转化为电信号,再经 ADC 转换为数字信号(信息转换);然后根据诊断需要由计算机对获得的数字信号进行相应的图像后处理(信息处理);最后处理好的图像被传送到存储与显示元件中进行存储与显示(信息存储与记录)。

二、影像板

影像板(IP)是 CR 系统的关键部件,是进行信息采集的装置,影像板只能依潜影形式采集人体信息,没有显示影像的功能。

(一)结构

IP 由表面保护层、PSL 物质层、基板、背面保护层组成,如图 3-2-2 所示。

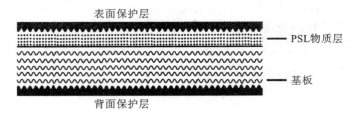

图 3-2-2 影像板结构示意图

1. 保护层

保护层也称表面保护层,常用聚酯树脂类纤维制造。作用是防止荧光层在使用过程中受到损伤。

2. 荧光层

荧光层也称 PSL(光激励发光)物质层,是将 PSL 物质混于多聚体溶液中,涂在基板上,干燥而成。PSL 物质晶体颗粒的平均直径在 $4\sim7\ \mu m$,若晶体颗粒直径增大,发光量会增强,但影像的清晰度降低。

3. 支持层

支持层也称基板,材料是聚酯树脂纤维胶膜,为提高影像清晰度,一般将基板制成黑色。基板的作用是支持和固定 PSL 物质层,保护 PSL 物质层免受外来的损伤。

4. 背衬层

背衬层也称背面保护层,其材料与表面保护层相同,作用是为了防止使用过程中 IP 之间的摩擦损伤。

(二)工作原理

当 X 射线照射 IP 时(第一次激发),入射 IP 的 X 射线量子被 IP 荧光层内的 PSL 荧光体吸收,释放出电子。其中部分电子散布在荧光体内呈半稳定态,形成潜影,完成 X 射线信息的采集和存储。当用激光来扫描已有潜影的 IP 时,即发生光激励发光现象(二次激发,简称光致发光现象)。产生的荧光强度与第一次激发时 X 射线的能量精确地成正比,完成光学影像的读出。IP 的输出信号还需由读取装置继续完成光电转换和 A/D 转换,才能形成数字影像。

三、CR 成像基本原理

CR 系统成像可用四象限理论来描述其基本原理(图 3-2-3)。

(一)影像信息采集(第一象限)

CR 系统的影像是通过一种涂在 IP 上的特殊物质——光激励发光物质来完成影像信息的采集的。光激励发光(PSL)的强度与二次激发光(激光)的波长有关(图 3-2-4),PSL 的最大发射波长 λ 在 390~400 nm,此波长的荧光强度最大。二次激发光(激光)的最大激发波长 λ_{ex}(此波长激发出的荧光强度最大)在 600 nm 附近。由于二次激发光的 λ_{ex} 和携带 X 线影像信息的 PSL 的 λ 不同(600 nm 和 390~400 nm),易于区分,在读取影像信号时会得到良好的光激励发光(PSL),PSL 的强度还与二次激发光的功率有关,在一定的范围内,PSL 的强度随二次激发光的功率增大而增大。以 Eu^{2+} 为发光中心的氟卤化钡的衰减时间为 0.8 μs,由于这个时间极短,所以能在很短的时间内,以很高的速度读取大面积的影像信息,而不产生信息的重叠干扰,从而满足医学影像的要求。

(二)影像信息读取(第二象限)

存储在 PSL 物质中的影像信息是以模拟信号的形式记录下来的,要将其读出并转换成数字信号,需使用激光扫描读出装置(图 3-2-5),又称光激励发光扫描仪或 PSL 扫描仪。第二象限表示输入到影像读出装置(IRD)的信号和输出的信号之间的关系。由于第二象限的自动设定机制,显示的特征是独立控制的。读出的影像信息被馈送到第三象限的影像处理装置中。

(三)影像信息处理(第三象限)

由第二象限输入的信息经影像处理装置(IPC)处理,显示出适用于诊断的影像,显示的特征是可以独

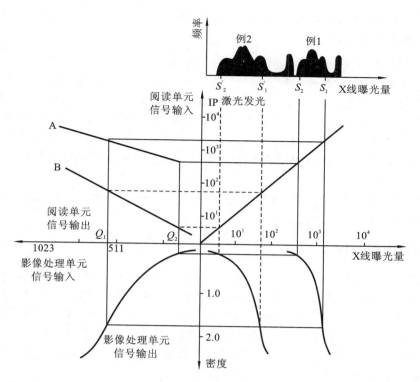

图 3-2-3　CR 系统的四象限理论

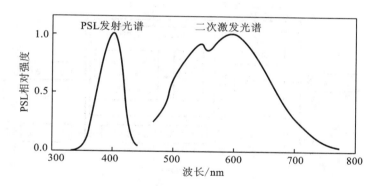

图 3-2-4　氟卤化钡的发射光谱与激发光谱

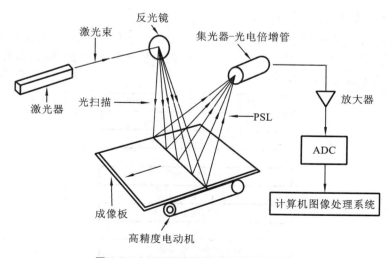

图 3-2-5　CR 系统影像读取原理示意图

立控制的,可根据诊断要求施行各种处理,如动态范围压缩处理、谐调处理、空间频率处理、减影处理等,能在较大的范围内改变影像特性。

（四）影像再现（第四象限）

存入影像记录装置（IRC）的影像信号重新被转换为光学信号以获得X线照片。IRC对CR系统使用的胶片特性曲线自动实施补偿,以使相对于曝光曲线的影像密度是线性的。第四象限决定了CR系统中输出的X线照片的特性曲线。CR系统的特性曲线是依据X线剂量和成像范围自动改变的。存储在PSL物质中的X线影像是一种潜影,由激光扫描仪读取并输入计算机进行数据处理后,还需要变换成人眼能看见的影像,常用荧光屏显示,或用多幅照相机将荧光屏显示的影像拍摄到胶片上,或用激光照相机直接将影像信号记录下来。

四象限理论中,第一象限涉及IP的固有特性,在系统运行中是不能调节的,第二至四象限则在系统运行中可充分调节,实施影像处理功能。

四、CR系统的图像处理

CR系统中实施图像处理功能分为三个主要环节（图3-2-6）：第一个环节是与系统的检测功能有关的处理,即第二象限功能。该处理环节称为"曝光数据识别"（EDR）。第二个环节是与显示的影像特征有关的处理,即第三象限功能。这一环节的功能在于通过各种特定处理（如谐调处理、频率处理、减影处理等）为诊断医生提供满足不同诊断要求的、具有较高诊断价值的影像。第三个环节是与影像信息的存储与传输功能有关的处理,即第四象限功能。这个功能是获得质量优良的照片记录,并在不衰减影像质量的前提下实施影像数据的压缩,以达到高效率的存储与传输。

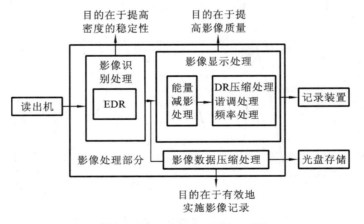

图3-2-6 CR系统的影像处理功能

（一）与检测功能有关的处理

与检测功能有关的曝光数据识别（EDR）处理流程如图3-2-7所示。为了自动控制成像特性来实现影像密度的稳定性,即克服由于曝光过度或曝光不足产生的影像密度的不稳定性,影像读出装置建立了一个自动设定每幅影像敏感性范围的机制。

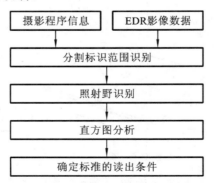

图3-2-7 CR系统曝光数据识别处理流程

EDR 流程：①分割标识范围的识别处理；②曝光区域的识别处理；③直方图分析，在最后修正的曝光区域内，基于影像数据制成直方图。使用在每个摄影程序中设定的直方图分析参数(界限值、探测参数等)，可测得有用的影像信号的最大剂量值 S_1 和最小剂量值 S_2。直方图分析的五种类型：用于骨骼-皮肤的显示；用于骨骼-软组织的显示；用于胃肠道钡剂造影检查的显示；着重突出软组织信息的软组织显示；着重突出骨骼信息的骨骼显示。

（二）与显示功能有关的处理

显示功能的处理包括：动态范围(dynamic range)压缩处理、谐调(层次)处理(gradation processing)、空间频率处理(spatial frequency processing)和能量减影处理(energy subtraction processing)。

1. 动态范围压缩处理

动态范围压缩处理指将原始影像信号的信息范围按照诊断的需要，用适当的处理函数进行压缩处理，使不需要的信号被压缩掉，需要的信号清楚地显示出来。动态范围压缩处理在谐调处理与空间频率处理之前施行。通过 CR 的压缩处理，在胸部影像中可以同时清楚地描绘出纵隔内的细微结构。在胃肠道双重对比造影检查的影像中，对高密度区域的动态范围控制处理有利于显示充满空气部位结构的细节。在乳腺摄影中，对高密度区域的动态范围控制处理可以良好显示临近皮肤边缘部分的结构。

2. 谐调处理

谐调处理也叫层次处理，主要用来改变影像的对比度、调节影像的整体密度。在 FCR 系统中，它以16 种谐调曲线类型(GT)作为基础，以旋转量(GA)、旋转中心(GC)和移动量(GS)作为调节参数，实现对对比度和光学密度的调节，达到影像的最佳显示。

（1）谐调曲线(GT)：是一组非线性的转换曲线，其作用是显示灰阶范围内各段被压缩和放大显示程度，它的选择就像选择 X 线胶片的 γ 值一样，针对不同的部位而有所不同。各种曲线的作用如下。

A 线：产生大宽容度的线性层次。

B-J 线：属系统性变化的非线性层次曲线，类似于屏-片系统特性曲线。

K-L 线：为数字减影血管造影所设置的特别高对比度的非线性曲线。

M 线：线性黑白反转曲线。

N 线：为胃肠造影专门设定的非线性曲线。

O 线：主要用于优化骨骼的非线性曲线。

P 线：主要用于优化胸部肺野区域产生的微小密度变化的影像。

在实际的应用中，针对不同的影像部位密度和对比度差异，在 CR 系统中就相对应地匹配不同的转换曲线，以获得最佳的影像效果。

（2）旋转中心(GC)：为谐调曲线的中心密度，其值依照医学影像的诊断要求设为 0.3～2.6，改变 GC 即改变了曲线的密度中心；GC 可改变影像密度。实际的应用中首先要选择好 GC，若 ROI 在激光阅读完后已经达到了诊断的要求，就没有必要再调整 GC 值。

（3）旋转量(GA)：亦称转换灰度量，旋转量主要用来改变影像的对比度。旋转量的数值范围在 -4～4(不包括0)，当 GA=1 时，表示所选择的谐调曲线无对比度变化，相当于屏-片系统中 H-D 曲线的 $\gamma=1$，输入与输出影像的对比无变化，GA 越大，对比度越大；GA 越小，对比越小。

（4）谐调曲线移动量(GS)：亦称作灰度曲线平移量，GS$=-1.44$～1.44，是利用细微调节以获得最优化密度，改变整幅影像的密度。降低 GS 值即曲线向右移，减小影像密度；增加 GS 值即曲线向左移，增加影像密度。

借这四个参数可以获得适用于诊断目的的影像对比度、光学密度及黑白反转的效果等(图 3-2-8)。进行谐调处理时，一般 GT 不作改变，其他三个参数依 ROI 的密度、对比度特征再作调整，在调整过程中，先确定 GC，然后再调整 GA 和 GS。CR 系统的谐调处理可独立控制影像的显示特征，决定用何种密度再现影像，谐调处理是在频率处理之后施行。

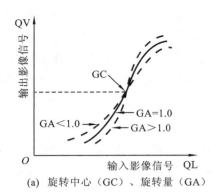

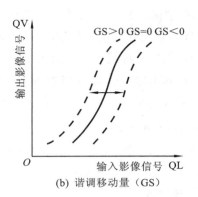

(a) 旋转中心（GC）、旋转量（GA）　　　(b) 谐调移动量（GS）

图 3-2-8　影响谐调处理的非线性转换曲线参数

注：不同品牌的 CR 系统的层次处理的称谓及 4 个参数的名称是不相同的。

3. 空间频率处理

空间频率处理是指系统对空间频率响应的调节，主要用于改变影像的锐利度。

CR 系统中使用的空间频率处理称为不鲜明蒙片处理。处理中使用一个不鲜明的影像 Qus 作为蒙片影像，以增加空间频率响应。一幅影像中，主要增强成分的频率是由不鲜明蒙片的大小决定的。即如果使用了一个大的蒙片，不鲜明影像在较低频率上的响应将变得较少，这样 Q-Qus 和 QL 的响应峰值将移向低频侧，低频成分将被增强。相反，若使用一个小的蒙片，则将增强高频成分。这样可通过调节蒙片的尺寸，选择性增强低频或高频成分的频带，得到适于诊断的影像。

决定增强程度的加权因素不是一个常数，而是原始影像 Q 的函数。如果把它确定为一常数，在施行强的频率处理时，有时会在密度变化陡峭的区域出现伪影，如胃肠道造影检查时充钡的胃、肠壁边缘处。在影像中低密度部分（Q 值小的部分）施行显著的增强时，也会在局部加大 X 线量子噪声，降低影像质量。在低密度区加权因素减少，在高密度区加权因素增加，此类处理称"非线性不鲜明蒙片处理"，若加权因素为常数则处理为线性不鲜明蒙片处理。

决定频率处理的频率响应方式有三个参数。

（1）频率等级：即对空间频率范围的分级。涉及由频率处理所增强的影像频率成分的频带。等级范围为 0～9，按结构尺寸设置三个等级。①低频等级（0～3）：用于增强大结构，如软组织、肾脏和其他内部器官的轮廓。②中频等级（4～5）：用于增强普通结构，如肺部脉管和骨骼轮廓线。③高频等级（6～9）：用于增强小结构，如微细骨结构、肾小区等。

（2）频率类型：用于调整增强系数，控制每一种组织密度的增强程度。在 FCR 系统中，共设有 F、P、Q、R、S、T、U、V、W、X、Y、Z 等 12 个类型。也有 10 种频率类型可选择的 CR 系统。

（3）频率增强程度：表示增强程度的最大值。用以控制频率的增强程度。在 FCR 系统中，频率增强程度值为 0～16。

在某些影像处理中，为了充分显示正常组织或病变的结构，往往是谐调处理和空间频率处理结合起来应用；如较小的 GA 与较大的频率增强程度结合产生的影像可覆盖较宽的信息范围，并使组织器官的边缘增强，用于显示软组织；若较大的 GA 与较小的频率增强程度结合使用，可产生类似于屏-片系统的影像。

另外，还可通过增大对比度（contrast shift，CS）和增大敏感度（sensitivity shift，SS），使病灶的结构、形态显示更清晰，结合边缘增强效应使病灶边缘的显示更加清晰、易辨，提高诊断的准确性。

4. 减影处理

减影处理是通过采用一定的技术来消除无关结构的背景影像，使需要观察的结构能更清楚地显示。CR 系统也可完成血管造影与非造影影像的减影功能。CR 系统中减影方式有时间减影和能量减影。但是时间减影不具备较高的时间分辨率；能量减影是利用物质结构的原子序数（Z）不同，在不同的 X 线能量下具有不同的吸收系数(μ)的特点,进行加权减影计算,从而减去一种或几种组织影像,使需要观察的组织影像能清晰地显示。能量减影方式又分为两次曝光法和一次曝光法。两次曝光法是在曝光中切换 X 线管输出的能量,得到两幅不同能量的照片进行加权减影;一次曝光法是在暗盒中放置两块 IP,IP 中间放一块铜板,两块 IP 在同一时间曝光,得到两幅曝光能量不同的影像,实施能量减影。

CR 系统与 DSA 设备相比,实施减影有以下优点:①IP 覆盖范围大,可克服 DSA 设备中影像增强管(I.I)视野较小的限制;②IP 的空间分辨率比 I.I-TV 系统高;③IP 的动态范围宽,利于曝光区域内的结构具有明显密度差别时信息的采集;④曝光剂量低。

5. 灰阶处理

灰阶处理即为窗口技术,是数字影像所共有的。CR 读取影像时将影像信号在需要的范围内变成数字信号,调整某一数字信号以黑白灰度再现。通过对窗宽(WW)、窗位(WL)的调节,使显示的影像符合诊断的需要,如四肢摄影后,使用不同的窗口技术,可分别得到骨小梁或软组织的影像信息。

五、影响 CR 影像质量的因素

CR 系统成像过程中,对影像质量的影响主要在于信息的采集、信息的读出、信息的处理与记录四个环节中,尤其以 IP 的特征和阅读器的性能为重要。

(一)决定系统响应性的因素

1. 进入 IP 的散射线

入射的 X 线被 IP 的荧光层吸收,但一部分的散射线也会被 IP 的荧光体所吸收,而使影像变模糊,这些散射线占整个入射线很小的比例,所以它对整个 CR 响应性产生相对轻微的影响。

2. 激光束在 IP 荧光层上的散射

在 IP 的阅读器中,CR 的响应特征很大程度上是由激光束的扩散而决定的。根据 CR 系统响应特征的需要,阅读器可选择使用标准型(ST 型,用来抑制 X 线量子的噪声)和高分辨率型(HR 型,用来增强响应特征)两种类型的 IP。

3. 电子系统的响应特征

从光电倍增管(PMT)输出的信号经过光电转换和过滤被传送到 ADC,这些模拟电路的响应特征一定要设计为高效率的,目的是不降低整个系统的响应性,另一方面,在 D/A 转换过程中具有影像最大空间频率的响应特征能被输送。

(二)噪声

噪声是影响 CR 影像质量的重要因素,CR 系统中存在着两种噪声,即量子噪声(X 线量依赖性噪声)和固有噪声(非 X 线量依赖性噪声),量子噪声又分为 X 线量子噪声和光量子噪声。

1. 量子噪声

(1)X 线量子噪声:CR 系统中,X 线量子噪声是 X 线被 IP 吸收过程中所产生的。若入射的 X 线剂量在允许剂量下限之上且恒定时,CR 影像噪声的量由 IP 的吸收特性来决定,则提高 IP 对 X 线量子的检测效率,就可以提高 CR 系统的影像质量。

(2)光量子噪声:它是光电倍增管在把 IP 荧光层被二次激发(激光扫描)时产生的 PSL 转换为电信号的过程中产生的,它与入射的 X 线剂量、IP 的 X 线吸收效率,IP 的光激发发光量、聚集 PSL 的光导器的集光效率以及光电倍增管的光电转换效率成反比。

2. 固有噪声

固有噪声包括 IP 的结构噪声、激光噪声、模拟电路噪声和 A/D 转换过程中的噪声。其中,IP 的结构噪声是最重要的、起支配作用的噪声。它是由于 IP 的荧光体颗粒层内荧光体分布的随机性而产生的。

(张波)

任务三　数字 X 线成像

数字 X 线摄影(DR)又称为数字摄影或直接数字摄影(DDR),是指在具有图像处理能力的计算机控制下,由探测器接收 X 线信息再转换成数字信息,并显示在监视器上或胶片上的一种成像方式。DR 与 CR 系统的成像过程大致相似,主要区别在于影像接收器,DR 的影像接收器为平板探测器(FPD),而 CR 为 IP 板。

平板探测器最早于 1990 年认识并研发,1995 年北美放射年会上报道了硒材料的直接转换静态影像 X 线平板探测器。1997 年出现了静态的间接转换平板探测器。DR 以其高的时间分辨率、宽的动态范围、高的量子检出率(DQE)和高的 MTF 性能应用于临床。

平板探测器呈板状,外形与普通 X 线设备区别不大,可在曝光后几秒钟内显示图像。

一、DR 成像系统组成

成像三要素包括信息源、信息载体和接收器。DR 系统的信息源和信息载体与 CR 系统基本类似,根据其探测器将 X 线转化成数字信号的方式不同可分为:直接转换型探测器和间接转换型探测器。

直接转换型探测器是利用了 X 线的光电导特性,将 X 线信号直接转换成电信号。比如非晶硒平板探测器和多丝正比电离室(multi-wire proportional chamber,MWPC)。间接转换型探测器是将闪烁体和光电二极管组合起来,使 X 线的信号通过可见光间接转换成电信号。如非晶硅平板探测器和电荷耦合器件(charge coupled device,CCD)。平板指的是 DR 探测器的单元阵列采用薄膜晶体管(TFT)技术,将其外观制成类似平板的结构,如非晶硒平板探测器和非晶硅平板探测器。DR 按照 X 线能量转换方式的不同分类如表 3-3-1 所示。

表 3-3-1　DR 常用平板探测器

转换方式	探测方法	X 线转化为数字图像的过程
直接转换	a-Se 平板探测器	X 线→图像
	MWPC	X 线→图像
间接转换	闪烁体＋光电二极管	X 线→光→图像
	LL＋TV 摄像机	X 线→光→图像
	闪烁体＋CCD	X 线→光→图像

(一) 直接转换型探测器

1. 非晶硒平板探测器

非晶硒平板探测器是以非晶硒(a-Se)作为光电材料,利用其光电导特性,将 X 线信号直接转换成电信号,形成全数字化动态或静态影像。以硒作为光导材料,是由于其有更厚的光导吸收层,可获得更高的 X 线灵敏度并且光敏电阻自身具有高的分辨率特性。主要由四部分组成,包括:X 线转换单元、探测器单元阵列、高速信号处理单元和信号传输单元。其结构如图 3-3-1 所示。

(1) X 线转换单元主要实现 X 线信号到电信号的转化。探测器中间部分是 X 线的有效检测野,上层是非晶硒。当 X 线照射非晶硒层时,由于非晶硒的光电导特性,产生一定比例的正负电荷,这些电荷在 6 kV 偏置电压的作用下,在光电导层内沿电场方向移动,并被探测器单元阵列收集。其表面的电介层保护信号电容不致饱和烧毁。

(2) 探测器单元阵列为像素矩阵,位于检测野非晶硒的底层,用薄膜晶体管(thin film transistor,TFT)技术在玻璃基层上组装几百万个探测单元阵列,每一个探测单元含有一个电容和一个起开关作用的 TFT,对应图像的一个像素。诸多像素被安排成二维矩阵,按行设门控线,按列设图像电荷输出线,如

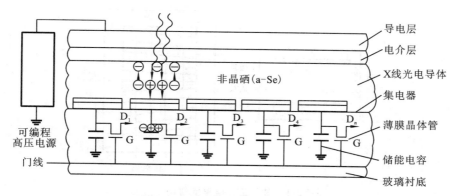

图 3-3-1 直接转换型平板探测器结构示意图

图 3-3-2 所示。读出时,某一行被给予电压,这一行的开关就被打开。电荷从被选中行的所有电容中沿数据线同时流出。当 X 线照射转换单元时,产生的电荷聚集在电容中。TFT 被来自高速处理单元的地址信号激活时,聚集的电荷就会被以电信号的形式读取到高速信号处理单元中。由于正负电荷主要沿电场线运动,仅在有 X 线直接吸收的像素上才发生像素对电荷的收集。每个 X 线光子产生的电荷,不会扩散到相邻像素。

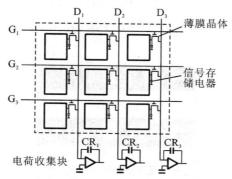

图 3-3-2 直接转换型平板探测器像素矩阵读出方式

(3) 高速信号处理单元。该部分产生地址信号,该信号用来激活探测阵列单元中 TFT。由高速信号处理产生的地址信号顺序激活各个 TFT,每个存储电容内的电荷按地址信号被顺序读出,形成电信号,然后进行放大处理,再送到 ADC 进行 A/D 转换。

(4) 信号传输单元。该部分用以将各个像素对应的电信号转成数字信号,并对数字信号的固有特性进行补偿,再将影像数据传输到主计算机。目前动态影像的采集达到每秒几十帧影像。

2. 多丝正比电离室

多丝正比电离室型 X 线摄影装置是 1999 年中俄合作共同研制成功的低剂量直接数字化 X 线机 (low-dose digital radiographic device,LDRD),或称低剂量 X 线机。它采用一种狭缝式线阵列探测器扫描装置,多丝正比室是在高能物理中常用的单丝正比室基础上研制成功的一种线阵列探测器,在世界众多物理学探测器中,该探测器是唯一获得诺贝尔物理学奖的高性能探测器,具有扫描剂量低、动态范围宽、探测面积大(120 cm×40 cm)等特点,实现了实质上的直接数字化成像。

LDRD 的结构包括主机部分、扫描结构、探测系统及计算机系统四部分。

(1) 主机部分:高压发生器、X 线管及控制面板。

(2) 扫描结构:扫描结构安装在垂直运动机构的水平支架上,同时装有球管、前准直器、后准直器和探测系统,通过微调机构使 X 线严格保持在同一水平面上。整机可垂直移动,总行程约 1.2 m。

(3) 探测系统:由多丝正比电离室和数据系统组成的一个整体。多丝正比电离室是一个铝质密封腔体,一侧为入射窗,腔内装有漂移电极、阴极和阳极。并充以 Xe 和 CO_2 的混合气体。数据采集系统由一块控制电路板和独立采集计数通道组成(图 3-3-3)。

(4) 计算机系统:装有图像处理和诊断需要的各种处理软件,也作为控制台来操纵 X 线机。

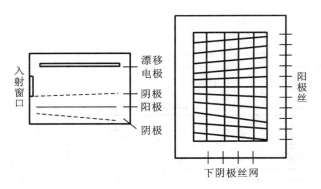

图 3-3-3　多丝正比电离室结构示意图

(二)间接转换型探测器

1. 非晶硅平板探测器

　　非晶硅平板探测器利用荧光材料层的碘化铯(CsI)闪烁体,把 X 线信号转化为可见光信号,再由具有光电转换作用的非晶硅二极管阵列转变为电信号,并通过 A/D 变换,获得数字化图像。非晶硅对 X 线接收来说是最理想的材料,因为非晶硅对放射线的伤害是免疫的,而且供成像使用的非晶硅被掺入氢和扩散 P/N 掺杂物产生 P/N 结。非晶硅平板探测器与直接成像平板探测器的区别主要在于荧光材料层和探测元阵列层,其结构主要包括荧光材料层、探测元阵列层、信号读取单元和信号处理单元四部分(图 3-3-4)。

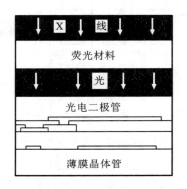

图 3-3-4　间接转换型平板探测器结构示意图

　　(1)荧光材料层由碘化铯(CsI)闪烁体构成,晶体直径约 6 μm,呈针状排列,厚度为 500~600 μm,CsI 闪烁体能够将吸收的 X 线转换成可见光。CsI 晶体作为光导管时,由于晶体呈细针状或柱状排列(图 3-3-5),能够保证可见光的散射量最小化。可见光光子产生在输入层附近,由于输入层比较厚(达 1 mm),所以可保持高的空间分辨率。铯具有高原子序数,有较高的 X 线吸收能力,掺入铊后,CsI 激发可发出 550 nm 的可见光,正是非晶硅光电二极管光谱的峰值。这样,CsI 与非晶硅的结合可具有最高的量子检出率(DQE)。

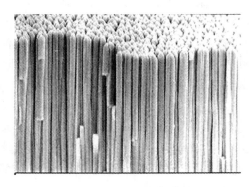

图 3-3-5　CsI 晶体结构

（2）探测元阵列层为像素矩阵。每个探测单元对应一个像素,包括一个非晶硅光电二极管和起开关作用的 TFT。在工作时,TFT 关闭,给光电二极管一个外部反向偏置电压,在 CsI 闪烁体产生可见光的作用下,产生电荷并聚集在二极管上(图 3-3-6)。读取时,给 TFT 一电压(地址信号)使其打开,电荷就会由二极管沿数据线流出,以电信号的形式读到信号处理单元。每个像素由与负极相连的一个光电二极管和一个开关二极管对构成,通常将这种结构称作双二极管结构。这种结构的探测器阵列称作 TFD 阵列,也有采用光电二极管-晶体管构成探测器像素的结构形式。这种结构的探测器阵列则称作 TFT 阵列。每个像素由具有光敏性的非晶硅光电二极管及不能感光的开关二极管、行驱动线和列读出线构成。位于同一行所有像素的行驱动线相连,位于同一列所有像素的列与读出线相连,以此构成探测器矩阵的总线系统。

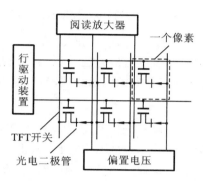

图 3-3-6　间接转换平板探测器像素矩阵读出方式

（3）信号读取单元信号读取时,打开 TFT 开关,电荷由光电二极管数据线流出。
（4）信号处理单元从信号读取单元数据线流出的电荷以电信号的形式读出到信号处理单元。

2. CCD 探测器

电荷耦合器件(CCD)是一种半导体器件。CCD 探测器也是一种重要的数字检测器,其闪烁晶体受到 X 线照射时发出可见光,经光导纤维或镜面、光电镜头传导到 CCD,由 CCD 将可见光图像转换成数字信号。

CCD 探测器的结构是由数量众多的光敏像元排列组成,光敏元件排列成一行的称为线阵 CCD,用于传真机、扫描仪等;光敏元件排列一个由若干行和若干列组成的矩阵的称为面阵 CCD,用于摄像机、心血管造影机、数字 X 线摄影机、胃肠 X 线机和数码相机等。光敏像元的数量决定了 CCD 的空间分辨率。

二、DR 成像基本原理

DR 系统是以平板探测器为信号接收器,将 X 线信号转换为数字信号,实现了直接曝光输出图像功能的 X 线成像系统。其时间分辨率高于屏-片成像系统和 CR 系统。不同类型的影像接收器的 DR,其成像原理也不同。

（一）非晶硒(a-Se)DR

非晶硒(a-Se)DR 成像原理是当携带受检体信息的 X 线照射硒光电导层后,非晶硒层的导电特性发生变化,产生一定比例的电子-空穴对,该电子-空穴对在几千伏偏置电压形成的电场作用下被分离并反向运动,形成电流。电流的大小与入射 X 线光子的数量成正比,这些电流电荷无丢失或散落地被存储在具有 TFT 的电容上(图 3-3-7)。每个 TFT 形成一个采集图像的最小单元,即像素。每一个像素区内有一个场效应管,在读出控制信号的控制下,开关导通,把储存于电容内的像素信号逐一按顺序读出、放大,经ADC,电信号转换为数字信号,经工作站处理,数字信号被重建后形成数字图像。信号读出后,扫描电路自动清除硒层中的潜影和电容存储的电荷,为下一次曝光和转换做准备。

（二）非晶硅(a-Si)DR

非晶硅(a-Si)DR 的成像原理是位于探测器顶层的 CsI 闪烁晶体将入射的透射线信息转换为可见光,可见光在针状 CsI 结晶内受外膜反射向底层方向传导,直接被非晶硅(a-Si)光电二极管吸收并转换成电

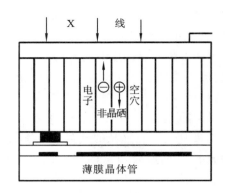

图 3-3-7　直接转换平板探测器工作原理

信号,每一个像素的电荷量变化与入射的透射线强度成正比,在中央时序控制器的统一控制下,居于行方向的行驱动电路与居于列方向的读取电路将电荷信号逐行取出,并转换为串行脉冲序列并量化,由 ADC 转化为数字信号,经通信接口电路传送至工作站的图像处理器,形成 X 线数字图像。

（三）CCD 摄像机

CCD 摄像机成像原理是 X 线曝光时,碘化铯闪烁晶体探测器将携带人体信息的透射线转换为可见光,采用阵列技术,在同一平面上近百个性能一致的 CCD 摄像机摄取荧光影像,通过光学传导系统,投射到小面积的 CCD 器件上并转换为电信号,再通过 A/D 转换成数字信号,进入计算机系统进行图像处理,将图像拼接,形成一幅完整的图像（图 3-3-8）。目前,以 CCD 数字成像的影像设备有:数字化胃肠 X 线机、常规摄影的数字化 X 线机,以及具有动态成像的心血管造影 X 线机。

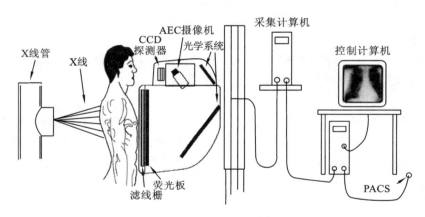

图 3-3-8　CCD 摄像机成像原理示意图

（四）多丝正比电离室

多丝正比电离室的成像原理是 X 线管发射的锥形 X 线束经水平狭缝准直后形成了平面扇形 X 线束。通过患者的透射线射入水平放置的多丝正比电离室窗口,被探测器接收后,扫描器使 X 线管、水平狭缝及探测器沿垂直方向做均匀的同步平移扫描,到达新位置后再做水平照射投影;如此重复即完成了一幅图像的采集。多丝正比电离室的每根金属丝都与放大器相连,经 ADC 数字化后,输入计算机进行图像处理。

LDRD 系统的工作程序是在控制台准备工作就绪后,选好曝光条件,用鼠标按点采集功能,即开始一幅图像的扫描工作,整个扫描支架从定位由下向上运动采集影像数据,图像的每行曝光时间为 5~6 ms。X 线管的射出窗口被屏蔽材料阻挡成一个水平缝隙,经过限束器使 X 线束在入射人体前的前准直器上形成一个约 200 mm×20 mm 的窄条。再经前准直器上 1 mm 的准直器缝隙,形成一个极窄的线状断面的扇形波束。当射线经人体后再经过一个约 1 mm 的准直器缝进入 MWPC 探测系统,每根阳极连至一个计数器,记录 X 线光子所引起的计数脉冲。然后,把每个像素的统计数据（数字信号）高速传输至计算机,重建图像、变换处理和存储,从扫描到显示图像和存储在数秒钟内便可完成。

三、影响 DR 成像质量的因素

（一）DR 影像质量标准

DR 影像质量目前没有统一标准，现将广泛认同之处总结如下：

（1）DR 的影像必须满足诊断需要，要求人眼识别照片的密度控制在 0.25～2.0。影像层次分明，无残影、无体外伪影的干扰。

（2）DR 照片信息全面。DR 照片的信息包括左右标识、检查号、检查日期、检查医院、患者姓名、性别、年龄等，都需要记录并显示清楚。

（3）合理选择照射野尺寸。DR 的平板探测器大小固定，摄影时，是通过照射野的大小确定的。因此，照射野大小应根据检查部位、年龄等合理选择。

（4）影像放大比例一致。摄影的同一部位不同侧别（如正位、侧位、斜位等），影像放大比例一致；同一部位不同时间摄影，影像放大比例也需一致。

（5）影像整体布局合理，影像无失真变形。

（6）在进行 DR 摄影时，对敏感的组织和器官尽可能防护和屏蔽。

（二）影响 DR 影像质量的因素

（1）空间分辨率　平板探测器的空间分辨率由探测器单元的大小和间距决定。目前多数 a-Se 平板探测器的像素大小为 139 μm，空间分辨率为 3.6 LP/mm，其像素矩阵为 2560×3072；而多数 CsI＋非晶硅平板探测器的像素大小为 143 μm，空间分辨率为 3.5 LP/mm，其像素矩阵可达 3001×3001，由于光的散射或电荷的扩散所致。

（2）密度分辨率直接、间接转换型平板探测器的灰度级都可达 2^{14}。数字图像通过后处理功能，都可使全部灰阶分段分时得到充分显示，使密度分辨率提高，扩大了信息量。

（3）噪声平板探测器系统的噪声主要有两个来源：①X 线量子噪声；②探测器电子学噪声。间接转换型平板探测器在由 X 线转换成数字信号过程中，经过了多次转换，而每次转换都会引入噪声，与直接转换型平板探测器相比，探测器电子学噪声有所增加。

（4）曝光宽容度　直接、间接转换型平板探测器的辐射剂量和像素电荷在 1：10^4 动态范围内都是线性的。因此，可大大降低由于曝光条件不当而造成的废片。

（5）敏感度　直接转换型平板探测器的敏感度取决于非晶硒层的 X 线吸收效率。间接转换型平板探测器的灵敏度是由四个因素决定：X 线吸收率、X 线-可见光转换系数、填充系数和光电二极管可见光-电子转换系数。两者在很宽的 X 线曝光范围内都显示了良好的线性，因此，都具有高的敏感度。

（6）调制传递函数　直接转换型平板探测器是直接将捕获到的 X 线光子转换成电信号，其间没有中间步骤，其 MTF 性能较好。间接转换型平板探测器则需把 X 线转换成可见光，再由光敏元件将可见光信号转换成电信号，再经 ADC 转换成数字信号。由于经过多次转换，每次转换过程中都会造成能量、信息损失、引入噪声及非线性失真，因此，间接转换型平板探测器的 MTF 下降，图像的锐利程度不及直接转换型。

（三）DR 成像的主要优缺点

DR 同 CR 一样具有密度分辨率高、动态范围大、线性度高、宽容度大、量子检出效率（DQE）高、调制传递函数（MTF）高、数字影像后处理功能强大、数字化存储、方便传输等数字图像的优势特点。与此同时数字成像也存在有时间分辨率较差，目前不能满足动态器官和结构的显示，空间分辨率不如屏-片系统等问题。

（郭洋）

任务四　数字减影血管造影

数字减影血管造影(digital subtraction angiography,DSA),是电子计算机 X 线常规摄影和血管造影相结合的一种检查方法。

1895 年 11 月 8 日伦琴发现了 X 线,几周后 Haschek 和 Lindenthal 就在尸体上进行了手的动脉血管造影的实验研究。1923 年 Berherich 和 Hirsh 首次在人体上做了血管造影检查。1931 年 Forsmann 报告了心脏的 X 线造影。20 世纪 30 年代中期一些学者报告了经腰部穿刺行主动脉、颈动脉及周围血管造影的方法。20 世纪 50 年代初期,Seldinger 对动脉插管的方法做了改进。

由于传统的 X 线血管造影图像是由很多的解剖结构(如骨骼、肌肉、脂肪、血管及气腔等)的影像相互重叠构成的复合影像,特别是身体较厚,骨结构较多,解剖较复杂的部位,血管影像观察难以辨认,临床诊断较为困难。

随着电视技术、影像增强技术、数字电子技术、光电子技术、电子学、计算机技术以及图像处理技术等的发展,使 DSA 检查技术迅速发展,它作为一种新的医学影像诊断和治疗技术。1978 年 Wisconsin 大学 Kruger 领导的一个研究小组最先设计出数字视频影像处理器,从而奠定了数字减影血管造影的基础。其间,Arizona 大学和 KielKinderKlinic 的研究者们又各自对数字视频成像程序进行了补充和完善,1982 年 2 月 Wisconsin 大学已对 10 例病人进行了数字减影血管造影的检查,Arizona 大学也进行了大量的临床实践。

第一台 DSA 设备是由美国的威斯康星大学的 Mistretta 小组和亚利桑那大学的 Nadelman 小组首先研制成功,1980 年 3 月,在 Wisconsin 大学和 Cleveland Clinic 医院安装了数字减影血管造影的商用机,并于 1980 年 11 月在芝加哥召开的北美放射学会上公布,同时展示了这种商用数字减影血管造影装置。

随着介入放射学的发展,DSA 技术作为介入放射学的重要组成部分,是血管性造影和血管性介入治疗不可缺少的工具。DSA 技术与介入放射学的结合,更加展示出 DSA 优越性,从而使介入放射学与内科、外科并列为三大治疗学科。

一、DSA 基本原理

1. 照片减影技术

在未使用 DSA 成像系统以前,影像技师是通过照片减影技术来制备减影照片的。在普通血管造影片上,骨骼软组织与血管影像相互重叠,有时影响诊断,为了突出血管影像消除软组织及骨骼影像的干扰,可采用照片减影技术。照片减影技术是一项特殊的技术,它能将一幅图像上不必要的部分消除掉,而使某些部分更加显著,它本身并不能增加什么新的信息,但能使图像提供诊断的信息更突出。实质上减影照片就是两幅相似图像不同的部分。显然,完成减影至少需要两幅图像,一幅是原片或测试片,它主要决定图像包括的部位和摄影条件,另一幅是血管造影照片,这两幅照片的摄影部位和摄影条件完全相同,所不同的是造影照片上血管内有对比剂,照片减影技术由以下五个步骤来完成:①摄制原片;②制备负片;③摄制血管造影片;④把负片和血管造影片重叠在一起;⑤印制减影片。适当地制备负片对减影很关键。

2. 数字减影技术

减影技术的基本内容是把人体同一部位的两帧影像相减,从而得出它们的差值部分,不含对比剂的影像称为掩模像(mask image)或蒙片,注入对比剂后得到的影像称为造影像或充盈像。广义地说,掩模像是被减的影像,而造影像则是减去的影像,相减后得到减影像。如果病人在曝光过程中保持体位不移动,则两幅图像之间的唯一差别是含有对比剂的血管信号,它们两者的差值信号就是 DSA 的减影图像。

DSA 成像过程中的图像包括(图 3-4-1)蒙片、造影图像和减影图像。①蒙片(mask):造影前不含对比剂的图像称为蒙片;②造影图像(contrast image):注入对比剂后得到的图像称为造影图像;③减影图像:造影图像与蒙片图像相减所得到的图像称为减影图像。

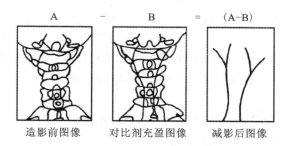

图 3-4-1　DSA 成像过程中的图像

由于 DSA 减影图像是建立在造影图像和蒙片图像的基础之上,所以减影成功的关键必须要符合以下两点的要求:①成功采集不含对比剂的图像(蒙片);②在相同部位、相同曝光条件的情况下采集高质量的血管造影图像。由 DSA 的物理基础可知:减影后的图像信号与对比剂的厚度成正比,与对比剂和血管的吸收系数有关,与背景无关。在减影像中,骨骼和软组织等背景影像被消除,只留下含有对比剂的血管影像。

3. DSA 成像原理

DSA 是数字 X 线成像的一个分支,而数字 X 线成像技术是指通过电子计算机将 X 线的图像信息进行数字化处理。以常规的 DSA 系统成像为例,X 线穿过人体的某一兴趣区,形成了一幅原始的射线图像,这幅图像是一幅模拟图像,经影像增强器、高分辨率摄像管、再经 ADC 转换成数字信号,并按序列排成数字矩阵,数字矩阵分为 256×256、512×512 或 1024×1024,经图像处理后再将数字矩阵的数字图像经 DAC 转换成模拟图像,呈现于显示器上。

数字减影血管造影的成像原理是通过计算机把血管造影图像上的骨与软组织影像消除而突出显示血管的一种技术。它是将 X 线穿过人体得到的光学图像经影像增强器增强,再用高分辨率的摄像机扫描,所得到的图像信息经 ADC 转换储存在数字储存器内,对比剂注入前所摄蒙片像与注入后所采集的造影图像经处理成减影图像,再经 D/A 转换并显示成我们所需的只含对比剂的血管图像。

总之,数字减影血管造影是将未造影的图像和造影图像,分别经影像增强器增强,摄像机扫描而矩阵化,经 ADC 转换后,两者相减而获得的数字化减影图像,最后经 DAC 转换成可显示的减影图像,其结果是消除了造影血管以外的结构,突出了被造影血管的影像。

计算机中央处理器可以将两帧数字化图像对应的像素值相减,获得差值数据,形成减影图像。差值数据中像素的不同数值,表现出来的是每个像素的不同的亮度。

二、DSA 减影方式

DSA 减影方法有多种,其依据是成像过程中所涉及的物理学变量(时间、能量、角度等)的不同分为时间减影、能量减影、体层减影、混合减影、动态减影等。

1. 时间减影法

时间减影法是 DSA 常用的减影方法之一,经导管向靶血管内注入对比剂,在对比剂到达欲检查的靶血管之前,先采集蒙片图像并储存起来,与按时间顺序出现的含有对比剂的造影图像,组成一个"减影对"作减影处理,这样图像中相同的部分被消除了,即可得到突出含对比剂的血管影像,因造影像和 mask 像两者获得的时间先后顺序不同,故称为时间减影法。

时间减影法的各帧图像是在成像过程中得到的,易受运动的影响,造成蒙片图像与造影图像不能准确重叠,致使血管影像模糊。

2. 能量减影法

在极短的时间内,对同一部位,利用两种不同能量采集的影像组成"减影对"做减影处理,得到保留碘信号,而削弱背景组织的 DSA 减影方法称为能量减影。该原理是利用碘与周围组织间的能量衰减差别的物理特性,碘的总体衰减系数在 33 keV 处有一突然增加,即碘的 k 缘。当用比碘的 k 缘能量略高和略低能量分别曝光时,所获得影像内的碘信号可有较大的差别,比如分别应用 70 kVp 和 120 kVp 摄取同一部位对比剂充盈期的影像,间隔 50 ms,则应用较高千伏值的各种结构的信号均比应用较低千伏值的减少,相应的碘信号减少 80%,骨信号减少 40%,软组织信号减少 25%,气体信号在两种能量均很少衰减,将两幅图像相减,则气体影像可完全消除,保留少量的软组织影像,明显保留骨组织和碘的影像,因而能量减影除能分离出碘信号外,还可有效地消除气体影像,适用于腹部 DSA。

3. 混合减影法

基于时间与能量两种物理变量,先做能量减影再做时间减影。混合减影经历了两个阶段,先消除气体和软组织影像,后消除骨组织影像,最后仅留下血管影像。能量减影的效果可有效地消除气体,保留少量的软组织信号,保留明显的碘信号与骨信号,若将能量减影的影像再做时间减影,则可进一步消除骨信号和软组织信号,仅保留碘信号,这种减影技术称为混合减影。

混合减影的缺点是在能量减影阶段碘信号有丢失,且最终的影像是由 4 帧而不是由 1 帧影像形成的,通过几次减影碘信号有所丢失,信噪比降低。这对碘信号强的血管影响不大,但对碘信号弱的小血管显示不利。

三、数字减影血管造影的图像质量影响因素

DSA 图像要经过较复杂的成像链才能获得,其中不可避免要丢失部分信息或产生伪影而降低影像质量。如何提高 DSA 技师的操作技术,减少不利因素对影像质量的影响,这是一个值得探讨的问题。

(一) DSA 的图像质量

1. DSA 的图像噪声及信噪比

从广义上来说,任何妨碍观察者解释影像的结构或特征都可以认为是噪声。DSA 系统中的噪声分为直接噪声、量子噪声以及电子噪声。

(1)直接噪声:通常来自 DSA 成像系统各个部件的结构差异,如影像增强器输入屏的不均匀性、输出屏的颗粒性、电视摄像机靶面的缺陷等,在 DSA 影像中,这种噪声一般被减掉,对图像质量影响不大。然而,为了纠正患者因运动而重新选择蒙片时,这种直接噪声就会出现在减影后的图像中,影响图像质量。

(2)量子噪声:又称随机进程噪声,它是在减影过程中,由 X 线量子的随机进程产生的空间波动所导致的,DSA 系统通常采用自动曝光控制,所以量子噪声的产生与被检部位的厚度成正比。

(3)电子噪声:主要来自 DSA 系统成像链电子流的噪声,噪声在影像上出现斑点状、网络状、雪花点等异常情况,导致了图像信噪比(SNR)的降低。而且在调整图像对比度(即调节窗宽、窗位)时,亦可使噪声随图像对比度的增减而变化。如果曝光量偏低,系统中噪声占优势的是 X 线量子噪声,而不是系统的电子噪声。

信噪比(SNR)为减影图像中的图像信号与其背景信号的比例。计算机减影图像的信号是除去其背景的单纯血管信号,而背景信号则是背景区域中的平均信号。信噪比越高,可提供的信息量也越大。

2. DSA 的分辨率

DSA 图像的分辨率主要包括空间分辨率、密度分辨率及时间分辨率三种。

1)空间分辨率

空间分辨率是评价 DSA 影像质量的重要参数之一。采用平板探测器作为检测器的 DSA 成像系统,其空间分辨率明显优于影像增强器的 DSA 系统。

影响 DSA 图像的空间分辨率的因素如下。①影像增强器:普通的影像增强器的分辨率为 4~5 LP/mm,对于一个固定矩阵而言,像素尺寸可随实际输入屏尺寸的增加而增加,所覆盖的视野也越大,结果导致其空间分辨率的下降。其改善方法是采用较小尺寸的影像增强器输入野。②几何放大率:DSA 出现在输入屏上的图像均被放大,而放大率的增加,可导致有效空间分辨率的降低;③焦点尺寸:空间分辨率与焦点尺寸成反比。选择小焦点可增加影像的几何清晰度,即增加对血管图像的分辨能力,但会增加 X 线球管的负荷。对于较厚的部位进行 DSA 检查时,要求较高的曝光剂量,通过选择大焦点,虽然增大了几何模糊度,却可以保证获得优良的图像质量,所以焦点的合理选择直接影响 DSA 图像的空间分辨

率;④显示矩阵的大小:空间分辨率永远不会超过像素尺寸限定的极限值,像素尺寸取决于矩阵(像素数量)和患者影像的大小。

2)密度分辨率

DSA 数字影像具有较高的密度分辨率,由于 DSA 系统对含对比剂的血管检测能力远高于普通血管造影,所以在 DSA 中使用低密度对比剂而获得的血管影像的显示能力应归功于其高的密度分辨率。使得 IV-DSA 和低剂量 IA-DSA 成为可能。

3)时间分辨率

时间分辨率为单位时间内可采集影像的最多帧数,单位为帧/秒(F/s)。它是衡量 DSA 系统对运动部位血管的瞬间成像能力。时间分辨率越高,对运动器官的成像就越清晰。DSA 图像是对心脏、血管形态的动态观察,所以时间分辨率的大小可直接影响其显示血管的能力。

3. DSA 的伪影

DSA 伪影是 DSA 成像过程中所造成的虚假现象,泛指影像失真。根据产生的原因主要分为运动性伪影、饱和状伪影及设备性伪影。

1)运动性伪影

在 DSA 的成像过程中,由于病人生理性或病理性的运动造成"减影对"配准不良,特别是骨和软组织的影像不能有效消除,并在减影图像上呈现的伪影称为运动性伪影。

运动性伪影的特征:伪影在结构的边缘处最明显,近结构的中心部位相对轻微。伪影的量随结构边缘密度差的增大而增加。伪影的量随移动的结构衰减系数增大而增加,例如骨和软组织的厚度相等,运动相同距离,则骨的伪影较大。配准不良在 DSA 影像上会显示为浮雕样正性和负性的伪影。

临床中最常见的伪影就是因患者的移动所造成的运动性伪影。常见的运动性伪影的发生原因及解决办法:①离子型对比剂在进行脑部 DSA 时,可引起舌根和咽部灼热感,使病人自主或不自主地出现咽部运动。解决的方法是选用非离子型对比剂或含漱 2% 的利多卡因的方法避免伪影的出现。②40% 以上浓度的复方泛影葡胺作四肢血管 DSA 时,对比剂对该处血管内膜的刺激,可引起病人抖动,这与四肢血管内皮细胞的敏感性高有关。解决的方法是可通过选用非离子型对比剂,并将检查部位固定的方法避免伪影的出现。③肺部 DSA 成像时,因呼吸运动而使图像模糊。解决的方法是造影前应训练病人屏气,或注药前吸入氧气,以及用非离子型对比剂可减少对呼吸道黏膜的刺激。④腹部 DSA 成像时,因胃肠蠕动而使图像模糊。解决的方法是检查前一分钟可静脉注射胰高糖素 1 mg,腹部气囊加压,或注入盐酸消旋山莨菪碱注射液(654-2 注射液),训练病人屏气等。⑤心血管 DSA 成像时,因心脏搏动而使图像模糊,解决的方法是选用 DSA 超脉冲方式或采用心电图触发方式来克服。⑥精神紧张、躁动病人或小儿易动者,解决的方法是检查前应给予训练及解释,消除病人的顾虑,或给予镇静剂及将检查部位固定。

此外,动脉壁粥样斑块随血管的搏动而运动,会造成无法消除的伪影。出现运动性伪影后,可在图像处理中通过重新选择蒙片的方法使图像质量得到改善。其方法是用移动后的一帧图像作为新蒙片,来与其他造影图像相减影。

2)饱和状伪影

DSA 成像的视野内,由于相邻组织密度差别过大,可在视野内出现斑片状信号缺失区。我们把这种由于视野内某部位过薄或密度过低又未使用补偿滤过,造成的使 X 线衰减值的动态范围超过图像信号处理规定,而形成一片均匀亮度的无 DSA 信号的盲区,称为饱和状伪影。如:在支气管动脉造影中,高密度的血管及纵隔、膈肌、胸椎和低密度的肺组织密度差异过大,致使肺野内血管显示不良。饱和状伪影可通过增加补偿滤过的方式加以避免。

3)设备性伪影

有一部分伪影来自 DSA 系统,称为设备性伪影,如计算机运行过程中出现的伪影,X 线投照方向的伪影等。单一设备的不稳定(包括电视摄影镜头扫描不稳定,影像增强器电源波动等)会使整个系统运行不稳定。在成像过程中,X 线管输出会有一定范围的波动,这种输出的不稳定能够造成减影的不完整。但是,由于减影前对视频信号进行了对数处理,在一帧图像转换成另一帧时,这种波动变成了均匀的亮度。所以说,因系统出现的伪影可以通过设备的调整来减少或克服。

（二）影响 DSA 图像质量的因素

图像是影像学诊断和治疗的依据，DSA 对疾病的诊断同样依靠图像质量。然而，图像质量与成像链中的每个环节、每项因素、每个参数，以及设备的各个部分和整体性能密切相关。

1．DSA 系统对图像质量的影响

DSA 系统的设备性能的选择与图像质量影响很大，这些环节包括机械部分、X 线部分、图像采集部分及计算机部分。

（1）设备结构包括如下内容。①X 线部分：要求具有能产生高千伏、短脉冲和恒定输出的高压发生器；具有多种焦点和大功率的 X 线球管；并配置功能完善的遮光栅和 X 线滤过装置；②影像检测装置：影像增强器或数字平板检测器，应具有每秒 30 帧以上的显像能力、理想的光敏度、足够的亮度、较高的分辨率和对比度以及最小的失真度，有适应不同部位使用的可变照射野和稳定的光路分配器；③电视摄像系统：电视摄像管应具备高分辨率，高信噪比，高灵敏性，高稳定性，从而防止图像信息的递减，获得精确的影像信息。

（2）影像处理和显示系统：电子计算机应能快速完成运算、存储、减影和图像处理等程序。具备处理速度快和存储数据能力强等特性。

2．DSA 减影方式对图像质量的影响

目前 DSA 设备大多是采用时间减影法，按其 X 线减影方式可分为脉冲方式成像和超脉冲方式成像。脉冲方式单位时间内摄影帧频低，每帧图像接收的 X 线剂量大，图像的对比度及分辨率较高；而超脉冲方式则恰恰相反。因此，造影时应根据受检部位和诊断要求选择相应的减影方式，以获得优质的减影图像。例如：四肢、头、颈等易活动的部位常用脉冲成像方式，而心脏大血管等易活动的部位则常用超脉冲成像方式，以获取高对比度、高分辨率的动态减影图像。

3．DSA 操作技术对图像质量的影响

操作技术主要包括摄影条件、摄影体位、辅助技术因素及图像处理技术四个方面。

（1）摄影条件：X 线剂量与密度分辨率成正比。DSA 设备的曝光参数常设有"自动曝光"和"手动曝光"两种。对密度高且体厚的部位选用自动条件，对密度低体薄的部位采用手动条件，并经曝光测试后选择最适宜的曝光条件，以避免过度曝光或曝光不足。

（2）摄影体位：DSA 检查中常把正、侧位视为基本体位。对于血管分支较多，走形迂曲的部位，特殊体位如左、右斜位和头、足向倾斜等多种复合角度的摄影体位对血管走形的显示更有意义。

（3）辅助技术因素：合理应用遮光器和密度补偿装置可使影像密度均衡。正确选择照射野、焦点至人体距离、人体至检测器距离和焦点至检测器距离，减小 DSA 影像的放大、失真和模糊。

（4）处理技术：充分利用蒙片、图像配准、图像合成、边缘增强和窗口技术等多种图像处理技术来消除伪影、减少噪声、提高兴趣区信噪比。

4．成像方式和对比剂对图像质量的影响

（1）成像方式：动脉法 DSA 可明显减少对比剂浓度和用量，提高影像密度分辨率和空间分辨率，缩短曝光时间，获取高信噪比且无血管重叠的清晰 DSA 图像。其中，以选择性 IA-DSA 和超选择性 IA-DSA 成像质量尤佳。静脉法 DSA 除了穿刺后经导管直接在靶血管静脉内注射对比剂造影外，其他经静脉注射对比剂到体循环和肺循环观察动脉系统，图像质量基本上难以达到要求。

（2）对比剂：DSA 信号是感兴趣区在对比剂到达之前采集的蒙片，与对比剂充盈最佳时获得的造影图像相减后，所获得的对比剂差值信号。因此，对比剂浓度和用量与 DSA 图像质量密切相关，应根据不同的造影方法和部位、注射速率和持续时间、导管的粗细与先端位置等情况综合选择所用对比剂浓度和用量。

5．患者本身因素对图像质量的影响

在 DSA 检查过程中，患者本身自主和不自主的移动、心脏跳动、吞咽、呼吸或胃肠蠕动等因素均可造成运动性伪影。

（三）改善 DSA 图像质量的措施

DSA 的图像质量与其成像链中的每项因素都密切相关，改善 DSA 图像质量要从 DSA 成像链中的可变因素入手：①术前与患者说明检查过程和注意事项，争取患者术中相应配合，尽可能地减少运动性伪影的产生；②根据X线成像原理和诊断要求，设计最佳摄影体位；③根据病变部位结构特点，制定合理的DSA采集程序，选择恰当的曝光参数、合适的成像方式和减影方式，适宜的帧频等；④根据病情和病变部位以及造影导管先端的位置，决定对比剂的浓度、用量、流率、注射压力以及延迟方式；⑤正确使用遮光器、密度补偿器以减小空间对比差异，防止饱和状伪影的产生；⑥合理应用曝光测试方法，在保证影像质量的同时尽量减少不必要的照射；⑦充分利用DSA设备的图像处理功能，使影像符合诊断要求；⑧合理运用DSA显示技术辅助医师进行介入治疗。

（樊冰）

任务五　数字图像打印原理

数字图像打印技术早期始于激光打印机（又称激光照相机或激光成像仪），是20世纪80年代中期兴起的一种数字化硬拷贝成像设备，1994年又开发出了干式打印机，它的问世为胶片成像技术开辟了新的途径，从而大大提高图像的质量。现已被广泛应用于各种数字成像设备的图像记录中，如CT、MRI、DSA、CR、DR等。数字图像打印装置尚无统一明确的分类标准，一般分为热敏打印和激光打印两大类。

一、热敏打印

热敏打印是一种使用炭黑记录影像信息的影像处理技术。整个操作过程可在明室下完成，使用的胶片是一种不含卤化银的专用胶片，又称干式热敏胶片。不需化学处理，无环境污染，主要依靠热力头打印成像，故称直接热敏打印成像。

（一）热敏打印机的基本结构

热敏打印机结构主要包括如下部分（图3-5-1）。

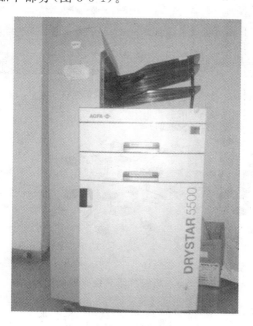

图3-5-1　热敏打印机结构示意图

（1）储片盒部是胶片暗盒装卸的地方。储片盒可装100张胶片，该胶片不具有感光性，装片完全在明室下操作。

（2）输片部包括取片和输片装置。取片采取吸盘方式，通过吸盘及机器运动，将暗盒内的胶片吸起并送到输片辊轴,再通过输片辊轴把胶片送到记录部,再继续送到出片口。

（3）清洁部。在记录部前面安装有一种带有黏性的辊轴。当胶片通过该辊轴时,即将附着在胶片表面的灰尘清除掉,故称此轴为清洁辊轴。

（4）记录部是干式热敏打印机的关键部分,胶片在此部打印成像。包括高精度驱动马达、材料优质的压纸卷筒和高品质的热力头。

（5）信号处理系统是干式打印机的核心,信号处理全部由计算机完成,其功能是信号的传输、存储、处理、修正等。

（6）控制部分通过操作面板、控制打印程序及各项操作指令。

（二）热敏打印机的成像原理

干式热敏打印机利用热力头打印技术成像。热力头能把电力转变成热力,在热敏胶片上进行打印,如图 3-5-2 所示。热敏胶片是一种非银盐感光片,胶片的感热层（成像层）内含有显色剂的微型胶囊和显色剂乳化剂,靠黏合剂散布在胶片支持体上。通过热力头加热,使微型胶囊壁变成透过性,显色剂进入胶囊与发色剂起反应时发色,反应量与加热温度成对应关系。发色后胶囊内温度会冷却,而使微型胶囊又重新变成非透过性,停止发色反应。反应后形成的图像保留在胶片中仍被微型胶囊隔离,未受热的胶囊保持原状。这种利用热反应微型胶囊记录系统称"微型隔离技术"（MI 技术）（图 3-5-3）。在热力头内装有数千个微小发热源,每个发热源受一个集成电路控制,在很少的电力下即能发热。通过控制电力脉宽,就控制了放电时间,从而决定每点的影像密度。

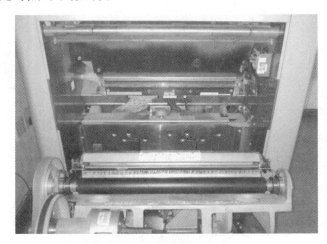

图 3-5-2　热敏打印示意图

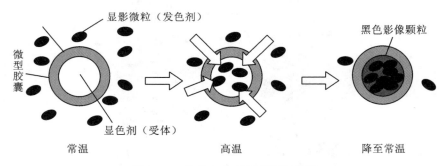

图 3-5-3　热敏打印成像原理示意图

感热记录方式常见有以下几种。①助熔热复制方式:依靠加热熔化油墨带内熔点较低的油墨,待熔墨凝固后即完成复制。所以,它只起复制和不复制的作用,基本是黑或白两种值的记录,不适用于中间灰阶的记录。故一般用于文字处理机或较便宜的打印机。②升华热复制式:油墨带内加有升华性染料,加热后,使它升华而进行复制。由于能控制复制量的热量,可使中间灰阶得以记录。近年来,此种复制方式多用于彩色打印机和彩色晒图机上。③直热记录式:热力头的热量直接转给具有显色感热层的感材上,使其形成图像。可用热量控制显色量,故可使用在中间色调上。

二、激光打印

(一)激光打印机分类

(1)按激光的光源分类可分为医用氦氖激光打印机和医用红外激光打印机两类。以氦氖激光器(又称气体激光器)作为光源的称为氦氖激光打印机,它所产生的光谱波长为 633 nm,具有衰减慢、性能稳定的优点。以红外二极管激光器(又称半导体激光器)作为光源的称红外激光打印机。它所产生的激光光谱波长为 670~830 nm,具有电注入、调制速率高、寿命长、体积小、使用方便的优点。由于两种激光器所产生的波长不一样,因此,在临床应用时,必须选择与激光波长相匹配的红外胶片或氦氖胶片,才能保证照片影像质量,且两者不可相互代替使用。

(2)按胶片处理方式分类可分为湿式打印机和干式打印机两类。经激光感光后的胶片需经显影、定影、水洗处理后方可成像的设备称为湿式打印机,不经过显影、定影、水洗等处理而直接打印成照片的设备称为干式激光打印机。

(二)干式激光打印机基本结构

干式激光打印机如图 3-5-4 所示,主要由激光打印系统、胶片传送系统、信息传递与存储系统、控制系统及其他配件等几部分组成,如图 3-5-5 所示。

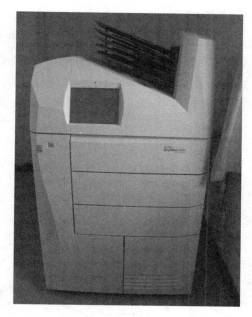

图 3-5-4 干式激光打印机的外观图

(1)激光打印系统包括激光发生器、调节器、发散透镜、多角光镜、聚焦透镜、高精度电动机及滚筒等。其作用是完成激光扫描使胶片曝光。

(2)胶片传送系统包括送片盒、收片盒、吸盘、辊轴、电动机及动力传动部件等。其功能是将要曝光的胶片从送片盒内取出,经过传动装置送到激光扫描位置。再把已曝光的胶片传送给收片盒或直接传送给自动冲洗机的输片口。

(3)信息传递与存储系统包括电子接口、磁盘及光盘、记忆板、电缆或光缆以及 ADC、计算机等。它的主要功能是将主机成像装置采集到的图像信息,通过电缆及电子接口、ADC 输入到存储器进行激光打印。电子接口分视频接口和数字接口。一台激光打印机可以连接数台成像设备,根据成像设备的输出情况选择不同的接口,以接收视频或数字图像数据。为了保证多机输入同时进行,激光打印机内装有硬磁盘或光盘,以缓冲进入的图像进行打印排队,确保连续图像输入和图像打印无锁定地进行。

(4)控制系统包括键盘、控制板、显示板以及各种控制键的按钮。用来控制激光打印程序、格式选择、打印张数选择及图像质控调节等。

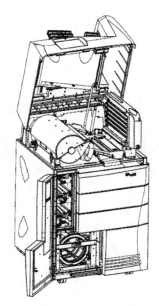

图 3-5-5　干式激光打印机基本结构图

（5）其他配件如终端显示、文字打印等。其作用是可控制终端将文字注释输入并打印在照片上。

（三）干式激光打印机的成像原理

来自激光发生器的激光束，首先经过调制器调制和发散透镜发散，投影到多棱光镜。激光束经多棱光镜镜面折射，再聚焦成点状光源照射到胶片上。因多棱光镜是沿胶片 X 轴方向旋转，所以，点状光源随着多棱光镜镜面角度的改变，光点在胶片上沿 X 轴方向移动，完成行式打印。每变换一个镜面，则完成一行打印。在行式打印的同时，胶片亦在高精度电动机带动下，精确地在 Y 轴方向上均匀地向前移动，完成整张胶片的幅式打印（图 3-5-6）。

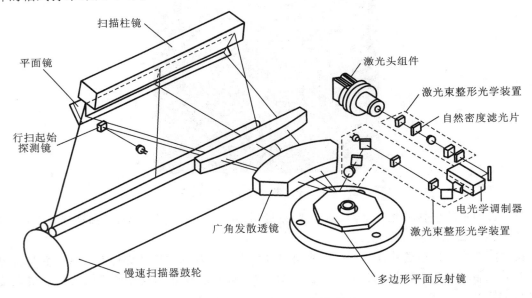

图 3-5-6　激光打印机工作原理图

投射到胶片上的激光束的强度由调制器控制，调制器的调制又受图像数字信号控制。成像装置把图像的像素单元的灰度值，以数字的方式输入激光打印机的存储器中，并以此值直接控制每一像素单元的激光强度。

（樊冰）

项目小结

本项目详细介绍了 CR 成像的基本理论及工作流程,IP 板的结构及特性;DR 系统不同种类平板探测的基本结构和工作原理。简述了影响 CR、DR 影像质量的因素。DR 主要分为直接成像平板探测器和间接成像平板探测器,也有的采用 CCD 技术或多丝正比电离室技术。非晶硒平板探测器利用非晶硒(a-Se)的光电导特性,将 X 线转化成电子信号。非晶硅平板探测器利用碘化铯(CsI)闪烁体,把 X 线能量转化为可见光,再由光电二极管将可见光转化为电信号,由探测器单元收集电荷并输出。阐述了 DSA 的成像方式、成像原理及成像过程,介绍了 DSA 不同的减影方法,介绍了 DSA 的多种图像处理功能及影响因素;同时讲解了图像处理,主要是激光打印机的工作原理及工作流程。

测试题

1. 关于数字 X 线摄影优点的叙述,错误的是(　　　　)。

A. 密度分辨率高　　　　　　B. 空间分辨率高　　　　　　C. 动态范围大

D. 立即显像　　　　　　　　E. 软件后处理功能

2. 关于数字摄影软件处理功能的叙述,错误的是(　　　　)。

A. 对比度、亮度调整　　　　B. 增加灰阶　　　　　　　　C. 边缘处理

D. 反转显示　　　　　　　　E. 测量功能

3. 使用方法与常规 X 线摄影一样的转换器是(　　　　)。

A. 影像板　　　　　　　　　B. 多丝正比室　　　　　　　C. 平板探测器

D. CCD 摄像机　　　　　　　E. 硒鼓检测器

4. 关于成像板(IP)构成的叙述,错误的是(　　　　)。

A. IP 的外观像一片增感屏　　　　　　　B. 由基板和荧光材料层组成

C. 荧光材料层主要成分是氟卤化钡晶体　　D. 含有微量三价铕离子

E. 表面覆有一层保护膜

5. 关于 CR 工作过程的叙述,错误的是(　　　　)。

A. IP 用暗合装盛使用　　　　　　　　　B. 曝光后将暗盒送入数据读出装置

C. IP 被自动取出并进入扫描系统　　　　D. 激光束扫描带有潜影的 IP

E. 激光束能量决定了被激发的荧光强度

6. 以下属于平板检测器的特点是(　　　　)。

A. 动态范围小　　　　　　　B. 余辉时间长　　　　　　　C. MTF 性能低

D. 量子检出率高　　　　　　E. 空间分辨率低

7. 直接转换的平板检测器使用的光电材料是(　　　　)。

A. 碘化铯晶体　　　　　　　B. 非晶硅晶体　　　　　　　C. 氟卤化钡晶体

D. 非晶硒薄膜晶体　　　　　E. 碘化铯-非晶硅

8. 关于直接转换型探测器断面结构的叙述,错误的是(　　　　)。

A. 表面电极　　　　　　　　B. 硒膜　　　　　　　　　　C. 介质层

D. 碘化铯　　　　　　　　　E. 薄膜晶体管(TFT)阵列

9. 间接转换的平板检测器使用的光电材料是(　　　　)。

A. 碘化铯晶体　　　　　　　B. 非晶硅晶体　　　　　　　C. 氟卤化钡晶体

D. 非晶硒薄膜晶体　　　　　E. 碘化铯-非晶硅

10. 多丝正比室的扫描方式是(　　　　)。

A. 左右扫描　　　　　　　　B. 定点扫描　　　　　　　　C. 狭缝扫描

D. 上下扫描　　　　　　　　E. 前后扫描

11. DSA 的常用成像方式是（   ）。

A. 时间减影　　　　　　　　B. 能量减影　　　　　　　　C. 混合减影

D. 体层减影　　　　　　　　E. K-缘减影

12. 下列有关 DSA 叙述，正确的是（   ）。

A. DSA 具有高的对比分辨率　　　　　B. DSA 具有高的空间分辨率

C. 大血管成像用高浓度、大剂量对比剂　　　　D. 小血管成像用低浓度、小剂量对比剂

E. DSA 的信噪比高

13. 关于能量减影的叙述，错误的是（   ）。

A. 使用不同能量的 X 线　　　　　　B. 对同一部位进行连续两次曝光

C. 其间患者不能移动　　　　　　　　D. 对一幅图像的数据进行特殊处理

E. 可以得到去骨软组织像

项目四　计算机 X 线体层成像

课程目标

1. 掌握：CT 图像特点；CT 成像原理（物理原理、数据采集原理与 CT 图像重建原理方法）；普通 CT 成像理论的特点；螺旋 CT 成像理论的特点。

2. 熟悉：影响 CT 图像质量的主要因素；CT 检查的临床应用；CT 检查注意事项；CT 血管造影检查；重建技术；图像的测量和计算。

3. 了解：CT 检查发展与现状；CT 开机程序；CT 检查步骤。

自伦琴 1895 年发现 X 线以来，计算机 X 线体层成像（computed tomography，CT）的发明是医学影像检查技术最重要的突破，被称为 20 世纪医学影像领域最伟大的发明之一。CT 应用于临床三十多年以来，CT 扫描技术不断发展和完善。因其图像无重叠，密度分辨率高，解剖结构显示清楚，CT 检查已成为临床常用的影像检查方法之一。

 ## 任务一　概　述

CT 从成像装置、成像原理、图像重建及图像处理和图像诊断上均与传统的 X 线有所不同。

一、CT 成像的特点

（一）CT 成像优势

CT 成像与常规 X 线的影像学检查技术手段相比，具有以下优势。

1. 断面图像

CT 通过准直器的准直可消除人体内器官或组织结构间的相互重叠影像，得到无层面外组织结构干扰的横断面图像，能准确地反映横断面上组织和器官的解剖结构。此外，CT 得到的横断面图像可经 CT 后处理技术处理后，获得诊断所需的横断、矢状、冠状等各种断面图像（图 4-1-1）。

2. 密度分辨率高

由于 CT 的 X 线束是经过严格的准直后到达探测器的，从而减少了散射线。此外，CT 还利用软件对灰阶的控制，加大了人眼的观测范围。一般来说，CT 的密度分辨率比常规 X 线检查的高 20 倍。

3. 可做定量分析

CT 能够准确地测量各组织的 X 线吸收衰减值，通过各种计算，做定量分析（图 4-1-2）。

4. 可进行各种后处理

通过借助各种图像处理软件，能对病灶的形状及结构进行分析。螺旋扫描可获得高质量的三维图像和断面图像（图 4-1-3）。

（二）CT 局限性和不足

CT 虽然极大地改善了诊断图像的密度分辨率，但由于各种因素的影响，也有其局限性和不足。

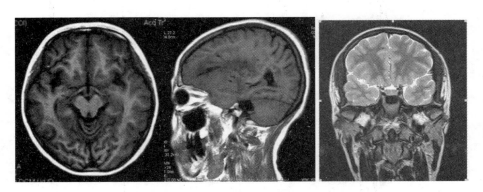

图 4-1-1　CT 图像(颅脑)示例

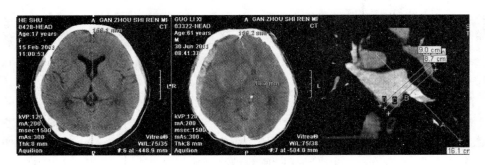

图 4-1-2　CT 各种测量示意图

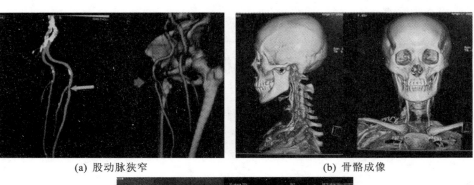

(a) 股动脉狭窄　　　　　　　　(b) 骨骼成像

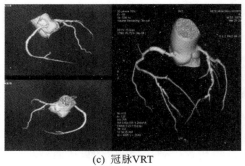

(c) 冠脉VRT

图 4-1-3　CT 图像后处理示意图

1. 空间分辨率不如常规的 X 线成像

目前,中档的 CT 机其极限分辨率约为 10 LP/cm,而高档的 CT 机其极限分辨率约为 14 LP/cm。常规 X 线摄影的屏-片组合系统,其分辨率可达 10 LP/cm,无屏单面乳剂膜片摄影,其极限分辨率可高达 30 LP/mm 以上。

2. 并非对所有脏器都适合

如空腔脏器胃肠道由于无规则的蠕动,CT 还不能替代常规的 X 线检查。CT 血管造影的图像质量也不及 DSA。

3. 目前不能进行功能成像

目前的 CT 图像主要反映的还是解剖学结构，几乎没有脏器功能和生化方面资料。

二、CT 成像的基本参数

1. 体层

体层是受检体中的一个薄层，此薄层的两个表面可视为是平行的平面。CT 成像中建立一幅图像的扫描过程中，受检体中被 X 线束透射的部分就是体层。

2. 层厚

层厚是指扫描后一幅图像对应的断面厚度。

3. 图像矩阵

如果每个小体积单元按照扫描过程中的顺序进行排列和编号，便形成了一个有序的数组；同时 CT 图像重建中，按照这些有序数组计算和重建图像，这些有序的数组反映在图像平面上就形成了图像矩阵（image matrix）。图像矩阵中的每个元素即为像素。将图像分割成 $N \times N$ 的矩阵，矩阵中的元素用 μ_{ij} 来表示，其物理意义是代表组织的吸收系数或 CT 值。

图像矩阵的大小视实际需要和计算机能力等选取，如果图像矩阵选取过大，则计算量很大。一般头部 CT 图像采用 256×256 矩阵即可满足要求；全身 CT 图像可选用 256×256 矩阵或 320×320 矩阵；如需要显示脊椎骨等结构的细节，则可采用 512×512 矩阵。

4. 像素

像素是构成 CT 图像最小的单位。它与体素相对应，体素的大小在 CT 图像上的表现即像素。用每个体素对 X 线束的吸收系数来代表它的图像信息，并变换成各组织的 CT 值，这就构成平面图像的像素值。

5. 体素

体素（voxel）是指在受检体内欲成像的层面上按一定的大小和一定的坐标人为划分的小体积元。二位的像素加上厚度就是体素，体素是一个三维的概念，是 CT 容积数据采集中最小的体积单位，也是重建三维立体图像的基本单元。它有三要素：长、宽、高。CT 中体素的长和宽即像素大小，都不大于 1 mm，高度或深度由层厚决定，有 10 mm、5 mm、3 mm、2 mm、1 mm 等。CT 图像中，根据断层设置的厚度、矩阵的大小、像素显示的信息实际上代表的是相应体素包括的信息量的平均值。

6. CT 值

由于吸收系数是一个物理量，是具有物理含义的量值。在医学上，以吸收系数为依据，用 CT 值来表达人体组织密度的量值。国际上对 CT 值的定义为：CT 影像中每个像素所对应的物质对 X 线线性平均衰减量大小。实际应用中，均以水的衰减系数作为基准，故 CT 值定义为：人体被检组织的吸收系数 μ_X 与水的吸收系数 μ_w 的相对差值，用公式表示为

$$\text{CT 值} = \frac{\mu_X - \mu_w}{\mu_w} \times K \qquad (4\text{-}1\text{-}1)$$

式中：K 为分度因数，常取为 1000。规定 μ_w 为能量是 73 keV 的 X 线在水中的线性衰减系数，$\mu_w = 1$ m^{-1}。CT 值的单位为 HU。

CT 值可以通过测量不同组织的吸收系数来计算。例如选用 X 线能约为 73 keV，水的吸收系数为 1，按 CT 值的定义可分别得到水的 CT 值为 0 HU。人体各种组织的 CT 值可大致划分在骨骼和空气的 CT 值范围内，表 4-1-1 给出了一些组织的 CT 值范围。

表 4-1-1　常见人体组织的 CT 值

组织	CT 值/HU	组织	CT 值/HU
骨组织	>400	肝脏	50～70
钙质	80～300	脾脏	35～60
血块	64～84	胰腺	30～55

组织	CT 值/HU	组织	CT 值/HU
脑白质	25～34	肾脏	25～50
脑灰质	28～44	肌肉	40～55
脑脊液	3～8	胆囊	10～30
血液	13～32	甲状腺	50～90
血浆	3～14	脂肪	−100～−20
渗出液	>15	水	0

7. 灰度

灰度是指黑白或明暗的程度,它是在图像面上表现各像素黑白或明暗程度的量。从全黑到全白可有不同的灰度分级。在图像上,以灰度分布的形式显示 CT 影像。

CT 图像的本质是衰减系数 μ 成像。通过计算机,对获取的投影值进行一定的算法处理,可求解出各个体素的 μ 值,获得 μ 值的二维分布(衰减系数矩阵)。再按 CT 值的定义,把各个体素的 μ 值转换为对应像素的 CT 值,于是就得到 CT 值的二维分布(CT 值矩阵)。可见,一个 CT 值对应一个灰度。若 CT 机通常选用的 CT 值按 2000 HU(实际可达 4000 HU)计算,则从理论上讲,相应的灰度值也应为 2000 个,即从全黑(对应 CT 值为-1000)到全白(CT 值为 +1000)2000 个不同的黑白或明暗等级。由于这 2000 个CT 值可转变为图像面上的 2000 个灰度,所以 CT 图像是一个灰度不同、灰度变化不连续的图像。

8. 灰阶

显示器所表现的亮暗信号等级的差别称为灰阶(gray)。

9. 窗口技术

窗口技术是将全范围 CT 值分时段进行显示的技术。被显示灰阶的范围称为窗宽(W),其中间值称为窗位(C),窗宽以外的 CT 值不显示。因此,可以计算 CT 值显示范围:显示下限为窗位减去 1/2 窗宽,上限是窗位加上 1/2 窗宽。

10. 部分容积现象

如果划分的体素内包含有几种不同的组织成分,则该体素的 CT 值应是所含各种成分的加权平均值。在这种情况下,平均 CT 值不能准确与体素内任何一种组织成分的密度相对应,这种现象称为部分容积现象(partial volume phenomenon)。

三、CT 成像的临床应用

CT 最早应用于中枢神经系统的检查,由于 CT 图像分辨率高、定位准确、临床常把 CT 作为颅脑外伤和新生儿颅脑疾病的首选检查方式。CT 对颅内肿瘤、脑出血、脑梗死、颅内感染及寄生虫病、脑萎缩、脑积水和脱髓鞘疾病等具有较大的诊断价值。CT 的应用已替代了颅脑 X 线造影检查,如气脑造影、脑室造影等。但对于脑血管畸形的诊断,CT 则不如 DSA;对于颅底及后颅窝病变的显示则不如 MRI。

随着螺旋 CT(spiral CT,SCT 或 helical CT,HCT)的广泛应用,CT 检查已成为五官和颈部疾病的重要诊断手段。CT 检查骨关节系统,不仅可获得无重叠的断面图像,还可分辨组织内细微结构,并可观察软组织的改变。对眼眶和眼球良恶性肿瘤、眼肌病变、乳突及内耳病变和先天畸形、鼻窦和鼻腔的炎症及肿瘤、鼻咽部肿瘤,尤其是鼻咽癌、喉部肿瘤、甲状腺肿瘤以及颈部肿块等有较好的定位、定量和定性能力,已成为常规的检查方法。

CT 可用于诊断气道、肺、纵隔、胸膜、膈肌、心脏、心包和主动脉疾病等。CT 对于支气管肺癌的早期诊断和显示肺癌的内部结构,观察肺门和纵隔有无淋巴结转移、淋巴结核,以及纵隔肿瘤的准确定位等较普通 X 线摄影具有显著的优越性;亦可较好地显示肺间质和实质性病变。CT 观察心包疾患、显示主动脉瘤和主动脉夹层的真假腔等亦有较大的优势,同时还可较好地显示冠状动脉和心瓣膜的钙化、大血管壁的钙化。

CT 还可用于肝、胆、脾、肾、肾上腺、膀胱、前列腺、子宫及附件、腹腔及腹膜后病变的诊断,对于明确占位病变的部位、大小以及与邻近组织结构的关系、淋巴结有无转移等具有重要的作用。对于炎症和外伤性病变亦能较好显示。对于胃肠道病变,CT 可较好地显示肿瘤向胃肠腔外侵犯的情况,以及向邻近和远处转移的情况。但显示胃肠道腔内病变应以胃肠道钡剂检查为首选。

随着多层螺旋 CT(multislice CT,MSCT)的应用,对比剂安全性高,CT 在胸膜部的应用进一步拓展。心脏、大血管以及外周血管的 CT 成像更符合临床诊断需要;肝部多期扫描更有利于病灶的检出和定性;胃肠道仿真内窥镜成像技术的应用丰富了消化系统的检查方法。

CT 可用于脊柱病变检查,如椎管狭窄、椎间盘突出、脊椎肿瘤和脊柱外伤的诊断,但显示脊髓病变不如 MRI 敏感。对于骨关节病变,CT 可显示骨肿瘤的内部结构和肿瘤对软组织的侵犯范围,补充普通 X 线摄影的不足。对于骨关节面骨皮质、皮质下改变、关节内积液、积气,CT 具有较高的敏感性。在判断半月板、骨软骨病、早期骨坏死方面不如 MRI 敏感。

此外,CT 还可用于:引导穿刺活检和对疾病进行治疗,如肺孤立小病灶的穿刺活检、椎间盘突出的消融术等;骨矿物质含量和冠状动脉钙化的定量测定,有助于临床对骨质疏松和冠心病的诊断;CT 的定形、定位测量,如 X 刀、γ 刀等术前以及放射治疗前的 CT 检查;疗效评估,如内、外科治疗以及介入治疗后的 CT 复查等;功能检查,如颅脑、甲状腺、肝以及胰腺的 CT 灌注成像。随着 CT 硬件和软件的不断开发,计算机处理图像的速度不断提高,CT 的临床应用范围将更加广泛。

(陈涛)

 # 任务二　CT 成像原理

一、CT 机的基本组成

CT 机主要由硬件和软件组成,从数据的流向可分为数据采集系统和图像处理、显示系统。数据采集系统由扫描架、检查床、高压发生器等组成;图像处理系统由控制和测量用的通用计算机(小型机和微处理机)组成;另外,还有存储各种数据程序用的硬盘机、软盘机、磁光盘等,图像显示用的显示器、照相机等。

CT 机从安装位置和系统功能可分为 5 大部分:扫描机架系统、检查床、高压发生器、中央控制台、辅助设备。

（一）扫描机架系统

扫描机架可根据检查需要作±25°倾斜。扫描机架系统内部包括 X 线管、X 线发生器、探测器和准直器、ADC 等。

1. X 线管

CT 机用 X 线管与一般的 X 线管结构相似,分为固定阳极 X 线管和旋转阳极 X 线管两种,安装时固定阳极管的长轴与检测器平行,旋转阳极的 X 线管与长轴、检测器垂直。固定阳极管主要用于第一、二代 CT 机;旋转阳极管多用于第三、四代 CT 机。目前,部分 CT 机已采用飞焦点或动态焦点技术,即采用 2 个焦点交替工作,其曝光次数可达 25 万到 50 万次。

2. X 线发生器

CT 机对高压电源的稳定性要求很高,电压波动会影响 X 线能量,而 X 线能量与物质的衰减系数值有密切关系。因此,CT 的高压系统中必须采用高精度的稳压反馈措施。多采用高频逆变高压技术,优点在于,电压一致性好、稳定,图像分辨率高。

3. 探测器

探测器是由许多性能完全相同的探测单元沿着一段圆弧排列而成,每个探测器单元对应着一束窄的 X 射线。它的作用是接收透过受检体的 X 线并将其转换为可供记录的电信号。目前 CT 机使用的探测器分为固体探测器和气体探测器。

固体探测器多采用闪烁晶体接收 X 线,并把它转换为光信号,再用光电倍增管或高灵敏度光电二极管接收,变成电信号送至信号采集处理器。气体探测器多采用氙气,利用气体电离的原理,入射的 X 线使气体产生电离,然后测量电流的大小测得入射 X 射线的强度。

4. 准直器

X 线管的前方有准直器,准直器在 CT 扫描机中很重要。它可减少病人吸入的 X 线剂量和对 CT 成像所不必要的散射线,又决定了扫描体层的厚度。CT 扫描机中的准直器分为两种:一是 X 线管端的准直器(又称前准直器);二是探测器端的准直器(又称后准直器)。

5. ADC

ADC 是 CT 数据采集系统(data acquisition system,DSA)的主要组成部分。其作用是将从探测器输出的模拟信号转换为数字信号,并传送到图像处理单元。ADC 由一个频率发生器和比较积分器组成。

(二)检查床

检查床主要是给患者检查时使用,能准确地把患者送入预定或适当的位置上。为适应 CT 检查的需要,与 X 线束射出同方向的位置上有定位光源,以利于定位。

(三)高压发生器

X 线管的高压电源是产生 X 射线的能量来源,它一方面提供给 X 线管的高压电场,另一方面提供给 X 线管的灯丝加热电流,及栅极控制电压等。

高压系统主要由高压控制电路、高压变压器、阻容滤波、灯丝加热稳压、旋转阳极、栅极控制等组成。

(四)中央控制台

中央控制台主要进行 CT 命令的输入与输出。数据处理与图像存储及显示、系统诊断,不同的机器其结构不一样,但一般包括 FD(软盘)、CRT 显示器、键盘和轨迹球、硬盘(HD)、磁光盘(MOD)、各种线路板、各种直流电源等。

(五)辅助设备

CT 机除了用于扫描病人的装置外,还可根据需要配置一套独立诊断台系统,它与中央控制台的计算机相连,实现数据交流,用于显示图像,进行多幅照相及各种后处理。

(六)计算机及软件

在第三代以后的 CT 机中,计算机系统一般由控制计算机和图像处理计算机(也称为阵列计算机)两部分组成。

控制用计算机一般采用小型计算机或微处理机,其功能主要是控制系统各部分的工作。20 世纪 80 年代末期大部分采用微处理机。

CT 软件是 CT 机扫描控制、图像处理、显示及系统故障检查的重要工具。随着 CT 技术的不断提高,CT 软件也越来越丰富,自动化程度也大大提高,操作使用也越来越方便。

二、CT 成像过程

CT 成像基本工作过程是:X 线首先经过准直器形成很细的直线射束,用以穿透人体被检层面。经人体薄层内组织器官衰减后射出的 X 线束到达探测器,探测器将含有一定人体信息的 X 线转变为相应的电信号。通过测量电路将电信号放大,再由 ADC 变为数字信号,送给计算机处理系统处理。计算机系统按照设计好的图像重建方法,对数字信号进行一系列的计算和处理,得出人体层面上组织器官密度值分布情况。计算出的组织器官密度数值存入计算机图像硬盘中,然后把它们按照显示器的物理特性在屏幕上表示出不同的灰度,显示人体这一层面上的组织器官密度的图像。

CT 成像是一个复杂的计算机数学演算和数据重建的过程,该过程可理解为以下四步。

1. 数据采集

从 X 线的产生到信息数据的获得,此过程为数据采集,这一过程取得的大量数字数据,称其为原始数据。数据采集系统是由 X 线管、滤过器、准直器、探测器、ADC 等器件组成。

2. 数据处理

数据采集过程中，ADC 将模拟信号转换成数字信号，成为原始图像数据。在进行图像重建之前，为了得到准确的重建图像数据，要对这些数字数据进行处理。如对数变化、通过内插等多种方式对数据进行正常化的处理等。

3. 图像重建

这是数字成像过程中最重要的环节。CT 机中阵列处理器是专门用来重建图像的计算机，计算机将收集到的原始数据经过复杂的重建运算，得到一个显示数据的矩阵，此过程被称为重建过程。图像重建的数学处理过程是一个相当复杂的数学运算过程，而且，采用的数学运算方法也很多。不同的运算方法。其重建速度和重建后的图像效果也有很大差别，由不同的扫描方式和诊断的需要而定。

4. 图像存储与显示

重建后的数字图像通过监视器的屏幕显示出来，而且，还可以在监视器上进行图像的各种后处理。重建后的数字图像可以记录在存储介质上，同时，也可以直接通过激光相机打印出来，如图 4-2-1 所示。

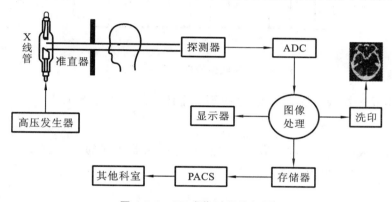

图 4-2-1　CT 成像过程流程图

三、CT 成像原理

根据物理学可知，X 线束具有一定的能量和穿透能力，当 X 线束遇到物体时，物体对入射的 X 线有着衰减作用，即物体对 X 线的吸收和散射，如图 4-2-2 所示。物体对 X 线吸收和散射的多少与物体的密度、原子序数及 X 线能量等密切相关。在 CT 成像中，物体对 X 线主要起吸收作用，因此以下讨论仅限于物体对 X 线的吸收作用，忽略对 X 线的散射作用。

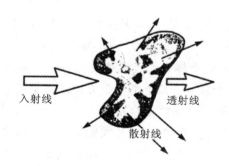

图 4-2-2　物体对 X 线的衰减作用

物理实验证明，在一均匀物体中，X 线的衰减服从指数规律，如图 4-2-3 所示，X 线束沿 X 轴穿透厚度为 l 的一个均匀物体，设入射的 X 线强度为 I_0，经物体吸收后射出的 X 线强度为 I，则

$$I = I_0 e^{-\mu l} \tag{4-2-1}$$

式（4-2-1）是 Lambert-Beer 吸收定律在 X 线应用中的表达式。由式（4-2-1）可知，l 或 μ 的值愈大，射出的 X 线强度 I 愈小，即物体对 X 线的吸收愈大。

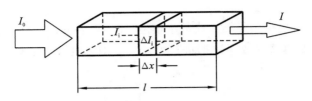

图 4-2-3　X 线束透过均匀物体

在 X 线穿透人体组织器官时，由于人体组织器官是由多种物质成分和不同的密度构成的，所以各点对 X 线的吸收系数是不同的。为了便于分析，将沿着 X 线束通过的物体分割成许多小单元体（即体素），令每个体素的厚度相等，记为 l，设 l 足够小，使得每个体素为单质均匀密度体，每个体素的吸收系数为常数值（图 4-2-4）。

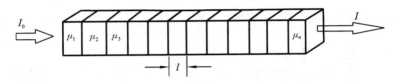

图 4-2-4　X 线束透过 n 个单元密度体

当入射第一个体素的 X 线强度为 I_0 时，透过第一个体素的 X 线强度 I_1 为

$$I_1 = I = I_0 e^{-\mu_1 l} \tag{4-2-2}$$

μ_1 是第一个体素的吸收系数。对于第二个体素来说，I_1 就是入射的 X 线强度。设第二个体素的吸收系数为 μ_2，X 线经第二个体素射出的强度为 I_2 为

$$I_2 = I_1 e^{-\mu_2 l} \tag{4-2-3}$$

将式（4-2-2）的表达式代入式（4-2-3），有

$$I_2 = (I_0 e^{-\mu_1 l}) e^{-\mu_2 l} = I_0 e^{-(\mu_1 + \mu_2) l}$$

最后，第 n 个体素投射出的 X 线强度 I_n 为

$$I = I_n = I_0 e^{-(\mu_1 + \mu_2 + \cdots + \mu_n) l} \tag{4-2-4}$$

将上式中的吸收系数经对数变换，并移至等式的左边得

$$\mu_1 + \mu_2 + \cdots + \mu_n = -\frac{1}{l} \ln \frac{I}{I_0} \tag{4-2-5}$$

从上式可以看出，如果 X 线的入射强度 I_0、投射强度 I 和物体体素的厚度 l 均为已知，那么沿着 X 线通过路径上的吸收系数之和 $\mu_1 + \mu_2 + \cdots + \mu_n$ 就可以计算出来。

为了建立 CT 图像，必须先求出每个体素的吸收系数 $\mu_1, \mu_2, \cdots, \mu_n$。从数学角度上讲，求出 n 个吸收系数，需要建立如式（4-2-5）那样 n 个或 n 个以上的独立方程。因此，CT 成像装置要从不同方向上进行多次扫描来获取足够的数据，建立求解吸收系数 μ 的方程。

吸收系数 μ 与 X 线能量之间有着依赖关系为：X 线能量愈低吸收系数愈大，吸收系数随 X 线能量的增大而减小。这意味着在 X 线光谱中，低能射线将比高能射线更快地被滤掉，这种现象称为 X 线束的硬化效应。CT 成像中一般 X 线束以单一频率、固定能量线束穿透物体，可检测到比较稳定的吸收系数。实际上从 X 线管发出的 X 线包含了一系列频率的 X 线束，具有高能量和低能量的射线成分，物体对各种能量射线成分的吸收系数是不一样的，为此，对 X 线的硬化相应在 CT 图像重建过程中要进行校正，减小由 X 线束硬化效应造成 CT 图像的不均性。

（陈涛）

任务三 CT 数据采集与扫描方式

一、CT 数据采集的基本原理

CT 数据采集基本原理:CT 成像区别于普通 X 线摄影主要是要进行复杂的数据采集,其由 X 线管和探测器等的同步扫描来完成,目的是获取重建图像的原始数据。

CT 的扫描和数据的采集是根据 CT 成像的物理原理进行的,以第一代 CT 为例讲述其原理,即由球管发射出的 X 线经准直器调准集中,缩小成扇形束后射入人体,X 线通过人体,其强度受检查面组织器官和病变等的密度不同而产生相应的吸收衰减,衰减后的 X 线经另一侧的准直调准,集中射入检测器,检测器将衰减后的 X 光转变成电信号,经数据采集,重建成一幅断层图像,这一幅图像是由各像素的吸收系数排列而成,所以完全排除上下重叠影响。而由 CT 成像系统发出的一束具有一定形状的射线束透过人体后,产生足以形成图像的信号被探测器接收,同时,所产生的扫描数据与最终形成图像的空间分辨率、伪影等密切相关。在 CT 成像系统中,基本组成或必备条件是具有一定穿透力的射线束和产生、接收衰减射线的硬件设备。

综上所述,CT 成像是透射射线按照特定的方式通过被成像的人体某断面,探测器接收穿过人体断面的射线,将射线衰减信号送给计算机处理,经计算机重建处理后形成一幅人体内部脏器的某断面的图像。

CT 成像的数据采集首先要选出被测人体的一个层面,它的厚度由 X 线管发出的 X 线经准直器来限定(图 4-3-1),下面以 X 线管发出的一直线波束和单一探测器为例,说明数据采集的基本原理。

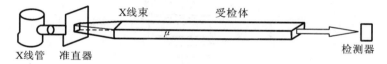

图 4-3-1 X 线管发出直线线束

X 线入射强度在进行整个受检体层扫描过程中,始终保持不变而视为一个常值,这时的吸收系数之和只与检测出的 X 线透射强度有关。如图 4-3-2(a)所示,第一次扫描先采用等间隔的直线平移,令直线平移以单位长度为步长等间隔运动,受检体层被分割的体素的宽度等于这个单位长度。X 线束对受检体体层每扫描一个间隔,透射出的 X 线强度被检测后,可得到该处吸收系数之和的数值,这个数值不仅与 X 线束穿透物体的性质有关,而且还与 X 线束的空间位置有关。当直线平移扫描完一个体层后,就获得一个方向上的一组吸收系数之和的数值与 X 线束扫描位置的曲线(图 4-3-2(b))。我们把这个曲线称作 X 线束经受检体吸收后在该方向上的投影,投影上各点数值称为投影值。

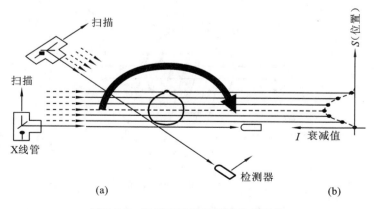

(a)   (b)

图 4-3-2 X 线束平行扫描的数据采集

第一次直线平移扫描后,扫描系统需要旋转一个小角度来改变方向,做第二次直线平移扫描,又可得到另一个方向上的投影。重复此过程,就能得到受检体整个体层平面在所有方向上 X 线束的投影。从而可获取 X 线束扫描被检体层的各个方向上的投影数据。即数据采集的目的就是为了获取 X 线束扫描被检人体层面在各个方向上的投影。

如果把受检体层面分成 180×180 个单元,设每一方向上直线平移扫描为 180 次,即一个方向上的投影可得到 180 个投影值。如果要完成受检体层 180×180 个单元的扫描,就须旋转 180 次角度,为了不进行重复扫描,则每次旋转角度为 1°。因此,从 X 线束扫描被检体层的过程中,能得到 180×180 个投影值,相应地可建立 180×180 个方程,并通过计算求解出 180×180 个单元体所对应的吸收系数。

由此可见,不同组织器官对 X 线有不同的线性吸收系数,线性吸收系数是 CT 成像的基础。通过计算机,对获取的投影值进行一定的算法处理,可求解出各个体素的衰减系数值,获取衰减系数值的二维分布(衰减系数矩阵)。再按 CT 值的定义把各个体素的衰减系数值转换为对应像素的 CT 值,于是就得到 CT 值的二维分布(CT 值矩阵)。然后图像面上各像素的 CT 值转换为灰度,就得到图像面上的灰度分布,此灰度分布就是 CT 影像。

二、常规 CT 扫描方式

扫描是 CT 机为重建图像而进行数据采集所使用的物理技术。扫描是通过扫描装置来完成的。扫描装置主要包括 X 线管、扫描床、检测器和扫描架等(图 4-3-3)。X 射线管和检测器固定在扫描架上组成扫描机构,它们围绕扫描床上的受检体进行同步扫描运动,这种运动形式称为扫描方式。

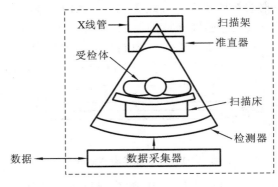

图 4-3-3　扫描装置示意图

1. 单束平移-旋转扫描方式

单束扫描装置由一个 X 射线管和一个检测器组成,X 射线束被准直成笔直单射线束形式,X 射线管和检测器围绕被检体做同步平移-旋转(translate-rotate,T/R)扫描运动,如图 4-3-4 所示。

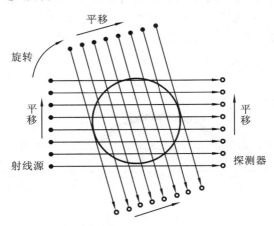

图 4-3-4　单束平移-旋转扫描方式

这种扫描首先进行同步平移直线扫描。当平移扫完一个指定层面断层后,同步扫描系统转过一个角度(一般为 1°),然后再对同一指定断层进行平移同步扫描,如此进行下去,直到扫描系统旋转到与初始位置成 180°角为止。这就是平移旋转扫描方式。这种数据采集方式特点是由散射所引起的噪声非常小,探测器能够在每一次平行扫描的开头进行校准,X 线管和探测器的组合进行小步长移动,从而保证能采集足够多的重建数据。

这种扫描方式的缺点是射线利用率极低,扫描速度很慢,对一个断层扫描约需 5 min 时间,故只适用于无相对运动器官的扫描,如头部等。

2. 窄扇形束平移-旋转扫描方式

这种扫描方式采用一排探测器代替一个探测器。当 X 线管和探测器排平行移动时,可以对几组平行的射线采集数据。当旋转时,旋转的角度与第一代 CT 相比是一个较大的角度。这样,平行射线的总组数增加了,采集的数据量也增大了。

这种扫描方式的主要缺点是:由于探测器排列成直线,对于 X 线管发出的扇形束来说,扇形束的中心 X 线和边缘 X 线的测量值不相等,故需校正,否则会因扫描运动而出现运动伪影,影响 CT 影像的质量。

3. 宽扇形束旋转-旋转扫描方式

X 线管和探测器的组合装置绕着被检体旋转,数据是同时采集的。这些数据是以 X 线管焦点为中心,随 X 线管的旋转得到不同方位的投影值。这种排列使扇形束的中心 X 线和边缘 X 线到探测器的距离相等,故可减少两者的测量值差异。

这种扫描方式的主要缺点是:要对每个相邻的探测器的灵敏度差异进行校正,否则由于同步旋转扫描运动会产生环形伪影。此外,探测器还需做得很窄,使得对能采集足够数量的数据进行重建。

4. 宽扇形束静止-旋转扫描方式

这种扫描方式分为两种:一种是 X 射线管旋转轨道设置在固定的探测器圆环内的普通静止-旋转扫描方式,另一种是将 X 射线管旋转轨道设置在检测器环外的章动-旋转(nutation-ratate,N/R)扫描方式。在章动-旋转扫描方式中,当 X 射线管沿旋转轨道做圆周运动时,检测器环在自身中心轴上根据 X 射线管的位置做微小变动,形成类似章动的运动形式。

静止-旋转扫描方式的整体优点是:因为用每一个探测器相继完成多个方向上投影的检测,或者说在一个探测器上获得多个方向的投影数据,故能较好地克服宽扇形 R-R 扫描中由于探测器之间差异所带来的环形伪影;其扫描速度也比宽扇扫描 R-R 高。当 X 线管运动时,从每个探测器到 X 线管形成一组发散射线,当探测器到 X 线管的连线在重建区域的外面时,这组射线就可以对探测器校准。

三、螺旋 CT

(一)单层螺旋 CT

螺旋 CT 扫描是在滑环扫描技术的基础上发展起来的一种新型扫描技术,扫描方式是容积扫描(volumetric scan),使 CT 实现了由二维解剖结构图像进入三维解剖结构图像的飞跃,属于 R-R 扫描方式的发展,目前应用最广泛。

1. 扫描方式

螺旋 CT 最重要的突破是使用滑环技术(图 4-3-5),去掉了常规 CT 旋转扫描过程中的电缆,由此,螺旋 CT 采集数据的扫描方式变为 X 射线管向一个方向连续曝光,同时检查床同步匀速移动进行扫描,连续采集人体的容积数据,进行各个扫描层面图像的重建。扫描轨迹是螺旋线,如图 4-3-6 所示,采集的数据是一个连续的螺旋形空间内的容积数据,获得的是三维信息,因而也称为容积 CT 扫描。

2. 数据采集

螺旋 CT 数据采集有两种方法。

1)轴向采集

轴向采集在采集数据时扫描床是静止的,X 线管绕受检体扫描一周产生一组层面数据,为了得到另一层面数据,沿轴向移动扫描床一定的量,X 线管再次绕受检体扫描,每扫描一层产生一幅图像。轴向扫描时产生分离独立的数据组。

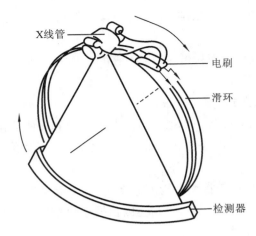

图 4-3-5　滑环结构

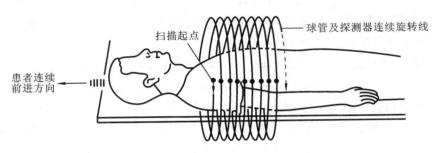

图 4-3-6　螺旋 CT 的扫描方式

2）螺旋采集

螺旋采集即当扫描床匀速通过 X 线扫描野时，X 线管连续曝光旋转。螺旋扫描产生一组连续的容积数据。螺旋 CT 采集的参数与常规 CT 有所不同。螺旋扫描中有关参数主要包括层厚、螺距和螺旋插值。

（1）层厚（slice thickness）　在单层螺旋扫描中即指由准直器设定的 X 线束的厚度（mm），即单层螺旋 CT 扫描层厚由准直宽度决定，和准直宽度一致。国际上对层厚的定义是，在扫描的中心处 X 线扫描层面的有效宽度。层厚的选择依据主要是成像部位和检查目的。

（2）螺距　螺距（pitch）定义为扫描时床速（mm/r）与扫描层厚（mm）之比，一个无量纲的量。如果用 d 表示床速，S 表示扫描层厚，则螺距可表示为

$$\text{pitch} = d/S$$

在螺距等于 0.5，层厚的数据采用两周机架的旋转扫描；螺距等于 1 时，层厚数据的获取，采用机架旋转一周的扫描；螺距等于 2 时，层厚的数据只得到机架旋转半周的扫描。而当螺距等于 0 时，螺旋 CT 成为轴向扫描，通过受检体的曝光层面在各投影角上相同。

使用小的螺距可以增加扫描原始数据的采集量，从而提高图像质量，但增加了受检体 X 线量和扫描时间。使用大的螺距，可在相同扫描时间内增加扫描范围，或者是在相同的扫描范围内缩短扫描时间，但扫描层面所获得的数据减少，影响图像质量。螺距选择通常介于 1～2 之间，以便获得较快的扫描速度并降低辐射剂量。螺距小于 1 时，类似于非螺旋方式的重叠扫描，在对图像质量要求较高时采用。

（3）螺旋插值　在螺旋扫描过程中，由于 X 线管和检测器相对于受检体做螺旋状运动，螺旋扫描的覆盖区域是对某一区段进行连续采集。可见对于任一层面，螺旋扫描轨迹仅有一点与该平面相交，其余各点均落在该平面之外，这就需要对原始螺旋投影数据进行插值处理，才能得到足够多的重建平面数据，如图 4-3-7 所示。

常用的插值方法为线性内插法（linear interpolation，LI），线性内插法包括全扫描内插法（full-scan with interpolation，FI）和半扫描内插法（half-scan with interpolation，HI），FI 和 HI 法又分别称作 360°线性内插（360° linear interpolation，360°LI）和 180°线性内插（180° linear interpolation，180°LI）。所谓 360°线性内插法是采用 360°扫描数据向外的两点通过内插形成一个平面数据。其主要缺点是由于层厚敏感

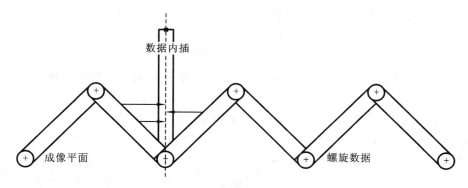

图 4-3-7　线性内插法

度曲线(SSP)增宽,使图像质量有所下降。而 180°线性内插法是采用靠近重建平面的两点扫描数据,通过内插形成新的平面数据。180°线性内插法与 360°线性内插法两者的区别是:180°线性内插采用了第二个螺旋扫描的数据,并使第二个螺旋扫描数据偏移了 180°的角,从而能够靠近被重建的数据平面。这种方法能够改善层厚敏感曲线(SSP),提高成像的分辨率,进而改善了重建图像的质量。

(二)多层螺旋 CT

1. 扫描方式

多层螺旋 CT(multisliecs helical CT,MSCT)和 SCT 扫描方式是相同的。也是 X 线管和探测器围绕人体做 360°旋转,受检体向一个方向移动。主要的不同之处是 MSCT 在 Z 轴方向的探测器为多排的探测器阵列,而 SCT 的探测器只有一排。

2. 数据采集

MSCT 与 SCT 的主要区别在于前者对 CT 的数据采集系统做了根本性的改动。

(1)探测器阵列　MSCT 有多组通道的多排探测器阵列。不同厂家的探测器排数和结构各不相同,总体来说,分为等宽型(对称型)和非等宽型(非对称型)两种,如图 4-3-8 所示。

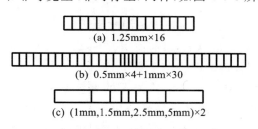

(a) 1.25mm×16

(b) 0.5mm×4+1mm×30

(c) (1mm,1.5mm,2.5mm,5mm)×2

图 4-3-8　等宽型与非等宽型检测器

16 层以上 CT 的探测器排列倾向于对称型排列,在现有探测器的基础上向 Z 轴方向(纵向)扩展,形成一个二维的探测器阵列。

等宽型和非等宽型探测器各有其特点:非等宽型探测器组由于探测器的数量较少其相应的探测器间壁及其上方的准直栅也少,对 X 线的吸收就少些,提高 X 线的利用率,可降低 X 线的曝光剂量;而等宽型探测器组则由于探测器的宽度均等,探测器的组合比较灵活、层厚改变方便。

(2)数据采集通道　MSCT 根据所选层厚的不同,可将多排探测器组合成不同的数据采集通道。这几组采集通道在扫描过程中,同时分别对各自探测器接收的 X 线所产生的电信号进行采集、输出。

(3)X 线束　在单层螺旋 CT 中,通过准直器后的 X 线束为薄扇形,因为在 Z 轴方向仅有一排探测器接收信号,故 X 线束的宽度等于层厚。在 MSCT 中,由于 Z 轴方向有多排探测器接收信号,并有几组数据采集通道,故 X 线束的宽度等于多个层厚之和,为厚扇形 X 线束(或称锥形 X 线束)覆盖探测器 Z 轴方向的总宽度,最厚可达 20 cm 或 32 cm,使 X 线的利用率大大提高。

(4)层厚的选择　单层螺旋由于 Z 轴方向只有一排探测器,因此其层厚是通过 X 线管端的准直器改变 X 线束的宽度完成的,使线束的宽度等于层厚。多层螺旋的层厚不仅取决于 X 线束的宽度,而且取决于不同探测器阵列的组合,因此,其层厚是由 X 线管端和探测器端的两个准直器共同完成的。由 X 线管端的前准直器调节 X 线束的宽度,将 X 线调节成可利用的锥形束,再由探测器端的后准直器通过调节覆盖的范围与数据采集通道一起完成多层面 CT 要求的厚度。

(5) 螺距 由于 MSCT 的数据采集与重建算法各有不同,因此在不同发展阶段螺距被赋予了不同概念。依据 IEC(国际电工委员会)2002 年的规定,多层面 CT 的螺距定义为床速与整个准直宽度的比值。用公式表示为

$$\text{pitch} = d/M \cdot S$$

式中:d 表示床速;M 表示扫描一周获得的图像层数;S 表示层厚;$M \cdot S$ 表示整个准直宽度。

(6) MSCT 的图像重建算法 主要采用两种方法,即优化采样扫描(optimized sampling scan)和滤过内插法(filter interpolation)。优化采样扫描是通过调整采样轨迹的方法来获得补偿信息、缩短采样间隔、增加 Z 轴上的采样密度来获得图像质量的改善。滤过内插法基于多点加权非线性内插法,即通过改变滤过波形和宽度来自由调整断层轮廓外形的有效层厚及图像噪声,实现 Z 轴方向的多层重建。

(7) 智能采集 长范围容积采集会跨越人体体厚、密度相差悬殊的部位。这时,曝光条件如按照薄体厚、低密度区设计,对大体厚、高密度区就显得太小;反之,则受检者就会接受过多的辐射照射。新的智能采集能在扫描过程中连续变化扫描条件,对不同密度、体厚的部位使用不同扫描条件;对同一层面,正、侧位厚度不同,扫描中软件会自动检测,按设计要求变换扫描条件。

(8) MSCT 的优点 MSCT 与单层螺旋 CT 相比有以下优点。

①提高了 X 射线利用率。MSCT 的 X 射线管输出的 X 线可多层同时利用,提高了效率,四层螺旋 CT 一次曝光可以获得 4 层图像,使得 X 线利用率提高到单层扫描的 4 倍;扫描周期仅为单层螺旋 CT 的 1/4,曝光时间缩短;降低了 X 线管的热量积累,减少了散热等待,延长了 X 线管的使用寿命。

②扫描速度更快。由于 MSCT 旋转一周可以产生四层或更多层的图像,其扫描速度可达单层螺旋 CT 的 4 倍以上;对相同的曝光时间、螺距和检测器宽度,四层螺旋 CT 可覆盖的扫描范围可达单层螺旋 CT 的 4 倍以上;扫描速度的提高,无疑减少了扫描时间,提高了检查速度,单位时间内可以检查更多受检体。

③提高了时间分辨率。单层螺旋 CT 的扫描一周时间通常是 1 s,而 MSCT 可提供旋转一周时间为 0.5 s 甚至更快,是单层螺旋 CT 的 2 倍以上,目前使用的 64 层螺旋 CT 的旋转一周时间最快可达 0.33 s;旋转时间的缩短明显提高了时间分辨率。

④提高了 Z 轴空间分辨率。MSCT 单个检测器的宽度从 0.5～5 mm 不等,最薄扫描层厚达到 0.5 mm,提高了 Z 轴的空间分辨率,实现各向同性分辨率;达到各向同性分辨率的成像可以任意角度重建图像,也可以从一个容积扫描中选择不同的平面或方向成像而没有图像质量的下降,并且无需重新扫描增加放射剂量;可重建出高质量的三维图像。

四、双源 CT

1. 扫描方式

双源计算机断层成像系统(dual source computed tomography,DSCT)是 2005 年在北美放射学会上推出的,它以 64 层 CT 为基础,得益于 MSCT 技术的优势,但不再采用传统的一套 X 线管和一套探测器,而是整合了两套 X 线管和两套对应的 64 层探测器系统。这两套采集系统安装在机架内相同扫描平面上(同一滑环上),相互成 90°(图 4-3-9),探测器 A 覆盖了整个扫描野,直径为 50 cm,探测器 B 的扫描野为 26 cm,这是为了获得合适的焦点和探测器的距离,使得机架的结构更为紧凑。每组探测器各有 40 排通道,中间 32 排的准直宽度是 0.6 mm;两边各有 4 排探测器,准直宽度是 1.2 mm。在机架等中心处,两组探测器的 Z 轴覆盖范围都是 28.8 mm。两套 X 线系统由 X 线管与一体化高压发生器组成,能够同时进行标准的螺旋扫描或轴层扫描,最大功率都是 80 kW,从而 DSCT 系统提供最高达 160 kW 的高能储备。

2. 数据采集

通过对采集的信号数据的正确组合,两组探测器都可以实现 32×0.6 mm 或 24×1.2 mm 扫描。通

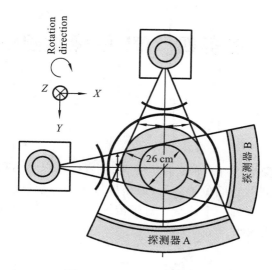

图 4-3-9　双源 CT 扫描方式

过应用 Z 轴飞焦点技术,32 排 0.6 mm 准直宽度的探测器能够几乎同时读取 64 层的投影数据,采样数据的空间间隔是等中心的 0.3 mm。通过上述技术,DSCT 机架旋转一周每组探测器都能获取相互重叠的 64 层 0.6 mm 的图像数据。

3. 优势

1）双能量成像技术

DSCT 的双能量扫描提供了多种临床应用,主要如下。

①基于血液中碘成分与钙化或骨性成分的 X 线衰减系数的差异。利用双能量直接分离出复杂结构中的血管、去除骨性结构、去除血管硬化斑块。依据双能量扫描对碘的敏感识别,可以计算出除碘剂后的平扫图像。

②肺的双能量成像可以敏感识别肺动脉栓塞所致相应肺段的灌注减少或缺失,并敏感显示肺血管内栓子。

③心脏的双能量扫描可以显示出心肌的灌注情况。

④由于胶原分子的侧链中有密实的羟赖氨酸和羟脯氨酸,对于 X 线能量变化有着特异的敏感性,故通过双能量平扫可区分肌腱和韧带结构。

⑤双能量成像还可用于尿路结石成分定性分析;显示痛风尿酸盐结晶成分;鉴别脑出血中的新鲜或者陈旧性出血。

2）心脏扫描技术

DSCT 在心脏扫描检查中最大的优势在于提高了时间分辨率。机架上互成 90°安装的两个 X 线管/探测器系统,采集一层图像数据只需要旋转 90°,所需时间是单层螺旋 CT 的 1/2,机架旋转一圈的时间为 0.33 s,因此系统的时间分辨率是旋转时间的 1/4 即 82.5 ms,与受检者的心率无关,而且不需要进行多扇区重建,因此不需要人为降低心率,实现了真正常规、快速、可靠的心脏图像采集。另一优势是在心脏扫描检查时采用特殊的剂量降低机制而低剂量成像。

3）大范围扫描技术

DSCT 的两套采集系统能够同时进行标准的螺旋扫描或序列扫描,足够的 X 线功率保证在快速的容积覆盖速度时给予足够的 X 线量以达到理想的图像质量。也就是说快速扫描和高图像质量可以兼得。这对复合性外伤或需要全身血管检查的患者尤为重要。

（张影）

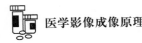

 # 任务四　CT 图像重建

一、数理基础

（一）体素

所谓体素（voxel），是指在受检体内欲成像的断层表面上，按一定大小和一定坐标人为地划分的很小的体积元。对划分好的体素要进行空间位置编码（或坐标排序），这就形成了具有坐标排序的体素阵列。图 4-4-1 表示脑断层表面上某坐标的一个体素。对于传统 CT 而言，一般体素的大小是：长或宽为 1～2 mm，高为 3～15 mm。可见体素很小。

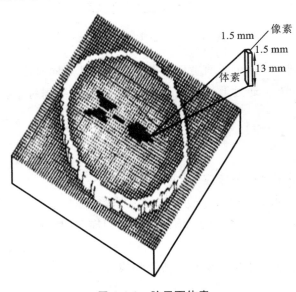

图 4-4-1　脑层面体素

实际中划分体素是对扫描野，即受检体接受扫描的空间进行划分。划分的方案有很多种，如有 160×160（＝25600 个体素）、320×320（＝102400 个体素）、256×256（＝65636 个体素）、512×512（＝262144 个体素）等划分。

引入体素概念后，按前述介绍的 CT 像本质是衰减系数成像，重建 CT 像的任务就是要求出每个体素的衰减系数值，从而获取衰减系数值在欲成像断层上的分布矩阵。

（二）图像矩阵

把一个被测人体层面像，像加上一个格栅那样有规律地划分为许多大小均等的小单元体（图 4-4-2），如果每行或每列的小单元体的宽度都相等，由前面 CT 成像扫描过程可知，这种小单元体的划分实际上是 X 线束进行扫描过程中形成的。严格地说，每个小单元体内部组织成分和密度是不均匀的。然而在 CT 成像中，如此小的单元体均假定为单质均匀体，这不仅减轻了计算机的计算负担，实际上所建立的 CT 图像仍然有足够好的清晰度和分辨率，足以满足医学影像诊断的需要。

如果每个小单元体按照扫描过程中的顺序进行排列和编号，便形成了一个有序的数组；这些有序的数组反映在图像平面上就形成了图像矩阵。在 CT 图像重建中，按照这些有序数组计算和重建图像。图像矩阵中的每个元素即为像素（图 4-4-3）。将图像分割成 $N \times N$ 的矩阵，矩阵中的元素用 μ_{ij} 来表示，其物理意义代表组织的吸收系数或 CT 值。

（三）扫描与投影

扫描（scanning）是获取投影（projection）值而采用的物理技术。在重建 X-CT 图像过程中，首先要进

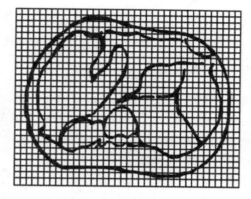

图 4-4-2 被测人体断面划分的图像矩阵

图 4-4-3 图像矩阵

行的就是对受检体的扫描。所谓扫描,是用 X 线束以不同的方式、按一定的顺序、沿不同的方向对划分好体素编号的受检体断层进行投照,并用高灵敏度的检测器接收透射体素阵后的出射 X 线束强度。这就是 X-CT 重建图像中采用的获取投影值的物理技术,也即通常说的采集数据的扫描技术。

投照受检体后出射的 X 线束强度 I 称为投影(projection),投影的数值称为投影值,投影值的分布称为投影函数。

(四)吸收系数

CT 图像重建的原理源于 X 线通过介质时衰减的物理规律。根据扫描所获取的投影值来求解成像剖面(实为断层)上衰减系数的分布,是选择数学方法的基本思路。

据前边知识介绍知,理想单能窄束 X 线透射各向同性均匀连续介质时,强度衰减的物理规律符合朗伯(Lambert)定律

$$I = I_0 e^{-\mu x}$$

式中:I_0 是入射 X 射线的强度,I 是通过厚度为 x 的均匀介质后 X 射线出射强度,μ 是均匀介质的线性衰减系数(linear attenuation coefficient)或线性吸收系数(linear absorption coefficient)。上式两边同取对数并整理可得

$$\mu = \frac{1}{x} \ln \frac{I_0}{I}$$

该式是测定物质衰减系数的基本关系式和基本依据。重建 CT 图像的重要环节就是从这一基本关系出发,通过对受检体的扫描,测出足够的投影值,再运用一定算法对投影值进行处理,确定各体素衰减系数 μ 的数值,从而获取衰减系数 μ 值的二维分布矩阵(实际上这就是 μ 值的数字图像)。

至此,还应明确一个问题,即衰减系数 μ 值既是物体种类的函数,又是 X 线能量(X 光子能量)的函数。这就是说,不同的物体对单能 X 射线而言 μ 值的大小不同;对同一物体而言,不同能量的 X 线对应衰减系数的大小也互不相同。可见,只有单能窄束 X 线束透射物体衰减时才有唯一准确对应的衰减系数值。然而,CT 扫描所使用的是具有一定能谱宽度的连续 X 线,而不同能量的 X 线对应的衰减系数值大小不同,所以,在重建 CT 像过程中要确定的每一像素的衰减系数值,应包含连续 X 射线谱中各种能量成分所对应的各种大小不同的衰减系数的成分。

如果在窄 X 线束扫描通过的路径 L 上介质不均匀,可将沿路径 L 分布的介质分成若干很小的块,小到每一体素可视为是同一均匀介质,有一个对应的线性衰减系数,每一小块为一体素,厚度为 l,μ_1,μ_2,$\cdots$,μ_n 为各体素的衰减系数(图 4-2-4)。

X 射线通过第一体素的衰减为 $I_1 = I_0 e^{-\mu_1 l}$

通过第二体素的衰减为 $I_2 = I_1 e^{-\mu_2 l}$

通过第三体素的衰减为 $I_3 = I_2 e^{-\mu_3 l}$

$\vdots$

通过第 n 个体素的衰减为 $I_n = I_{n-1} e^{-\mu_n l}$

对于上述各式,依次把上式代入下式,消掉中间项 I_1、I_2、I_3 等,得

$$I_n = I_0 e^{-(\mu_1 + \mu_2 + \cdots + \mu_n)l}$$

取上式的正值对数,则有

$$(\mu_1 + \mu_2 + \cdots + \mu_n)l = \ln \frac{I_0}{I_n} = p$$

式中的 X 线出射强度 I_n 即为前述的投影,该式把体素的衰减系数与射线的投射强度 I_n 联系在一起。由于 I_0 是入射 X 线强度(已知),l 是划分好的体素线度(即体素的长或宽),所以,如果测出了 X 线的衰减值 I_n,式中 p 为已知,于是就得到一个以线性衰减系数 μ 为未知数的线性方程。从广义上讲,实际中也把由 I_n 确定的 p 称为投影,投影值就是建立 X-CT 像过程中通过扫描采集到的数据。

二、图像重建方法

图像的重建问题实际上就是利用各个方向的投影,求出投影值的问题,常用方法有直接法和间接法两种。直接法是直接计算线性方程式的方法,如反矩阵法、迭代法等,现已不使用。间接法是先计算傅里叶变换系数再导出衰减系数的方法,如傅里叶变换法、反投法和卷积法。

实际上,不同的扫描方式,将引起图像重建方法的某些改变,但总的来说,其原理还是相同的。

(一)迭代法

这是一种代数重建技术,用一系列的近似计算以逐渐逼近的方式来获得图像,在图像重建开始以前,假定图像是均匀密度的,重建图像的每一步都是将上一步重建图像的计算投影与实际测量所得的投影进行比较,用实际投影与计算投影之差来修正图像。每一步都使图像更接近原来物体,经若干次修正后可以获得满意的图像。

这种算法耗时很长,但确实是一种精确的方法。这种方法由于必须等到全部测量数据求出后才能开始迭代运算,因此,重建一幅影像要在扫描终结之后才能进行,且运算烦琐,故此方法在现代 CT 机中已很少采用。

(二)傅里叶变换法

假设 $f(x,y)$ 为一吸收系数的函数。如图 4-4-4 所示,假设 $\theta = 0°$,取 X 轴方向的投影,有

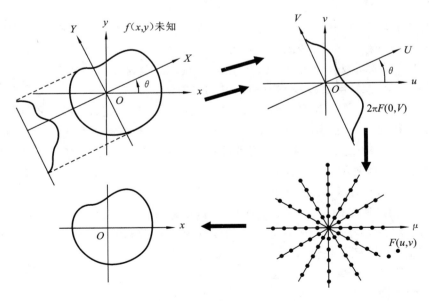

图 4-4-4　傅里叶变换法

$$g(y) = \int f(x,y)\,\mathrm{d}x$$

$g(y)$ 为投影 y 方向的一个投影函数,也就是在 x 轴方向的线积分。

$f(x,y)$ 的二维傅里叶变换为

$$F(u,v) = \iint f(x,y)\exp[-i2\pi(ux+uy)]\mathrm{d}x\mathrm{d}y$$

在二维平面中取直线 $u=0$ 表示为

$$F(u,v) = \iint f(x,y)\exp[-2\pi vy]\mathrm{d}x\mathrm{d}y$$
$$= \int [f(x,y)\mathrm{d}x]\mathrm{e}^{-2\pi vy}\mathrm{d}y$$
$$= F_1\{g(y)\}$$

式中:$F_1\{\}$ 表示一维傅里叶变换,这是一个重要结论,即二维图像之一维(在一个坐标轴上)投影的傅里叶变换,等于该二维图像傅里叶变换之中心剖面。可以证明,在任一方向上的投影函数的一维傅里叶变换的值,为原密度函数 $f(x,y)$ 的二维傅里叶变换 $F(u,v)$ 平面上沿同一方向且过原点的直线上的值。这就是中心区间定理(Central Section Theorem)。

根据这个定理,如果我们取足够多的投影数据,作它们的傅里叶变换,那么变换后的数据就将充满整个 $F(u,v)$ 平面,一旦 $F(u,v)$ 整个平面被充满后,作 $F(u,v)$ 的逆傅里叶变换就能得到 $f(x,y)$,也就是我们所要求的重建图像,这就是傅里叶变换法的基本概念。

傅里叶变换法避免迭代法中费时的迭代运算,特别是利用快速傅里叶变换,但是在最后进行逆傅里叶变换之前,需要把傅里叶变换平面中已有的极坐标形式的数据转换成直角坐标下的数据,进一步增加了大量插值极坐标变换的计算工作量。

(三) 反投影重建法

1. 反投影法

反投影法(back projection)又称总和法,此法是利用投影数值近似地复制出吸收系数的二维分布。它的基本原理是将所得的投影值按其原路径平均地分配到每一点上,各个方向上投影值反投影后,在影像处进行叠加,从而推断出原图像。

我们考察一矩形被测物体的两个方向上投影(图 4-4-5(a)),分别给出被测物体在 x、y 轴上的投影。在重建图像时,根据反投影法的原理,从 x 轴、y 轴方向上分别按原路径平均分配投影值,其结果在影像处是两个方向反投影值的叠加,即加重影像部分的显像值(图 4-4-5(b))。再经过处理或调整基本显像灰度值,更能突出投影重叠部分,使影像近似地重现原图像。

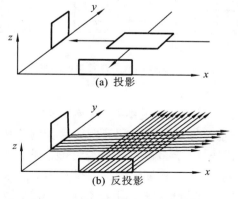

(a) 投影

(b) 反投影

图 4-4-5 矩阵物体投影和反投影

下面用四体素(设 $\mu_1=1$,$\mu_2=2$,$\mu_3=3$,$\mu_4=4$)矩阵的重建对反投影法作定性说明。对四体素作 0°、

45°、90°、135°投影（即扫描），再将投影值反投回原矩阵的对应位置（即扫描通过的各个体素点）上，即可将原矩阵中的四体素的特征参数 μ 值解出。其过程如图 4-4-6 所示。

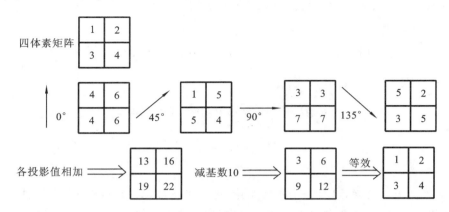

图 4-4-6　四体素矩阵的反投影法图像重建

运算中的基数（cardinal number）等于所有体素的特征参数的总和，这个总和也等于任一方向上投影值的总和，此算法由计算机执行。

反投影重建的缺点是会出现图像的边缘失锐（即一种伪影）现象。图 4-4-7(a)、(b)、(c)、(d)定性地说明了边缘失锐的现象和产生此现象的原因。若强吸收体为一小圆形，图 4-4-7(a)、(b)、(c)、(d)分别表示沿 0°、45°、90°、135°投射 X 线，获得投影数值而后加回矩阵的情况。投影值叠加的数据说明，如图 4-4-7(e)所示。而图4-4-7(f)则是直观地给出边缘失锐的图像说明。重建的物体图像不是圆形，而变成了星状物，中心处衰减系数 μ 值最大，离中心越远 μ 值越低，这就是图像的边缘失锐。

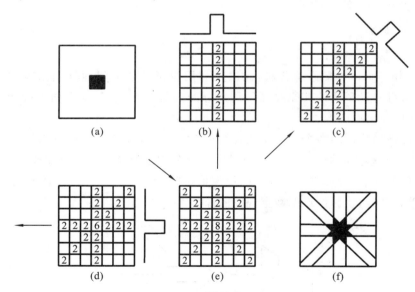

图 4-4-7　反投影法图像重建的边缘失锐

2. 滤波反投影法

反投影法重建的图像是模糊的。虽然这种模糊的图像经过修正后可以再现原始函数，但修正的过程很费时。这就是先反投影、后修正重建方法所存在的问题。为了消除反投影法产生的图像的边缘失锐，在实际中采用的算法是滤波反投影法（filtered back projection）。滤波反投影重建方法采用先修正、再反投影的做法，同样可得到原始的函数。此方法是把获得的投影函数作卷积处理，即人为设计一种滤波函数，用它对投影函数进行改造（卷积），之后把这些改造过的投影函数进行反投影等处理，就可以达到消除星状伪影的目的。

滤波反投影重建法采用卷积计算，故又称为卷积反投影法，其成像过程大致可分（预处理→卷积→反投影）三步：①将全部投影数据（衰减吸收值）作预处理，经过预处理的数据称为原始数据，该原始数据存入硬盘,在需要时再取出为重建图像采用;②将原始数据的对数值与滤波函数进行卷积,由于空间滤波函数选取是卷积计算的关键,故称为卷积核;③经滤波后的原始数据被反投影成像,并通过显示器显示。

与反投影法的图像校正相比,滤波反投影法在实现图像重建时,只需作一维的傅里叶变换。由于避免了二维傅里叶变换,滤波反投影法明显缩短了图像重建时间。

(张影)

任务五 CT 图像处理

CT 图像处理是应用计算机技术,根据一定的数学算法对已知图像进行的再加工,以使所获得的层面信息图像能够被人眼识别。也就是说,经过数字信息加工处理,把重建的二维 CT 值矩阵转变为可利用的 CT 图像。在 CT 成像装置重建出 CT 图像后,计算机将其作为数据文件存入存储器中,作为备用处理。当计算机执行相应的处理程序后,即可得出符合诊断需要的 CT 图像。由主控计算机对 CT 图像进行显示和再处理,要应用一些相关软件程序,只要用户在使用过程中学会各种处理功能的命令、参数设置等,就可以进行各种 CT 图像处理。

一、图像处理功能

(一) 显示处理

显示处理是利用计算机技术,对已建成的 CT 图像进行有目的的加工处理,使显示出来的 CT 图像更符合诊断的需要。

在临床应用时,常采用 X 线管和检测器相对静止、使被测人体随扫描床纵向匀速移动,边移动边曝光,进行每幅 2 mm 厚度的单方向多幅扫描(图 4-5-1),然后将这些线条数据组合成定位片(图 4-5-2)。显示出的定位片类似传统 X 线片,一般显示人体正位(PAT)或者侧位(LAT)的定位像,在定位像上可以选择出要扫描的体层位置,配合自动 CT 等相关功能,自动完成所选体层的扫描工作。

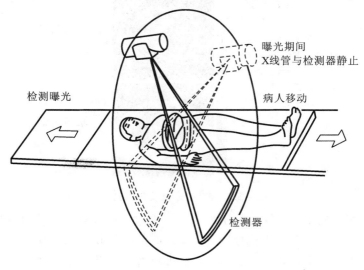

图 4-5-1 CT 定位像扫描方式

1. 窗口技术

人体组织的 CT 值在 $-1000 \sim +1000$ 之间,共 2000 个。CT 图像如果用灰度来显示,从全白到全黑的层次变化就需要用 2000 个灰阶。由于人眼能够分辨出 16 个灰阶,即每个灰阶对应 125 个 CT 值。用 16 个灰阶与层面某局部范围内的 CT 值一一对应,把局部范围内 CT 值的上限表示为全白(灰度为 0),把

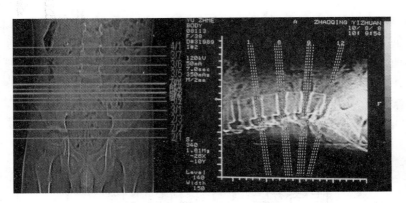

图 4-5-2　CT 定位像显示

CT 值的下限压缩为全黑(灰度为 16),灰阶对应的 CT 值数目减小,灰阶间的 CT 值相差变小,相邻组织间的灰阶差值为 125HU,人眼能分辨出这些差异,这相当于放大或增强了局部 CT 值范围内灰度显示的黑白对比,而集中了对感兴趣区范围内组织器官的显示,更容易区分出 CT 值分布的细微差异。

　　窗口是指 CT 值灰度显示范围;窗宽(window width,WW)是显示器所显示的 CT 值范围,数值上等于窗口中上限 CT 值和下限 CT 值之差。实际使用中,窗宽的选择要考虑窗口中组织结构密度差异,窄窗显示的 CT 值范围小,每级灰阶代表的 CT 值跨度小,有利于低对比组织结构(如脑组织)的显示;宽窗显示的 CT 值范围大,每级灰阶代表的 CT 值跨度大,适用于密度差别大的组织结构(如肺、骨质等)的显示。窗位(window level,WL),也叫窗水平,是窗口的中心 CT 值,通常为所观察组织的 CT 值的平均值。数值上为最大和最小 CT 值之和的一半。如图 4-5-3 所示的是某一选定的窗宽、窗位及显示灰阶,图中所示 CT 值"＋"的方向是显示亮的方向;"－"的方向显示暗的方向。

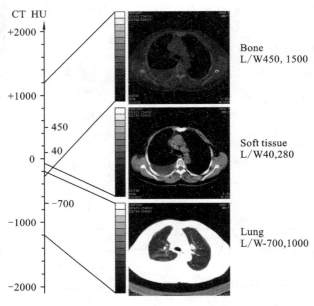

图 4-5-3　窗宽、窗位及灰阶显示

　　人体不同的病变组织需要不同的窗口技术来显示,CT 设备中设置了一些窗口显示方法,如在胸部常用的有肺窗、软组织窗和骨窗等显示,以便分段观察 CT 值范围差异较大的复杂组织结构;对于胸腔纵隔和肺可用肺窗和软组织纵隔窗双窗显示(图 4-5-4);也可设窗中窗以迅速捕捉到 CT 值范围不同段的病变组织;还可在窗宽范围内重点强调某 CT 值并给以明显标记等。

　　需要指出的是,窗口技术属于一种显示技术。合理地使用窗口技术,只是能获取组织结构差异的最佳显示方式,不会改变人体组织或结构上的真实差异。

　　2. 图像的放大

　　图像处理中数据的插值是放大 CT 图像最常用的方法,将小数据矩阵进行插值来增多数据矩阵的数

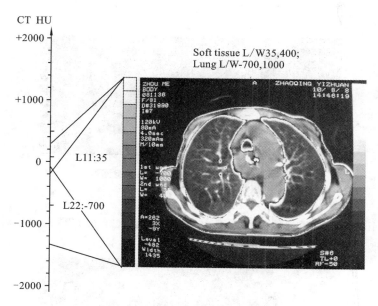

图 4-5-4　肺与纵隔窗双窗显示

据,使图像的数据量与显示矩阵相对应,则图像显示平滑连续。

（二）测量技术

为了具体观察图像中的某一区域,可以设定某一区域作为兴趣区（region of interest,ROI）,兴趣区可以根据具体图像中组织结构的形态选择任意形状,然后进行区域内 CT 值分布分析、距离测量、面积或体积计算,还可以进行图像的放大等跟显示有关的处理。CT 成像装置提供 ROI 数据测量及分析功能,使图像可以进行定量分析,还可进行夹角、面积测定及分析,以及箭头标注等,这些功能是数字图像的共性,而体积的分析计算是 CT 图像相对于一般数字图像的特点。

除了图像位置测量、CT 值显示、放大缩小等功能以外,还可以进行兴趣区域内统计学评价、多个测量区域存储、以某一基线作镜面像、图像位移和旋转、多幅图像显示、图像加减、图像过滤等。

二、图像后处理技术

CT 图像的后处理技术主要是对多层螺旋 CT（MSCT）容积扫描的图像数据,通过一定的计算机软件进行处理和重组,形成人体的表面、任意切面,甚至曲面的图像,以弥补 CT 断面图像的局限,可进行多方位观察。尤其对于一些比较复杂的部位,运用图像后处理技术可以使图像具有一定的三维解剖形象,表现出各个组织器官在三维空间上的位置关系。图像后处理技术主要包括多层面重组（multiplanar reconstruction,MPR）技术、曲面重组（curved multiplanar reformation,CMPR）技术、最大密度投影（maximum intensity projection,MIP）、最小密度投影（minimum intensity projection,MinIP）、表面阴影显示（surface shadow display,SSD）、容积再现技术（volume representation,VR）、仿真内镜显示（virtual endoscopy,VE）等。这些后处理技术不但在疾病诊断中具有重要的作用,对于疾病的治疗包括神经外科、矫形外科、模拟手术等都有重要的指导意义。

（一）多层面重组与曲面重组

多层面重组（MPR）技术是在横断面图像上,画直线或斜线,使横断面的二维体素单元重组,得到该断面的二维图像,主要有冠状面、矢状面及任意角度的图像（图 4-5-5）,通常采用 MSCT 进行小间隔重叠处理的容积扫描信息,得到的多层面图像比重组的多层面图像清晰。

曲面重组（CMPR）技术是沿感兴趣器官画一曲线,体素元沿此曲线重建,从而形成曲面的图像,与多层面重组的主要区别是其主要用于显示路径迂回的血管、支气管等器官,使它伸展在同一平面上。

（二）最大密度投影与最小密度投影

最大密度投影（MIP）是指对容积数据中,以视线方向作为投影线,把该投影线上遇到的最大像素值,投影到与视线垂直的平面上,把全部投影数据通过计算机重组处理,形成图像,常用于显示相对高密度的

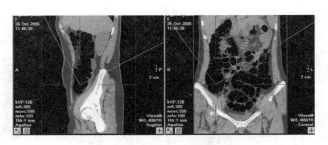

图 4-5-5　结肠冠状面、矢状面重组图像

组织结构。

　　最小密度投影（MinIP）是对通过的容积组织中最小像素值（CT 值）进行编码、投影观察，主要用来显示含气组织如气管、肺、充气结肠等相对低密度的组织结构（图 4-5-6）。

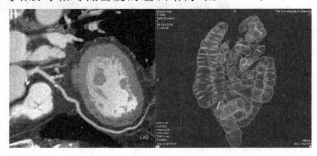

图 4-5-6　冠状动脉最大密度投影与结肠最小密度投影图像

（三）表面阴影显示

　　表面阴影显示（SSD）是预先确定兴趣区域内组织结构的最高和最低 CT 阈值，然后标定兴趣区内的组织结构，通过计算机重建图像。其图像是应用图像灰阶编码来显示组织结构的。这种显示技术对应不同 CT 值的组织结构，设定出不同的 CT 阈值，可描绘出复杂的解剖结构重叠的关系，常用于显示颌面部、骨盆（图 4-5-7）、脊柱等解剖结构复杂的部位。

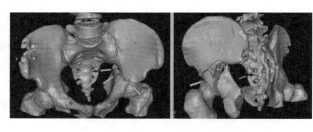

图 4-5-7　骨盆表面阴影显示图像

（四）容积再现

　　容积再现（VR）技术是利用全部体素的 CT 值，通过功能转换软件，进行表面遮盖技术并与旋转相结合，加上伪彩色编码与透明化技术，使表面与深部结构同时立体、清晰、逼真地显示。常用于支气管、肺、纵隔、肋骨和血管（图 4-5-8）的成像。

（五）仿真内镜显示

　　仿真内镜显示（VE）技术是计算机与 CT 结合而开发出来的图像后处理功能。容积数据与计算机的虚拟现实结合，从管腔一端向另一端逐步显示管腔器官的内腔，可模拟出内镜检查的过程。再行伪彩色编码技术，可使内腔显示更为逼真。临床上几乎所有管腔均可显示，如仿真血管镜、仿真支气管镜（图 4-5-9）、仿真喉镜、仿真鼻窦镜、仿真胆管镜和仿真结肠镜等，其显示效果好，无痛苦，容易被患者接受。但其不能进行活检，图像质量受伪影等因素影响，也给诊断带来一定困难。

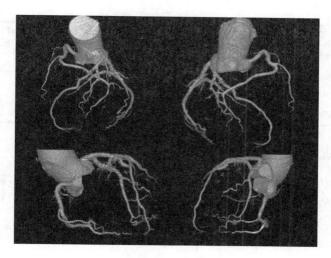

图 4-5-8 冠状动脉容积再现图像

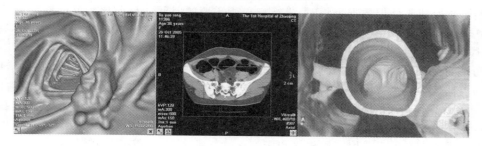

图 4-5-9 CT 仿真内镜显示图像

（徐明）

  任务六 CT 图像质量

进行 CT 检查工作,要能够分析、判断出影响 CT 图像质量的因素,能利用 CT 图像处理功能和各种参数设置,有效改善 CT 图像质量。作为影像技术人员,要了解评价 CT 图像质量的标准及方法、影响图像质量的因素及技术环节。其实,对 CT 图像质量的评价,就是对 CT 成像系统整体性能的评价。

一、CT 图像质量评价指标

CT 图像质量的评价较复杂,CT 图像首先要满足临床诊断要求;扫描时要合理地选择成像技术条件;临床检查的相关性能参数要可以通过客观方法测试;要保证在不影响诊断的前提下,把辐射剂量降低。在实际应用中,常用的评价指标有扫描时间扫描周期、体层厚度、螺距、算法、扫描域、对比度分辨率、空间分辨率、噪声、伪影等。具体评价指标如表 4-6-1 所示。

表 4-6-1 CT 图像质量的评价指标

项 目	指 标 范 围
扫描时间	0.5～10 s
计算时间	10～30 s
扫描范围	40～50 cm
体层厚度	1～10 mm
对比度	2～4 HU
对比度分辨率	0.1%～1%

项　　目	指 标 范 围
空间分辨率	$\Phi0.5\sim1$ mm
	（5～10LP/cm）
噪声	±4HU
均匀度	±2HU

二、影响 CT 图像质量的成像参数

影响 CT 图像质量的因素很多，除了 CT 成像系统整体性能以外，还有很多影响因素。包括检查前的准备、图像重建算法的选择、部分容积效应、伪影和噪声等。以下归纳了影响 CT 图像质量的几个重要的成像参数。

（一）扫描时间和扫描周期

1. 扫描时间

扫描时间是指完成某体层数据采集时，进行扫描所需要的时间。目前比较好的螺旋 CT 最快的单层扫描时间是 0.3 s，屏气一次可完成腹部的连续多层扫描。普及型全身 CT 在 3～5 s 之间。

2. 扫描周期

扫描周期是指完成一次体层扫描到下一次扫描开始所需要的时间。扫描周期通常包括扫描时间、数据采集系统的数据处理和恢复时间、扫描床重新定位时间等，其中扫描时间在扫描周期中占的比重最大，约为 60%。目前普通全身 CT 扫描周期在 5 s 左右，每分钟可在某体层平面进行 12 次连续扫描。

普通 CT 设有连续扫描功能，它是把数据处理及恢复时间延后，首先扫描，床移动定位，再扫描……重建图像有延迟。螺旋 CT 由于采用容积扫描和床面连续行进，它可以缩短扫描时间。

（二）扫描范围和体层厚度

1. 扫描范围

扫描范围是指 CT 扫描受检体的最大区域。从临床角度看，在保证图像质量的前提下，可采用最大的扫描范围，而随着扫描范围的增加，X 线在受检体上分布的不均匀性增加，产生的噪声也增加，影响图像质量。一般检查被检人体的胸部和脊柱等部位，扫描范围在 40～50 cm 即可。

2. 体层厚度

体层厚度是指受检体 CT 扫描的成像厚度。普通 CT 扫描的体层厚度由准直器宽度决定，一般将体层厚度选择在 5～10 mm，如对微细组织结构扫描，可将体层厚度选到 1～2 mm；螺旋 CT 的体层厚度由螺距和准直器宽度共同决定，进行薄层扫描时，由于层面内的 X 线量小，扫描时必须增加层面内的管电流量，以减小量子斑点，从而增加了受检体的总照射剂量。

（三）对比度与密度分辨率

1. 对比度

CT 图像对比度表示组织器官的密度差异。组织器官对 X 线吸收差异，在 CT 图像上表现为灰度差异，数值上用 CT 值差异表示。CT 图像的组织 CT 差值在 2～4 HU 之间认为对比度良好。

2. 密度分辨率

密度分辨率也称低对比分辨率，为物体与均质环境的 X 线衰减系数差别的相对值小于 1% 时，CT 图像能分辨该物体的能力。较好的 CT 对比度分辨率为 0.1%～1.0% 之间。密度分辨率主要受到噪声影响。噪声增加，CT 图像密度分辨率降低；反之，则密度分辨率提高。

影响密度分辨率的主要因素包括以下四点。①剂量：X 线的剂量影响噪声，进而影响低密度分辨率，剂量增加，噪声减少，密度分辨率提高；②扫描层厚：随着层厚减薄，图像空间分辨率将增高。但由于探测器所获得的 X 线光子数减少，CT 图像密度分辨率下降；③体素：影像中像素对应的体素增大，则密度分辨率提高，反之降低；④重建算法：软组织算法有利于提高密度分辨率，但图像的空间分辨率降低。

（四）空间分辨率

空间分辨率也称高对比分辨率，是指 CT 图像能分辨层面上相邻两点的能力，常用能分辨两个点间的

最小距离来表示,普通 CT 图像的空间分辨率为 1～2 mm。空间分辨率的表示方法,在机器的技术指标中大都以线对数/厘米(LP/cm)或者线对数/毫米(LP/mm)来表示。以上两种表示方法,在本质上是一样的。

一般的,空间分辨率是指断层面上的横向空间分辨率,其与沿断层轴向上的纵向空间分辨率不同,纵向空间分辨率主要由层厚决定,传统 CT 的纵向分辨率为 3～15 mm,多层 CT 的纵向和横向空间分辨率相同。CT 图像的空间分辨率主要取决于后准直器的准直孔径。受探测器的有效受照宽度和有效受照高度的影响。检测器的有效受照宽度基本上决定了在体层上的横向空间分辨率;而检测器内的有效受照高度决定了层厚,也就决定了沿体层轴向上的纵向空间分辨率。准直器的宽度和高度越小,探测器的有效受照宽度和高度就越小,空间分辨率越高。

对空间分辨率的检测有很多方法,有传统的体模测试,还有调制传递函数法。目前,用测试卡测出的 CT 空间分辨率可以达到直径 0.5～0.7 mm,最好的可以达到直径 0.35 mm;用调制传递函数,在调制对比度为 5% 时,CT 的空间分辨率可达到 10 LP/cm。

影响空间分辨率的主要因素有以下六点。①焦点的大小:小焦点,测量精度高,重建的影像空间分辨率高,反之,大焦点,则空间分辨率低;②X 线束与检测器受照有效宽度:对于相同的扇形 X 线束,检测器排列的数量越多或者准直器的宽度和高度越小,检测器受照的有效宽度和高度越小,图像空间分辨率越高;③重建范围和重建矩阵:图像矩阵是显示图像的重要组成要素,图像矩阵越大,组成图像像素点越多,图像的空间分辨率也越好;④扫描层厚:选择薄层扫描,部分容积效应降低,图像空间分辨率高;⑤螺距:在中低端 CT 中,螺距增大,层厚膨胀明显,z 轴空间分辨率降低;⑥图像重建算法:分骨算法、软组织算法、标准算法以及若干中间算法(图 4-6-1)。采用分骨算法的空间分辨率最高,标准算法次之,软组织算法的空间分辨率最低。选用不同算法得到的图像质量不同,临床应根据具体需要进行合理选择。

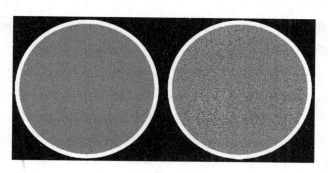

图 4-6-1 图像重建算法对 CT 图像质量的影响

（五）噪声

由于单位体积(体素)之间 X 线光子量不均衡,使得采样过程中接收到了某些干扰信息。表现为图像的均匀性差,呈颗粒性,密度分辨率下降。利用标准偏差可以衡量成像系统总体的噪声水平。CT 扫描时的噪声主要有 X 线量子噪声、电气元件及测量系统形成的噪声及重建算法等形成的噪声。其中,X 线的量子噪声占的比重最大。X 线的量子噪声与 X 线剂量大小、采用的过滤方法、体层厚度、物体对 X 线的衰减及检测器的检测能力等有关。图像噪声表现的 CT 值的统计涨落,可用扫描一个均匀物体的 CT 图像来检测。检测时,扫描标准水模,要求的 CT 值为 ±4HU。

影响 CT 图像噪声的因素主要有以下几点。①管电流量:探测器所接收的有效光子数与图像的噪声成反比。随着管电流量的增加,有效光子数增加,图像噪声降低。反之,则图像噪声增加(图 4-6-2)。②管电压:受到光电效应和康普顿效应的影响,X 线穿透被检组织产生衰减,低能 X 线被吸收,当管电压提高后,X 线穿透能力提高,在管电流不变的情况下射线量增加,图像噪声减小。③层厚:随着层厚的增加,探测器接收的有效光子数量增加,图像噪声减小。④重建滤过算法:分骨算法较其他算法产生更多的噪声,软组织算法的噪声更小。⑤视野和矩阵:两者共同决定了像素的大小,像素增大,像素内所含光子数增

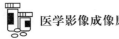

加,图像噪声减小。⑥螺距:螺距增加后,扫描速度加快,探测器接收的光子数减少,噪声增加。

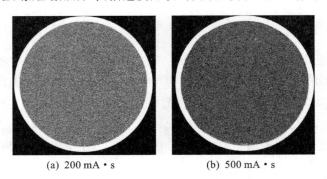

(a) 200 mA·s   (b) 500 mA·s

图 4-6-2　管电流量对 CT 图像质量的影响

（六）伪影

CT 图像中的伪影主要是指受检体内并不存在的假象。包括运动伪影和高密度伪影。运动伪影是扫描时,由被检者器官或者身体运动产生的,包括呼吸、心跳、吞咽等生理性运动和检查时患者不配合,表现为图像中出现条纹状或叉状的影像;如扫描时,在被检者扫描部位有金属、坚硬骨组织等会产生高密度伪影。伪影会使 CT 图像质量下降,给临床诊断疾病带来困难,因此,扫描前,要跟患者提前交代好,把身上的金属物取出,扫描时,要求患者不要随意移动身体,对于要扫描的部位有呼吸和心跳等生理性运动的,可以采用呼吸及心跳门控技术配合进行扫描,以减少伪影对图像质量的影响。

（七）部分容积效应

同一体积元中含有多种不同密度的组织,CT 值不能真实地反映其中任意一种组织的 CT 值,这种现象称为部分容积效应。受部分容积效应影响,CT 图像中各像素的 CT 值代表的是相应体积元中各种组织的平均密度。因此,体积元越大,部分容积效应越明显。CT 扫描时,为了克服部分容积效应对图像质量的影响,应尽可能采用薄层扫描。

（八）均匀度

均匀度也称均匀性,是描述同一种组织在断面上的不同位置成像时,是否具有同一个平均 CT 值。国际上对均匀度的定义为:在扫描野中,匀质体各局部在 CT 图像上显示出 CT 值的一致性。

受到噪声的影响,均质体的 CT 图像上各处的 CT 值是不一致的,其各局部区域内的平均 CT 值也是不一致的。其偏离程度越大,均匀度越差;反之,越好。通过扫描标准体模,可对均匀度进行检测,定量地给出均匀度。最好的均匀度是 0 HU。国际上对均匀度的检测要求为±2 HU。除受图像噪声影响外,均匀度还受 X 线束硬化影响。硬化在图像上的分布越不均匀,则图像的均匀度越差。因此,校正硬化将有助于提高均匀度。

（徐明）

项目小结

本项目介绍了 CT 成像原理、数据采集与扫描方式、图像重建、图像处理和图像质量评价等内容。对 CT 硬件特点、物理成像原理、数据采集、多层螺旋 CT 及图像重建等进行了重点叙述。由于 CT 图像反映了人体横断面组织和器官的信息,可利用其数字图像显示功能,对兴趣区的 CT 值、面积及体积等进行测量。还可以利用多层螺旋 CT 的图像处理软件,进行三维重组;在 CT 图像质量评价方面,提出了 CT 图像质量评价指标。随着科技的进步,双源 CT 及能谱 CT 的开发研究,平板探测器技术应用于多层螺旋 CT,使得 CT 在临床的应用空间得到很大程度的拓展,其图像也给临床提供了更多的诊疗依据。

测试题

选择题

1. CT 的全称,正确的是( )。

A. 计算机扫描摄影　　　　　　B. 计算机体层摄影　　　　　　C. 计算机辅助断层摄影

D. 计算机横断面体层扫描　　　E. 计算机横断面轴向体层摄影

2. CT 诞生的年份是( )。

A. 1895 年　　　B. 1967 年　　　C. 1971 年　　　D. 1972 年　　　E. 1979 年

3. CT 的发明人是( )。

A. 考迈克　　　B. 莱德雷　　　C. 安博若斯　　　D. 亨斯菲尔德　　　E. 维廉·康拉德·伦琴

4. CT 与传统 X 线检查相比,相同点是( )。

A. 成像原理　　　B. 成像方式　　　C. 成像能源　　　D. 图像显示　　　E. 检查方法

5. 与 X 线体层摄影比较,CT 最主要的优点是( )。

A. 采用激光相机拍照　　　　　B. 病人摆位较简便　　　　　　C. X 线辐射剂量较小

D. 可使用对比剂增强　　　　　E. 无层面外组织结构干扰重叠

6. CT 与常规 X 线检查相比,突出的特点是( )。

A. 曝光时间短　　　　　　　　B. 空间分辨率高　　　　　　　C. 密度分辨率高

D. 病变定位定性明确　　　　　E. 适于全身各部位检查

7. 与传统 X 线体层相比,CT 的主要优点是( )。

A. 伪影减少　　　　　　　　　B. 剂量减少　　　　　　　　　C. 对比分辨率改善

D. 空间分辨率提高　　　　　　E. 图像采集速度快

8. CT 的主要优点是( )。

A. 密度分辨率高　　　　　　　B. 可作三维重组　　　　　　　C. 射线剂量较常规 X 线少

D. 主要用于人体任何部位的检查　　E. 定位、定性准确性高于 MRI 检查

9. 与屏-片摄影相比,CT 利用 X 线的成像方式是( )。

A. 衰减射线转换成数字信号后成像　　　　B. 利用衰减射线直接曝光成像

C. 衰减射线转换成可见光后成像　　　　　D. 利用衰减射线产生的荧光成像

E. 利用衰减射线转换成电信号成像

10. 内镜成像对人体无损伤是因为( )。

A. 无层面外结构干扰的断面图像　　B. 空间分辨率高　　　　　　C. 采用可见光成像

D. CT 成像的优点　　　　　　　　　E. 内脏观察显示直观

11. CT 扫描图像密度分辨率高的主要原因是( )。

A. 使用了高频发生器　　　　　B. 采用了大功率的 X 线管　　　C. 由计算机进行图像重建

D. 原发射线经过有效滤过　　　E. 射线束准直精确散射线少

12. CT 的成像原理主要是利用了( )。

A. 探测器的光电转换功能　　　B. 物质对 X 线的吸收衰减　　　C. ADC 的转换功能

D. 计算机的图像重建速度　　　E. 激光相机的成像性能

13. CT 成像的物理基础是( )。

A. X 线的吸收衰减　　　　　　B. 计算机图像重建　　　　　　C. 像素的分布与大小

D. 原始扫描数据的比值　　　　E. 图像的灰度和矩阵大小

14. 下述与 CT 成像过程有关的叙述是( )。

A. 日常质量控制扫描程序　　　B. 阵列处理机的图像重建　　　C. 防止球管老化的升温扫描

D. 数据采集系统进行 A/D 转换　　E. 探测器将 X 射线转换为可见光

15. 计算 CT 值的公式是根据( )。

A. 水的质量衰减系数   B. 水的线性衰减系数   C. 水的电子密度

D. 水的质量密度   E. 水的分子成分

16. 关于 CT 值的叙述,错误的是( )。

A. CT 值又称为 CT 数   B. CT 值不是一个绝对值   C. CT 值的表示单位是 HU

D. CT 值随入射 X 线量的大小变化   E. CT 值是重建图像中的一个像素值

17. CT 检查技术,表示病变密度大小的是( )。

A. 照片测试密度   B. 照片透光度   C. 照片阻光率

D. CT 值   E. 亮度值

18. 关于 CT 值的叙述,错误的是( )。

A. CT 值又称为 CT 数   B. CT 值的单位是 HU   C. CT 值不是一个绝对值

D. CT 值随 mA·s 大小变化   E. CT 值是重建图像中的一个像素值

19. 空气的线衰减系数是( )。

A. 0   B. 1   C. 10   D. 100   E. 1000

20. CT 值定义公式中的常数(k)应该是( )。

A. 500   B. 1000   C. 2000   D. −1000   E. +1000

21. CT 值的单位是( )。

A. kW   B. HU   C. W   D. L   E. cm

22. 水的 CT 值通常是( )。

A. −1000HU   B. −500HU   C. 0HU   D. +500HU   E. +1000HU

23. CT 值为"0"时,其建立依据是( )。

A. 水   B. 空气   C. 脂肪   D. 致密骨   E. 软组织

24. CT 值为"0"的物质是( )。

A. 软组织   B. 致密骨   C. 空气   D. 脂肪   E. 水

25. CT 值主要与下述哪一项有关?( )

A. 原子序数   B. 氢浓度   C. 物质密度   D. 光学密度   E. X 线的线性衰减系数

26. 亨斯菲尔德 CT 值标尺的范围是( )。

A. +3071~−1001   B. +4095~−1001   C. +2000~−2000

D. +1000~−1000   E. +500~−500

27. 根据亨斯菲尔德 CT 值标尺的规定,脑灰、白质吸收系数差为( )。

A. 20%   B. 10%   C. 5%   D. 1%   E. 0.5%

28. 显示器所表现的亮度信号等级差别称( )。

A. 窗宽   B. 窗位   C. 灰阶   D. 视野   E. CT 值标度

29. 像素的亮度与 CT 值有关,CT 值增加( )。

A. 图像的亮度降低   B. 图像的亮度增加   C. 图像的亮度不变

D. 图像先亮后暗   E. 图像变灰

30. CT 图像中从白到黑的灰度影像,称为( )。

A. 密度分辨率高   B. 空间分辨率高   C. 窗宽窗位

D. 灰阶   E. 噪声

31. 关于 CT 扫描架的叙述,错误的是( )。

A. 转动部分装有 X 线管   B. 检测器及其相关部件在转动部分

C. 扫描架内分为固定部分和转动部分   D. 低压滑环方式的高压发生器进入转动部分

E. X 线管散热油循环泵与热交换器在固定部分

32. 关于 CT 扫描架的叙述,错误的是( )。

A. 扫描架中间开有扫描孔   B. 固定部分设转动驱动装置   C. 转动驱动装置有皮带方式

D. 有线性电动机直接驱动方式   E. 磁悬浮使扫描架没有轴承

33. 关于CT扫描床面的叙述,错误的是(　　)。

A. 要较少吸收X线　　　　　　B. 不能含金属材料　　　　　　C. 可以有边框

D. 有较大承重能力　　　　　　E. 用于输送患者进入扫描孔

34. 关于CT扫描特点的阐述,错误的是(　　)。

A. CT密度分辨率比MRI低　　　　　　B. CT扫描可获取断面图像

C. 层厚与CT密度分辨率有关　　　　　　D. CT空间分辨率比常规X线摄影高

E. CT密度分辨率比常规X线检查高

35. 下述关于CT扫描数据采集基本部件的叙述,正确的是(　　)。

A. 激光相机,X线球管　　　　B. 探测器阵列,计算机　　　　C. 探测器阵列,X线球管

D. 数据采集系统,计算机　　　E. 高频发生器,探测器

36. 数据采集系统(DAS)的主要部件是(　　)。

A. 探测器　　　　　　　　　B. ADC　　　　　　　　　C. 逻辑放大器

D. 输入/输出系统　　　　　　E. 信号传送系统

37. 数据采集系统的物理位置是位于(　　)。

A. 球管与病人之间　　　　　B. 病人与探测器之间　　　　C. 球管与探测器之间

D. 探测器与计算机之间　　　E. 计算机与显示屏之间

38. 最早期CT(第一代)扫描时间长的主要原因是(　　)。

A. 球管功率太小　　　　　　B. 计算机速度慢　　　　　C. 病人体型较胖

D. 采用了220V电压　　　　　E. 束窄X线,需多次平移

39. 扫描架是双方向旋转扫描的CT是(　　)。

A. 非螺旋CT　　B. 螺旋CT　　C. ECT　　　　D. 热CT　　　E. 多层CT

40. CT扫描使用较高的千伏值的优点是(　　)。

A. 减轻高压发生器的负载　　B. 降低骨骼软组织对比度　　C. 减少光子的吸收衰减系数

D. 提高X射线的辐射总量增　　E. 增加穿透率,提高射线利用率

41. 能用于心脏及大血管检查的专用CT是(　　)。

A. 普通CT　　B. 螺旋CT　　C. 滑环CT　　D. 电子束CT　　E. 多层螺旋CT

42. CT扫描时X射线管发出的是(　　)。

A. β射线　　　　　　　　　B. 散射线　　　　　　　　C. 一束γ射线

D. 混合能谱射线　　　　　　E. 近似单一能谱射线

43. X射线通过病人后,透射线强度与原射线的关系,正确的是(　　)。

A. 指数衰减关系　　　　　　B. 线性衰减关系　　　　　C. 与距离平方成正比

D. 康普顿散射效应关系　　　E. 透射线强度是原射线强度的一半

44. 在CT中,X射线通过病人后的衰减定律是(　　)。

A. 对数衰减定律　　　　　　B. Raymond定律　　　　　C. Hu衰减定律

D. 线性衰减定律　　　　　　E. Lambert Beer定律

45. 下述与射线衰减关系最小的条件是(　　)。

A. 空气厚薄　　　　　　　　B. 原子序数大小　　　　　C. 物体内行进距离

D. 光子能量高低　　　　　　E. 组织密度大小

46. 下述X入射线的字母表示方法,正确的是(　　)。

A. μd　　　B. $e-$　　　C. $\ln$　　　D. dX　　　E. I_0

47. 关于像素的叙述,正确的是(　　)。

A. 像素就是体素　　　　　　B. 探测器阵列中的一个单元　　　C. 图像重建中的一个容积素

D. 图像灰阶标尺中的一个刻度　　E. 二维图像中的一个基本单元

48. CT扫描中,像素尺寸与矩阵大小的关系是(　　)。

A. 成反比　　B. 成正比　　C. 函数关系　　D. 对数关系　　E. 指数关系

49. FOV 为 24 cm 时,如使用 512×512 矩阵成像,所得像素大小约是( )。

A. 0.25 mm   B. 0.5 mm   C. 0.75 mm   D. 1.09 mm   E. 1.25 mm

B 型题

1. 与屏-片摄影相比,CT 检查( )。

2. 与屏-片摄影相比,常规体层摄影( )。

A. 空间分辨率高   B. 单幅图像的表面剂量低   C. 单幅图像的球管热量低

D. 低对比度分辨率高   E. 指定层面冠状面成像

3. CT 发明者获得的奖项名称( )。

4. CT 图像重建理论研究学者( )。

5. CT 的英文全称是( )。

A. Cormack   B. Computed Tomography   C. Ambrose

D. McRobert   E. Houndfield

6. CT 的成像介质为( )。

7. CT 的图像为( )。

8. 屏-片摄影的图像为( )。

A. 胶片   B. 线圈   C. 探测器   D. 数字图像   E. 模拟图像

项目五　磁共振成像

课程目标

1. 掌握：磁共振成像的物理基础,图像信息的产生及图像的空间定位。
2. 熟悉：磁共振成像的概念、特点及磁共振的血流信号特点。
3. 了解：脉冲序列的构成及其特点,影响磁共振图像质量和信号强度的因素。

自 20 世纪 40 年代发现磁共振现象以来,科学家们经过努力探索,借助计算机技术和图像重建技术,成功地在医学领域实现了磁共振成像(magnetic resonance imaging,MRI)。磁共振成像与以 X 线为能源的成像方式、超声成像方式及核医学成像方式不同,它是一种以完全不同的成像原理显示人体组织、结构影像的成像方式。磁共振的成像原理涉及量子物理学等内容,对其基本原理的了解是理解磁共振成像的基础。

 ## 任务一　概　述

一、磁共振成像的特点

磁共振成像是利用特定频率的射频脉冲(radio frequency pulse,RFP),对置于磁场中含有自旋不为零的原子核的物质进行激发而产生磁共振现象,用感应线圈采集磁共振信号,按一定数学方法进行处理而建立数字图像的成像方法。

磁共振成像与其他成像技术相比,具有以下显著的特点:①以射频脉冲作为成像的能量源,而不使用电离辐射,因而对人体安全、无创。②图像对脑和软组织分辨率极佳,能清楚地显示脑灰质、脑白质、肌肉、肌腱、脂肪等软组织以及软骨结构,解剖结构和病变形态显示清楚、逼真。③多方位成像,能对被检查部位进行轴位、冠状位、矢状位以及任何倾斜方位的层面成像,能得到其他成像技术所不能显示或难以显示部位的图像,便于再现体内组织结构和病变的空间位置及相互关系。④多参数成像,多序列成像,通过分别获取 T_1 加权像(T_1 weighted image,T_1WI)、T_2 加权像(T_2 weighted image,T_2WI)、质子密度加权像(proton density weighted image,PDWI)以及 T_2*WI、重 T_1WI、重 T_2WI,在影像上取得组织之间、组织与病变之间在 T_1、T_2、T_2*WI 和 PD 上的信号对比,可以提高兴趣区组织结构的显示及病变显示的敏感性,多层次、大幅度地增加诊断信息。⑤选择性成像,通过参数、成像序列的选择或应用特殊成像技术,可以选择或抑制人体组织的磁共振信号,进行选择性成像。如水成像、脂肪或水的抑制成像;不使用对比剂即可进行非创伤性血管成像,且成像质量可与数字减影血管造影相媲美。⑥除了能进行形态学研究外,还能进行功能、组织化学和生物化学方面的研究。正是由于这些特点,使该项技术在三十余年的时间内得到了广泛的应用并显示出它的强势。由于该技术所具有的潜力,也使它成为目前发展最为迅速的医学成像技术之一。

然而磁共振成像也有其局限性,主要有:①空间分辨率低,与 X 线摄影、CT 等成像技术相比,磁共振图像的空间分辨率较低。细小病变不易显示,不适宜对微小病变的观察。②成像速度慢,不利于对危重患者及不合作患者检查。③禁忌证多,装有心脏起搏器、动脉瘤夹、金属假肢等患者不宜进行磁共振检查。④不能进行定量分析,磁共振成像不能对成像参数值进行有效测定,所以不能像 CT 那样在图像上进行定量分析和诊断。⑤多种伪影因素,导致磁共振图像产生的伪影因素较其他的成像技术多。⑥磁共振成像设备价格相对昂贵。

二、磁共振成像的基本参数

磁共振成像的目的在于为临床提供满足诊断要求的灰度图像,与 CT 不同,MRI 是多参数成像,每一体素的亮度灰度值与 T_1、T_2、质子密度等参数有关。人体不同组织,不论是正常的还是异常的,有它各自的 T_1、T_2 和质子密度值,不以人的意志为转移,它们是组织的特征参数,也是 MRI 区分正常和异常以及诊断疾病的基础。因此这些组织特征参数的测量是获取磁共振图像的第一步。

脉冲序列通常要规定射频脉冲的施加顺序、翻转角、梯度的应用形式以及采样时间等,这些变量统称为序列参数。这里介绍几种主要参数,并在常用的脉冲序列中说明它们对图像的影响。

(一)重复时间

重复时间(TR)是相邻两个激发脉冲间隔的时间,也是脉冲序列执行一遍所需要的时间。已知在 MRI 扫描中,每个相位编码步需要一个扫描周期,因此相位编码方向上的像素越多或 TR 越长,则所需的扫描时间就越长。在扫描分辨率确定的前提下,TR 是扫描速度的决定因素,同时 TR 大小对图像对比度也有影响。

(二)回波时间

回波时间(TE)是指激发脉冲与产生回波(即读出信号)之间的间隔时间。在多回波序列中,RF 脉冲至第一个回波信号出现的时间称为 TE_1,至第二个回波信号的时间称为 TE_2,以此类推。在常用的自旋回波序列中,TE 和 TR 共同决定着图像的对比度。

(三)激发次数

激发次数(NEX)也称平均数(NSA),是每个相位编码步采集数据重复的次数。增加 NEX 可提高图像的信噪比,但相应扫描时间也会增长。

(四)翻转角

在 RF 脉冲的激励下,宏观磁化矢量 M 将偏离主磁场 B_0 的方向,其偏离的角度称翻转角。翻转角的大小是由激励脉冲的强度决定的。增大 RF 的强度,可使翻转角增大。翻转角控制着将有多少纵向磁化变为横向磁化。常用翻转角为 90° 和 180° 的 RF 脉冲。

(五)扫描矩阵

扫描矩阵具有双重含义。一是规定了显示图像的行和列,即定了图像的大小;二是限定扫描层面中体素的个数,同时指出层面的相位编码数。图像重建后,原始图像的像素和体素一一对应。在其他参数确定的情况下,扫描矩阵越大,图像的分辨率越高。

MRI 的成像参数还有如层厚、层间距、视野、反转时间等。高质量的图像应具有高的信噪比、对比度、空间分辨率以及很短的扫描时间。然而一种因素的改善总是不可避免伴有另一种甚至一种以上其他因素的缺失。因此要根据具体的检测部位、检测目的,权衡选择成像参数。

三、磁共振成像的临床应用

磁共振成像在临床上的应用主要有:各种参数的解剖学结构影像用以区别不同器官、组织,可利用被检组织的物理和生物化学特性作为组织特性的评价,通过流动效应来评价血流和脑脊液的流动,可精确测定血液的流速、分布等特征。检查方式如下。

1. 全身 MRI

随着磁共振成像速度和应用功能的不断提高,全身 MRI 已在临床广泛应用。其检查对象包括头颅、脊柱、五官、胸部、心脏、腹部、盆腔、骨与关节等。

2. MRI 血管造影

MRI 血管造影(MRA)有:①常规 MRI 利用 MR 的流动效应来显示血管不注入对比剂时血管的影像。②对比增强血管造影(CE-MRA),目前可一次性注射全程血管扫描,特别是动态增强血管造影,使扫描时间缩短。③三维对比增强血管造影(3D-CE-MRA),经静脉注射顺磁性对比剂产生高信号的血管 MRA 影像,已广泛应用于颅内、外的血管造影,细小血管显示清晰,动脉显示更清晰。磁共振静脉成像(MRV)对比增强血管造影也具有较大优势。强大的 MRI 影像后处理技术,进行冠状动脉血管成像检查,可得到综合功能信息,如对血流储备、室壁运动功能、灌注情况及心肌存活等进行评估。

3. 磁共振水成像

磁共振水成像(MRH)是利用 MR 重 T_2 效果,即长 TR(重复时间)加特长 TE(回波时间)使含水器官显影的原理。该技术对流速慢或停滞的液体如胆汁、唾液等非常灵敏,而实质器官和流动液体里的低信号,为突出水的信号,采取脂肪抑制技术。MRH 常用于 MR 胆胰管造影、MR 尿路造影、MR 涎腺成像、MR 输卵管成像等。

4. 功能磁共振成像技术(fMRI)

脑功能磁共振成像技术是反映脑组织功能状态的 MRI 技术。包括:①弥散加权成像。②灌注成像。③血液氧饱和水平检测。④磁共振波谱分析(MRS)成像。MRS 临床应用主要有 ^{1}H 和 ^{31}P 两种频谱,前者是无创性研究人体器官组织代谢及生化改变进行化合物定量分析的方法,后者用于某些酶缺乏的肌肉代谢病变和心肌病变的诊断。MRI 和 MRS 的组合将进而显示"生化显微镜"的功能。

5. 介入磁共振

介入磁共振是在开放式 MRI 设备下实现精确定位及影像引导,可以动态地观察到穿刺针的位置,有利于避免损伤大血管,实时手术操作,以达到某种诊断和治疗目的的新技术。它的应用范围包括脑外科、骨科、普通外科及肿瘤科等。

MRI 也有一定的局限性:①MRI 对钙化不敏感,不利于病变诊断和鉴别诊断。②对体内有金属的患者,应慎重对待。如起搏器、介入留置夹、金属关节、种植牙、金属节育环等。③精神紧张恐惧者、癫痫患者、早孕者(三个月内)应延期检查、家属陪同检查或停止检查。④对危重病人,不能将急救设备(监护仪、呼吸机、氧气瓶)等带入强磁场的检查室。⑤在高温潮湿环境下,由于射频线圈的电流导致组织中产生热量,因而高温或散热功能障碍者也不适合做磁共振检查。

(樊冰)

 # 任务二 磁共振成像原理

一、磁共振成像仪的基本结构

磁共振设备按用途不同,可分为两大类:一是临床应用型,二是临床研究型。根据磁场的产生方式不同,可分为永磁型、常导型、超导型、混合型。磁共振成像仪通常由主磁体系统、梯度线圈、脉冲线圈、计算机系统及其他辅助设备等五部分构成。

(一)主磁体

主磁体是磁共振成像仪最基本的构件,是产生静态磁场的装置。根据磁场产生的方式,可将主磁体分为永磁型和电磁型。永磁型主磁体实际上就是大块磁铁,磁场持续存在,目前绝大多数低场强开放式磁共振成像仪采用永磁型主磁体。电磁型主磁体是利用导线绕成的线圈,通电后即产生磁场,根据导线材料不同又可将电磁型主磁体分为常导磁体和超导磁体。常导磁体的线圈导线采用普通导电性材料,需要持续通电,目前已经逐渐淘汰;超导磁体的线圈导线采用超导材料制成,置于液氦的超低温环境中,导线内的电阻抗几乎消失,一旦通电后在无需继续供电情况下导线内的电流一直存在,并产生稳定的磁场,目前中高场强的磁共振成像仪均采用超导磁体。

主磁体最重要的技术指标包括磁场强度、磁场均匀度及主磁体的长度。

高场强磁共振成像仪的主要优势:①主磁场的场强高可提高质子的磁化率,增加图像的信噪比;②在保证信噪比的前提下,可缩短磁共振成像信号采集时间;③增加化学位移使磁共振频谱对代谢产物的分辨率得到提高;④增加化学位移使脂肪饱和技术更加容易实现;⑤磁敏感效应增强,从而增加血氧饱和度依赖效应,使脑功能成像的信号变化更为明显。

主磁场均匀度对磁共振成像的影响表现为:①高均匀度磁场有助于提高图像信噪比;②磁场强度均匀是保证磁共振信号空间定位准确性的前提;③磁场强度均匀可减少伪影(特别是磁化率伪影);④高均匀度磁场有利于进行大视野扫描,尤其肩关节等偏中心部位的磁共振成像检查;⑤高均匀度磁场能充分利用脂肪饱和技术进行脂肪抑制扫描;⑥高均匀度磁场可有效区分不同代谢产物。

(二)梯度线圈

梯度线圈是磁共振成像仪最重要的硬件之一,主要作用有:①进行磁共振信号的空间定位编码;②产生磁共振回波(梯度回波);③施加扩散加权梯度场;④进行流动补偿;⑤进行流动液体的流速相位编码。

MRI 设备需要 X、Y、Z 三个相互正交的梯度磁场作为影响重建的空间定位依据。我们把主磁场方向定义为 Z 轴方向,与 Z 轴方向垂直的平面为 XY 平面。而梯度线圈是特殊绕制的线圈,由 X 轴、Y 轴、Z 轴三个线圈构成。我们以 Z 轴线圈为例,通电后线圈头侧部分产生的磁场与主磁场方向一致,因此磁场相互叠加,而线圈足侧部分产生的磁场与主磁场方向相反,因此磁场相减,从而形成沿着主磁场长轴,头侧高足侧低的梯度场,梯度线圈的中心磁场强度保持不变。X 轴梯度场与 Y 轴梯度场的产生机制与 Z 轴方向相同,只是方向不同而已。

梯度线圈的主要性能指标包括梯度场强和切换率(slew rate)。梯度场强是指单位长度内磁场强度的差别,通常用每米长度内磁场强度差别的毫特斯拉量(mT/m)来表示。

$$梯度场强(mT/m)=梯度场两端的磁场强度差值/梯度场的长度$$

切换率是指单位时间及单位长度内的梯度磁场强度变化量,常用每秒每米长度内磁场强度变化的毫特斯拉量(mT/m·s)来表示,切换率越高表明梯度磁场变化越快,也即梯度线圈通电后梯度磁场达到预设值所需要时间越短。

$$切换率=梯度场预定强度/时间$$

梯度线圈性能的提高对于磁共振超快速成像至关重要。

梯度磁场的剧烈变化会对人体造成一定的影响,可引起周围神经刺激,因此梯度磁场场强和切换率不是越快越好,应有一定限制。

(三)脉冲线圈

脉冲线圈也是磁共振成像仪的关键部件,脉冲线圈有发射线圈和接收线圈之分。发射线圈发射射频脉冲,激发人体内的质子发生共振;接收线圈接收人体内发出的磁共振信号。有的线圈可同时作为发射线圈和接收线圈,如装在扫描架内的体线圈和头颅正交线圈。大部分表面线圈只能作为接收线圈,而由体线圈来承担发射线圈的功能。

磁共振成像要求发射线圈应尽可能均匀地发射射频脉冲,激发感兴趣容积内的质子。发射线圈所发射的射频脉冲的能量与其强度和持续时间有关。

与磁共振图像质量密切相关的是接收线圈,接收线圈离检查部位越近,所接收到的信号越强,线圈内体积越小,所接收到的噪声越低,因此工作中常根据检查部位选择不同的接收线圈,以提高图像质量,如心脏线圈、肩关节线圈、直肠内线圈、脊柱线圈等。

表面相控阵线圈是脉冲线圈技术的一大飞跃。一个相控阵线圈由多个子线圈单元构成,同时需要有多个数据采集通道与之匹配。利用相控阵线圈可明显提高磁共振图像的信噪比,有助于改善薄层扫描、高分辨率扫描及低场机的图像质量。

（四）计算机系统

计算机系统属于磁共振成像仪的大脑,控制着脉冲激发、信号采集、数据运算和图像显示等。

（五）其他辅助设备

磁共振成像仪还需要一些辅助设施方能完成患者的检查,例如检查床、液氦及水冷却系统、空调、胶片处理系统等。

二、发生磁共振现象的基本条件

将物质中具有磁矩的自旋原子核置于静磁场(外磁场、主磁场,用 B_0 表示)中并受到特定频率的射频脉冲作用时,原子核将吸收射频脉冲的能量而在它们的能级之间发生共振跃迁,这就是磁共振现象。当电磁波的作用消失后,发生共振跃迁的原子核会逐渐恢复到初始状态并在这一过程中释放出电磁能量,这就是磁共振信号。磁共振信号的产生必须满足三个条件:①具有磁矩的自旋原子核;②稳定的静磁场;③特定频率的射频脉冲。

（一）原子核的自旋与磁矩

(1) 原子核的自旋和电磁场　原子是由原子核和核外电子构成的,原子核带正电荷,核外电子带有负电荷。原子核由中子和质子构成,中子不带电荷,质子带有正电荷。任何原子核都有一个特性,就是总以一定的频率绕着自己的轴进行高速旋转,原子核的这一特性称为自旋(spin)。由于原子核带有正电荷,原子核的自旋就形成电流环路,从而产生具有一定大小和方向的磁化矢量。这种由带有正电荷的原子核自旋产生的磁场称为核磁。并非所有原子核的自旋运动均能产生核磁,原子核内中子和质子数不同,产生的核磁效应不同。如果原子核内的质子数和中子数均为偶数,则这种原子核的自旋并不产生核磁,这种原子核为非磁性原子核。反之,自旋运动能够产生核磁的原子核称为磁性原子核。

磁性原子核需要符合以下条件:

①中子和质子均为奇数。

②中子为奇数,质子为偶数。

③中子为偶数,质子为奇数。

根据美国斯坦福大学布洛赫(Felix Bloch)建立的自旋带电粒子会产生电磁场的理论,某些自旋的原子核周围有电磁场存在,这个磁场成分就使这些原子核产生类似于小磁铁的效果,也就是由 S 极发出到 N 极的磁场。

带有正电荷的质子自旋也类似于一个小磁体,产生一个与自旋同轴的电磁场,具有大小和方向(图 5-2-1)。磁场的方向可由环形电流的法拉第右手螺旋法则确定。

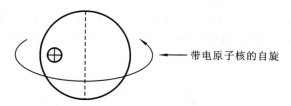

← 带电原子核的自旋

图 5-2-1　带电原子核的自旋产生磁场

(2) 原子核的磁矩　磁矩(magnetic moment)是一个矢量,有大小和方向。并非所有的原子核均可发生磁共振现象,只有具备磁矩不为零的原子核才能在一定的条件下发生磁共振现象。每个原子核都具有特定的能级,它与自旋量子数 S 的特性有关。

因此,氢质子具有两个能态,用 $-1/2$ (低能态)和 $1/2$ (高能态)表示。这意味着一些氢质子绕自身轴进行自旋,同时产生一个磁场。另外一些氢质子以相反的方向自旋,并产生相反方向的磁场。图 5-2-2 显示了氢质子的自旋方向是氢质子的两个能态。这两个能态方向相反,一个自旋磁场方向向上,而另一个磁场方向向下。如果原子核内有偶数个质子,那么每个质子都将会配对排列,每一个磁场方向向上的自旋质子都会与另一个磁场方向向下的质子配对,这些配对质子的磁场将会抵消,总磁场为零(图 5-2-3)。

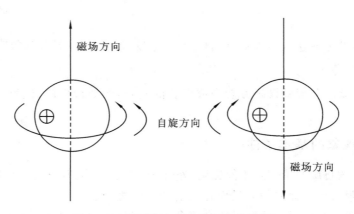

图 5-2-2　质子的自旋方向决定磁场方向

当原子核内有奇数个质子时,总会剩下一个未配对的质子。无论这个质子的旋转方向或磁场方向如何,都会产生一个净磁场(图 5-2-4),使原子核具有磁矩。实际上,任何存在奇数质子、中子或者质子数与中子数之和为奇数的原子核均存在磁矩。

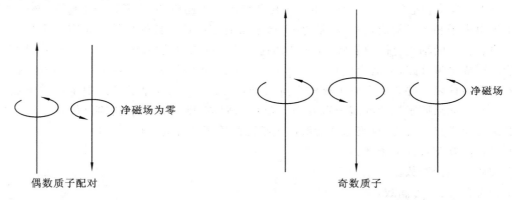

图 5-2-3　配对质子自旋产生的磁场相互抵消　　　　图 5-2-4　奇数质子产生净磁场

氢(^{1}H)原子核内只有一个质子,因而氢原子核具有磁矩。水(H_2O)和脂肪($—CH_2$)中都有氢原子,人体的含水量大约 60%,有丰富的氢原子。所以,我们选择氢原子进行磁共振成像。因为氢原子核内只有质子没有中子,我们把氢原子又称为氢质子,因此,人体的磁共振成像又称为质子成像。

（二）静磁场

1. 静磁场的作用

人体中有很多氢质子,质子都有自身的一个小磁场,并且绕自己的轴进行旋转,具有磁矩。自然状态下磁矩的轴以随机方式排列,彼此之间的磁场相互抵消。如果把所有质子的磁矩进行叠加,净磁场强度为零(图 5-2-5)。

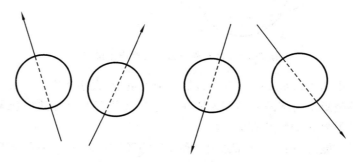

图 5-2-5　无静磁场时质子随机运动不产生净磁场

如果把人体放入一个强大的静磁场(B_0)中将会出现下述现象:①质子将沿着 B_0 的方向排列,产生净磁化矢量;②质子在自旋的同时,以 B_0 的磁力线为轴进行"进动"(precession)或称为"旋进"。

（1）净磁化矢量的形成　没有静磁场（B_0）存在时，质子的自旋是随机分布的。当我们开启一个静磁场（B_0）时，处于 B_0 的氢质子会像小磁棒一样与静磁场（B_0）方向排列一致。然而，并非所有的质子都排列在相同的方向上。其中，大约有一半的低能态质子沿着 B_N 的方向排列，与 B_0 的方向一致，指向 N 极。另一半高能态的质子与 B_0 的相反方向排列，指向 S 极。此时，质子间的磁化矢量相互抵消，净磁化矢量为零（图 5-2-6）。经过一段时间之后，一些逆静磁场方向排列的质子（约百万分之一）发生翻转，这些质子的磁化矢量叠加后就形成了一个净磁化矢量 M_0（图 5-2-7）。

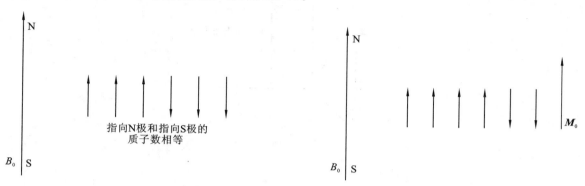

图 5-2-6　开启静磁场的瞬间无净磁化矢量产生　　　　图 5-2-7　在 B_0 的作用下形成净磁场

如果画出 M_0 与时间 t 的关系曲线（图 5-2-8），可以看到 M_0 以指数曲线的形式进行增长。这条曲线的时间常数取决于成像组织的类型和静磁场的强度。

（2）质子在静磁场中的进动：无静磁场（B_0）时，质子绕自身的轴旋转，产生一个自身的小磁场。当自旋质子进入时，质子开始"摇摆"，不仅绕自身的轴进行自旋，同时也绕 B_0 的轴进行旋转，这样的运动状态称为"进动"（图 5-2-9）。

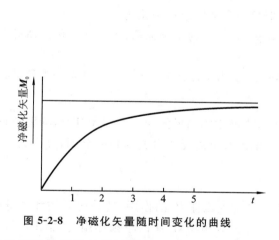

图 5-2-8　净磁化矢量随时间变化的曲线　　　　图 5-2-9　质子绕 B_0 进动

质子绕静磁场轴的进动频率可以通过拉莫方程计算：

$$\omega = \gamma \cdot B_0$$

式中：ω 为质子进动的角频率；γ 为旋磁比；B_0 为静磁场强度。

角频率 ω 可以用赫兹或弧度数/秒表示，根据 γ 的单位决定，如果 γ 采用 MHz/T，ω 则用 MHz 表示。γ 是一个由原子核所决定的比例常数，对于氢质子，$\gamma(^1H) = 42.6$ MHz/T。B_0 的单位采用特斯拉（T）。如果 B_N 的强度是 1.5 T，氢质子的进动频率为 $\omega = 42.6$ MHz/T×1.5 T=64 MHz。

质子在静磁场（B_0）中的进动，使质子的旋转轴与 B_0 轴存在着进动角，因而质子的磁化矢量在垂直于 B_0 的方向 XY 平面有一个磁分量的投影。但质子的运动是随机的，其在 XY 平面上的投影相互抵消而没有横向磁场分量存在。如图 5-2-10 所示，两个质子以相同的频率进动，在 XY 平面上具有同样大小的横向磁分量，但方向相反，横向磁分量被抵消。质子的纵向磁分量则叠加在一起，在 Z 轴合成一个净磁化矢量:即纵向磁化矢量 M_Z。M_Z 稳定的指向 B_0 方向,$M_Z = M_0$。

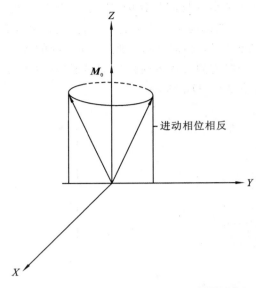

图 5-2-10 进动相位相反,横向磁分量被抵消

2. 静磁场的类型

(1)根据磁体的设计分类:①常导型磁体:是根据线圈内的环形电流产生磁场的原理设计,磁场可以开启和关闭。②超导型磁体:是根据用超导材料制成的导线在一定温度的条件下,导线内的电阻趋向于零,因而可以承载很大的电流,产生一个强大磁场的原理设计,使用液氮或液氦作为制冷剂。磁场可以开启和关闭。③永磁型磁体:磁体由铁磁性物质组成,磁场持续存在,不能关闭。

(2)根据磁体的场强分类:磁共振扫描仪的磁场强度用特斯拉(T)来表示,主磁场的磁场强度又称为场强可采用高斯(Gauss,G)或特斯拉(Tesla,T)来表示,特斯拉是磁场强度的单位。距离 5 A 电流通过的直导线 1 cm 处检测到的磁场强度被定义为 1 G。特斯拉与高斯的换算关系为:1T=10000 G。常将不大于 0.3 T 称为低场强,主要用于永磁型 MRI 设备;0.3~1.0 T 称为中场强;大于 1.0 T 称为高场强,主要应用于超导型 MRI 设备。

超高场强主要应用于研究,高、中场强常见于超导型磁共振,低场强见于常导型和永磁型磁共振。

(三)射频脉冲

射频脉冲是一种交变电磁波(磁场分量用 B_0 表示),当静磁场的场强为 0.2~3.0 T 时,根据拉莫方程,处于中自旋质子的进动频率为 8.5~127 MHz,它属于电磁波谱内无线电波的频率范围,又因为它在 MR 中仅做短暂的发射,因此,我们把它称为射频脉冲。

1. 射频脉冲的作用

在 MRI 设备中,氢质子群的静磁化强度矢量 M 不仅受主磁体 B_0 的作用,还受射频场和本身弛豫的影响。为了方便,假设它们的作用是独立发生的。若只考虑射频场对 M 的单独作用,实施 RF 脉冲激励后,静磁化强度矢量 M 受 B_1 场的作用而偏离平衡位置的翻转角 θ 的计算公式为

$$\theta = \gamma B_1 \tau$$

通过调节射频磁场强度 B_1 和脉冲宽度两个量,可使 M 翻转至任意角度。通常情况下脉宽 τ 决定着 RF 脉冲的选择性,因而 MRI 中只能用 B_1 的大小来控制翻转角的大小。使其偏转 θ 角的脉冲称为 θ 脉冲。如偏离稳定位置(B_0 方向)90°和 180°的 RF 脉冲分别称为 90°和 180°脉冲。使 M_0 翻转 180°所需射频场的能量就要比 90°脉冲的能量增加一倍。RF 脉冲的宽度和幅度是由计算机和射频控制单元实施控制的。

2. 射频脉冲的特征

(1)频率:使进动频率与 RF 脉冲频率相同的质子发生磁共振。

(2)带宽:频率的范围,决定扫描时的层面厚度及预饱和。

（3）强度和作用时间：决定 M_z 的翻转角度。

综上所述，当人体置于一个强大的静磁场（B_0）中，体内的氢质子将会沿 B_0 的方向排列，且质子绕心轴进动产生纵向磁化矢量 M_Z。如果向人体发射一个 90°射频脉冲，M_Z 被翻转到 XY 平面，形成 M_{XY}。如果我们在 XY 平面内设置一个线圈，进动的 M_{XY} 将在线圈内产生电流，这就是磁共振信号（图 5-2-11）。

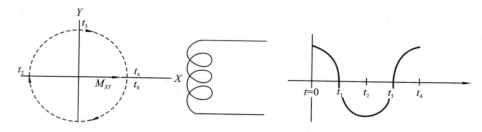

图 5-2-11　在不同时刻信号之间的关系

三、磁共振信号的产生

在 90°射频脉冲的作用下，纵向磁化矢量 M_Z 被全部翻转到 XY 平面形成横向磁化矢量 M_{XY}，90°射频脉冲停止后的 T 时刻，所有质子的进动在 XY 平面内处于同步状态。此时，接收线圈将接收到一个强度很大的信号。如果能够在 T_0 时刻采集信号，则重建的图像将有最大的信噪比。然而实际情况并非如此，因为电子系统还没有做好准备，还需要对信号进行编码，以确定磁共振信号在二维扫描矩阵中的位置，完成这些工作需要一定的时间。经过一定的时间后，磁共振系统内将会出现一些变化，同步地发生 M_Z 的恢复和 M_{XY} 的衰减，这将造成磁共振信号强度在短时间内经历一个由最大到逐步消失的过程。为了便于理解这些变化，需要了解相位的概念。

（一）相位的概念

（1）相位　平面内旋转的矢量与某一参照轴的夹角称为相位。多个矢量在空间的方向一致时称同相位（in-phase）；多个矢量在空间的方向不一致时称离相位（out of phase）；由不同相位达到同相位的过程称聚相位（re-phase）；由同相位变成不同相位的过程称失相位（de-phase）。

（2）磁场中自旋之间的相位　在静磁场（B_0）中"进动"的自旋质子的磁矩与 B_N 轴存在着进动角，因此自旋磁矩可分解为 Z 轴与 XY 平面的两个矢量。在任意时刻，自旋质子的磁矩在 Z 轴的矢量将始终指向同一方向（即同相位），因而磁矢量叠加形成宏观纵向磁化矢量 M_Z。XY 平面内的矢量则随机分布处于不同的方向（即离相位），因而磁化矢量在 XY 平面内相互抵消，不能形成宏观磁化矢量。在射频脉冲的作用下，M_0 被翻转到 XY 平面的同时，绕 Z 轴进动的自旋磁矩的相位趋于一致（即聚相位），磁化矢量的叠加形成宏观横向磁化矢量 M_{XY}（图 5-2-12）。

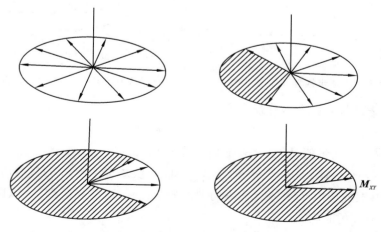

图 5-2-12　聚相位产生的横向磁化矢量 M_{XY}

（二）自旋质子弛豫

（1）弛豫的概念　磁共振现象是处于静磁场（B_0）中的自旋质子在吸收了射频脉冲的能量后，由低能态跃迁至高能态的过程。而热力学的一个基本原理就是所有的原子都趋向于比自己低的能态（稳定态），因此处于高能态的自旋质子是不稳定的。我们把系统吸收射频能量后的不稳定状态称为激发态。当射频脉冲停止后，处于激发态的自旋质子将返回到原来的状态。所谓弛豫就是指自旋子的能级由激发态恢复到它们稳定态（平衡态，即可能达到的最低状态）的过程。

弛豫过程包含同步发生但彼此独立的两个过程：①纵向弛豫（longitudinal relaxation），即纵向磁化矢量 M_Z 逐步恢复的过程；②横向弛豫（transverse relaxation），即横向磁化矢量 M_{XY} 逐步消失的过程（图5-2-13）。

（2）纵向弛豫　射频脉冲停止以后，纵向磁化矢量 M_Z 由最小恢复到原来大小的过程称纵向弛豫。在弛豫过程中总的净磁化矢量呈螺旋形运动（图5-2-14），但与射频激发后的运动正好相反。

（3）纵向弛豫机制　纵向弛豫过程中，吸收了射频脉冲能量跃迁到高能级的自旋质子要把能量释放到周围的晶格（晶格是指原子之间相互配对形成的晶体框架中），以回到它们的稳定状态。因而，纵向弛豫也称为自旋-晶格弛豫（spin-lattice relaxation）。纵向弛豫是 M_Z 逐步恢复的过程，在这一过程中 M_Z 恢复的程度是随时间的变化而逐步增长，我们用 T_1 来表示 M_Z 恢复速率特征的时间常数（M_Z 恢复到某一程度时所需要的时间）。因此，纵向弛豫又称为 T_1 弛豫。

T_1 弛豫也需要一个磁场的激发，这个磁场来源于组织内部的晶格磁场。晶格磁场最常见的来源是周围组织中磁性核和电子产生的偶极磁场，这是原子的局部磁场。这种晶格磁场的波动频率有无数种，其中只有与氢质子的拉莫频率一致的磁场才能激发氢质子回到平衡状态。

（4）纵向弛豫时间　90°射频脉冲之后，所有的净磁化矢量被翻转到 XY 平面，随后以 T_1 速率特征进行恢复，呈指数曲线增长形式。

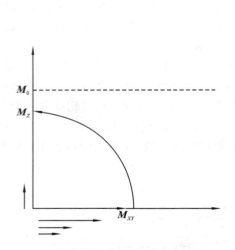

图 5-2-13　RF 脉冲停止后，M_0 逐步恢复，M_{XY} 逐步衰减

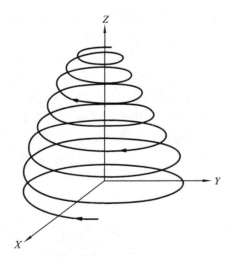

图 5-2-14　RF 脉冲停止后纵向磁化矢量的弛豫过程

T_1 弛豫过程中 M_Z 是时间的函数，符合公式：

$$M_Z(t) = M_0(1 - e^{-t/T_1})$$

式中：M_Z 为 t 时刻的纵向磁矢量值；M_0 为平衡态时的净磁化矢量值；t 为弛豫时间；T_1 为纵向弛豫时间常数。上式中当 $t = T_1$ 时，$M_0 = M_0(1 - e^{-1}) = 63\% M_0$，即 M_Z 恢复至平衡态 63% 时所经历的时间等于 T_1 值（图5-2-15）。在磁共振成像中 T_1 并不代表纵向弛豫的全过程，而是规定：$T_1 =$ 纵向磁化矢量从最小恢复到平衡态磁化矢量 63% 的时间。

不同组织的 T_1 值是不同的。静磁场（B_0）强度不同，同一组织的 T_1 值也是不同的（表5-2-1）。B_0 场强越大，组织的 T_1 值越大。

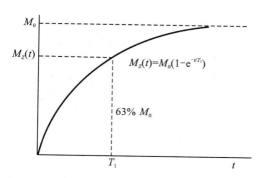

图 5-2-15　以 T_1 为增长率的纵向弛豫曲线

表 5-2-1　常见组织在不同磁场强度下的 T_1 弛豫时间

组　　织	1 T 场强的 T_1 值/ms	1.5 T 场强的 T_1 值/ms
脂肪	220	250
肝	420	490
肾	587	650
脾	680	778
肌肉	730	863
脑白质	680	783
脑灰质	809	917
脑脊液	2500	3000

以上我们讨论了使用 90°RF 脉冲时的 T_1 弛豫过程。如果在 90°脉冲之前再施加一个 180°RF 脉冲，这将使纵向磁化矢量 M_Z 被翻转 180°至 Z 轴的负方向，然后按照组织的 T_1 速率进行恢复。图 5-2-16 所示为在施加 180°射频脉冲以后，M_Z 被翻转 180°，指向 Z 轴的负方向。随后纵向磁化矢量从 $-M_Z$ 开始恢复为

$$M_Z(t) = M_0(1 - 2e^{-t/T_1})$$

在 $t=0$ 时，　　　　　　$2e^{-t/T_1} = 2$，　$M_Z(t) = M_0(1-2) = -M_0$

所以，在 180°射频脉冲之后的 $t=0$ 时刻再施加一个 90°RF 脉冲，信号强度的大小等于 $-M_0$。

在 $t=\infty$ 时，　　　　　　$2e^{-t/T_1} = 0$，　$M_Z(t) = M_0(1-0) = M_0$

所以，在 180°反向 RF 脉冲之后的 $t=\infty$ 时刻再施加一个 90°RF 脉冲，信号强度的大小等于 M_0。

在 $t=0.693 T_1$ 时，　　　　$2e^{-t/T_1} = 1$，　$M_Z(t) = M_0(1-1) = 0$

所以，在 180°射频脉冲之后的 $t=0.693 T_1$ 时刻，M_Z 为零，如在此时施加一个 90°射频脉冲，则 XY 平面内无 M_{XY}，信号强度的大小为零（图 5-2-17）。因此，180°反向脉冲至 90°射频脉冲间隔时间为任何组织 T_1 的 0.693 倍时，该组织的磁共振信号被抑制。

（5）横向弛豫　射频脉冲停止后，横向磁化矢量 M_{XY} 由最大逐步消失的过程称横向弛豫。横向弛豫和纵向弛豫不同，没有能量交换。而是因质子进动频率的差异，导致质子间运动的不同步所致。

①横向弛豫机制：M_{XY} 的形成是由于射频脉冲激发后，自旋质子处于激发态并在 XY 平面继续绕 Z 轴进动，其相位趋于一致而叠加形成宏观磁化矢量。在磁场中，每个自旋都受到静磁场（B_0）和邻近自旋磁矩产生的局部磁场的影响。

静磁场的不均匀性：由于静磁场（B_0）的不均匀性，一些质子以拉莫频率 ω_0 进动；一些质子以稍快于拉莫频率 ω_0^+ 进动；一些质子以稍慢于拉莫频率 ω_0^- 进动。经过一段时间以后，种质子在 XY 平面内的运动将处于不同相位，M_{XY} 变小。当所有自旋相位完全相反时，M_{XY} 为零（图 5-2-18）。

自旋质子间的相互作用：两个自旋相邻时，一个为 $\omega_{(1)}$ 的自旋顺静磁场（B_0）方向排列，另一个为 $\omega_{(2)}$

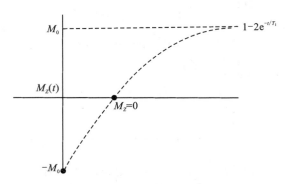

图 5-2-16　180°反向 RF 脉冲后的 T_1 弛豫曲线

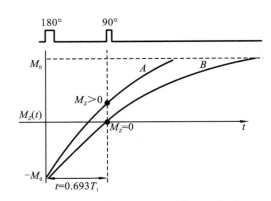

图 5-2-17　施加 90°RF 脉冲时 $M_Z=0$ 不产生横向磁化矢量（信号被抑制）

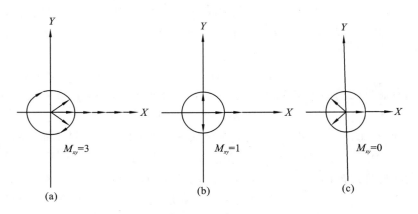

图 5-2-18　RF 脉冲停止后因失相位 M_{XY} 逐渐变小

的自旋逆 B_0 方向排列。由于这两个自旋之间的相互作用，$\omega_{(1)}$ 受到磁场 B_0 加上另一个质子所产生的小磁场（ΔB）的影响，其进动频率将会略微增加：

$$\omega_{(1)}=\gamma(B_0+\Delta B)$$

$\omega_{(2)}$ 受到与 B_0 相反的略低磁场的影响，总磁场强度有所减小，因而其进动频率也将减小：

$$\omega_{(2)}=\gamma(B_0-\Delta B)$$

　　正是由于自旋质子间的相互作用引起的磁场均匀性的改变，造成质子进动频率的差异，导致在 XY 平面内进动的净磁化矢量的失相位。

　　因为上述原因横向弛豫也称为自旋-自旋弛豫（spin-spin relaxation）。横向弛豫是横向磁化矢量 $\boldsymbol{M}_{XY}$ 逐步衰减的过程，我们用 T_2 来表示 $\boldsymbol{M}_{XY}$ 衰减速率特征的时间常数（$\boldsymbol{M}_{XY}$ 衰减到某一程度时所需要的时间）。

因此,横向弛豫又称为 T_2 弛豫。

②横向弛豫时间:90°RF 脉冲关闭后,在 XY 平面内建立的 $\boldsymbol{M}_{XY}$ 以 T_2 速率特征进行弛豫(图 5-2-19),呈指数衰减曲线形式。

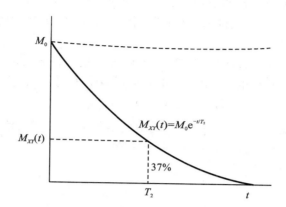

图 5-2-19 以 T_2 为衰减率的横向弛豫曲线(2)

T_2 弛豫过程符合公式:

$$M_{XY}(t) = M_n e^{-t/T_2}$$

式中:M_{XY} 为 t 时刻的横向磁化矢量值;M_0 为平衡态的磁化矢量值;t 为弛豫时间;T_2 为弛豫时间常数。

上式中当 $t = T_2$ 时,$M_{XY} = M_0 e^{-1} = 37\% M_0$,即 M_{XY} 衰减至最大值的 37% 时所经历的时间等于 T_2 值。在成像中 T_2 并不代表横向弛豫的全过程,而是横向磁化矢量衰减至最大值 37% 的时间。

不同组织的弛豫时间 T_2 的值不同(表 5-2-2)。

表 5-2-2 常见组织的弛豫时间 T_2

组　织	T_2/ms	组　织	T_2/ms
肝	43	脂肪	84
肌肉	47	脑白质	92
肾	58	脑灰质	101
脾	62	脑脊液	1400

不同组织的 T_2 值的差异是自旋质子间的相互影响环境不同所致,自旋-自旋相互作用的效果取决于质子间的距离。水中质子的密度小于间体组织,自旋-自旋造成的失相位不如固体组织明显,因而具有较长的 T_2 值。

比较表 5-2-1 和表 5-2-2,我们发现同一组织的 T_2 值比 T_1 值小。在相同的场强下,T_2 的衰减速度要比 T_2 的恢复速度快 5~10 倍。

(6)T_2^* 弛豫　TV 称为准 T_2 或有效弛豫时间。前面所讨论的组织的 T_2 是在绝对均匀的静磁场(B_0)中的弛豫,T_2 衰减主要取决于自旋-自旋相互作用。但是任何磁体产生的磁场都不可能是绝对均匀的,因此横向弛豫受到不均匀的静磁场(B_0)和自旋-自旋相互作用的双重影响,我们把在不均匀的 B_0 中的横向弛豫称为 T_2^* 弛豫。

我们不能控制质子之间的相互作用,所以组织的 T_2 值为固定值。T_2^* 还要受到静磁场(B_0)不均匀性的影响,所以是不固定的,随 B_0 的均匀性而改变。T_2^* 衰减速度总是快于 T_2 衰减速度(图 5-2-20),它们之间的关系可用下述等式表示:

$$1/T_2^* = 1/T_2 + \gamma \Delta B$$

式中:$1/T$ 为弛豫率,单位是 s^{-1}。

上式表明 T_2^* 取决于 T_2 和静磁场(B_0)的不均匀程度 ΔB。如果 B_0 是一个绝对均匀的理想磁场,$\Delta B = 0$,$T_2^* = T_2$。

在实际磁共振成像中,使用匀场线圈来提高静磁场(B_0)的均匀性。但是,完全均匀的磁场是不可能的,因此总是存在一定程度的 T_2^* 效应。

（三）自由感应衰减信号

使用一个 90°RF 脉冲来激发自旋质子,使纵向磁化矢量 M_Z 翻转到 XY 平面。90°RF 脉冲关闭后,自旋质子在 XY 平面内进动,并且处于相同的相位;横向磁化矢量 M_{XY} 开始随时间衰减;自旋在接收线圈内感应产生一个电流。

当 $t=0$ 时,信号有最大值;$t=1$ 时,信号为零;$t=2$ 时,信号有反向最大值;$t=3$ 时,信号为零。因此,产生震荡磁场,在接收线圈内产生震荡的感应电流,即磁共振信号。信号的强度取决于 M_{XY},可用下式表示:

$$M_{XY}(t)=M_0 e^{-t/T_2^*}(\cos\omega_0 t)$$

$\cos\omega_0 t$ 说明它是一个震荡波形,频率为 ω_0。说明此信号为一个衰减信号,指数函数的时间常数由 T_2^* 决定。因此接收到的信号的主要形态如图 5-2-21 所示。

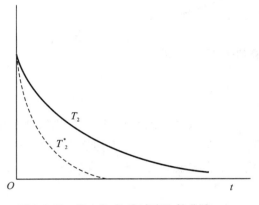

图 5-2-20　T_2^* 和 T_2 衰减率比较曲线

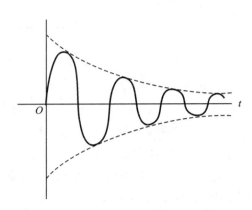

图 5-2-21　接收到的 FID 信号

我们把呈指数衰减的震荡信号称为自由感应衰减(free induction decay,FID)信号,信号的强度与组织的 T_1、T_2 及组织的质子密度有关。FID 信号是在 90°RF 脉冲之后采集的信号,该信号的衰减符合 T_2^* 方式。

四、磁共振信号的空间定位

（一）梯度磁场的概念

因为人体内所有自旋质子具有相同的拉莫频率,受射频脉冲激发后接收到的信号包含受检体整个身体的信息,我们不能够确定信号每个成分的特定起源点,即空间位置信息。为了获取信号的空间位置信息,在磁共振成像中采用了梯度磁场的方法。梯度磁场是个随位置并以线性方式变化的磁场,与静磁场(B_0)叠加后,可以暂时造成磁场的不均匀(图 5-2-22),使沿梯度方向的自旋质子具有不同的磁场强度,产生不同的共振频率,因此获得关于位置的信息。

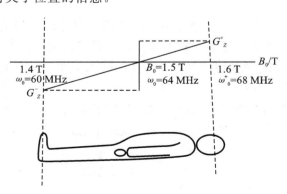

图 5-2-22　梯度磁场与静磁场的叠加

梯度磁场是由置于磁体内的额外线圈所产生的,这种线圈称为梯度线圈。位于磁体内的梯度线圈一般为成对线圈。每对线圈内的电流大小相等,但极性相反。一对线圈在一个方向上产生一个强度成线性变化的梯度磁场,一个线圈产生的磁场使静磁场增加一定的强度,而另一个线圈则使静磁场减小同样的程度。

为获得各个方向的空间位置信息,需要在 X、Y、Z 方向上分别施加一个梯度,根据它们的功能,这些梯度被称为:①层面选择梯度(G_Z);②频率编码或读出梯度(G_X);③相位编码梯度(G_Y)。我们取层面选择方向为 Z 轴方向,频率编码方向为 X,相位编码方向为 Y。对于不同的成像平面,X、Y、Z 的取向是不同的(图 5-2-23)。

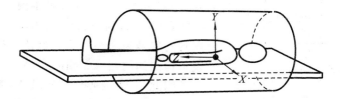

图 5-2-23　对于不同的成像平面,可以任意指定 X、Y、Z 的方向

(二)层面选择

1. 层面位置选择

应用层面选择梯度之后,磁场强度随位置而变化,在 Z 轴方向上,磁场的强度在足侧稍小,向头侧逐渐增大,因而每个位置上的自旋质子都具有自己的共振频率。心脏为 1.5 T,假定我们使用的层面选择梯度为 0.2 T,在梯度磁场的作用下,足部为 1.4 T,质子的共振频率为 60 MHz,头部为1.6 T,共振频率为 68 MHz,中央的磁场强度为 1.5 T,共振频率为 64 MHz。如果向受检体发射一个特定频率的射频脉冲,沿 Z 轴方向上只有与射频脉冲具有相同频率的自旋质子才能被激发,我们将会接收到来自人体内,与 Z 轴方向垂直的相应位置层面的信号。改变射频脉冲的频率或线性梯度磁场的斜率,可以移动被激发层面的位置。实际成像中,通过改变射频脉冲的中心频率,就可以按照我们所需要的顺序激发不同的层面。

2. 层面厚度选择

在梯度磁场的作用下,如果发射一个单一频率的射频脉冲,将会激发以该频率进动的相应磁场位置的信号,但它是一个无限薄的平面。为获得一定厚度的层面,需要射频脉冲具有一定的频率范围,这个频率范围称作带宽(band width)。如图 5-2-24 所示,射频脉冲的带宽为 0.02 MHz 时,被激发的层面具有一定的厚度。

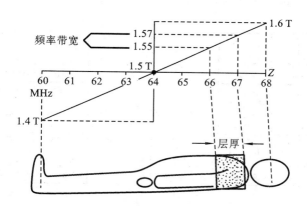

图 5-2-24　频率和梯度、层厚和位置间的相互关系

当层面选择梯度的斜率增加时,沿 Z 轴跨越给定距离的频率范围减小了,结果是具有固定带宽的射频脉冲只能激发较小距离内的自旋质子,获得一个较薄的层面。相反,使用较小的层面选择梯度和同样大小的射频脉冲,可以激发一个较厚的层面。因此,改变射频脉冲的带宽或梯度磁场的斜率,可以选择不同层面的厚度。

(三)空间编码

现在我们已经知道如何选择层面和层厚,但是还不能在选定的层面内确定信号来源的空间位置。为了能够进行层面的图像重建,还需要知道扫描矩阵内每个体素所产生信号的位置和大小。解决这一问题的方法,就是对信号进行空间编码,它包括频率编码和相位编码。

1. 频率编码

频率编码(frequency encoding)的目的就是区分信号来自于扫描矩阵中的哪一列。在读出信号之前,沿 X 轴施加一个频率编码梯度,如图 5-2-25 所示。由于梯度磁场的作用,所以:①磁场在右边一列有最大值,检测到的信号为 $A\cos\omega_0^+ t$,自旋质子有较快的进动频率;②磁场在左边一列有最小值,检测到的信号为 $A\cos\omega_0^- t$,自旋质子有较慢的进动频率;③中间一列磁场无变化,检测到的信号为 $A\cos\omega_0 t$,自旋质子按照原来的频率进动。A 表示检测到的信号振幅的大小。

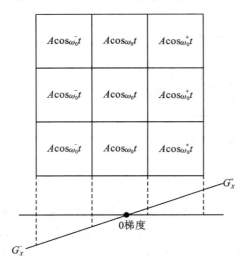

图 5-2-25 在 G_X 的作用下每列有不同的频率

因此,频率编码梯度使沿 X 轴的空间位置信号具有频率特征而被编码,最终产生与空间位置相关的不同频率的信号。这种类型的编码方式称为频率编码。因为频率编码梯度也用于读取信号,所以也称读出梯度。

现在我们已经对信号进行了频率编码,可以确定信号来自于扫描矩阵中的哪一列。但是仍然不能确定信号究竟来自于哪一个体素。为了能够确定每一体素产生的信号位置和大小,目前使用的方法是二维傅里叶变换(2D-FT)技术。

2. 相位编码

在二维傅里叶变换技术中,除了使用层面选择和频率编码两个梯度进行层面选择及在 X 方向上进行编码以外,还需要在 Y 方向上施加一个梯度,对信号进行编码,以确定信号来自二维空间的行的位置。这个梯度称为相位编码梯度。相位编码梯度应用于层面激发之后,频率编码读出信号之前。

如图 5-2-26 所示,90°射频脉冲之后,选定层面内的所有自旋质子都以相同的频率进动,像素内的质子在任一时刻都指向同一方向,没有相位差存在。当我们在此层面沿 Y 轴方向施加一个梯度磁场时,上面一行像素处于较高的磁场强度,以较快的速度进动。下面一行像素处于较低的磁场强度,以较慢的速度进动。中间一行像素所处的磁场强度没有改变,以原有的速度进动。因此,在梯度磁场的作用下,各行之间出现了相位差,但每一行的质子保持同相位。

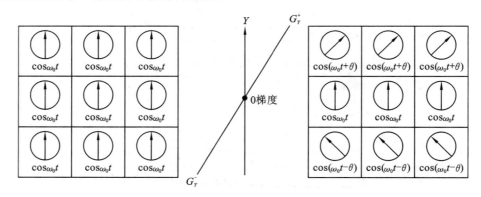

图 5-2-26 在 G_Y 的作用下每行有不同的相位

相位编码梯度关闭以后,质子又会以相同的频率进动,但是各行质子之间已经有一个因相位编码梯度形成的相位差。由于对二维空间的信号进行了相位编码和频率编码,在信号读出时,每个像素产生的信号就具有唯一的一个相位和频率的组合。

MR 系统对相位的识别有限,每次激发只能识别一种相位,所以要完成多行的数据采集,必须对同一个层面重复进行多次激发和相位编码,例如两个 256×256 的扫描矩阵,就需要进行 256 次激发和相位编码,这就是 MR 成像需要较长时间的原因。每次使用的相位编码梯度的大小和时间都有一定的改变,而频率编码梯度恒定不变,并且可以一次完成所有列的频率编码。

需要注意的是：相位编码和频率编码的方向是可以变换的，一般取图像矩阵中数值小的方向作为相位编码方向。

五、磁共振图像的重建

不同的组织存在质子密度的差别、T_1 值差别及 T_2 值的差别，这是磁共振成像能够显示正常解剖结构及病变的基础。

（一）加权的含义

在成像过程中，组织的各方面特性均对磁共振信号有贡献，几乎不可能得到仅纯粹反映组织一个特性的磁共振图像，但可调整成像参数，使图像主要反映组织某方面特性，而尽量抑制组织其他特性对磁共振信号的影响，这就是"加权"。加权是指重点突出某方面特性。T_1 加权成像（T_1 weighted imaging，T_1WI）重点突出组织纵向弛豫差别；T_2 加权成像（T_2 weighted imaging，T_2WI）重点突出组织的横向弛豫差别；质子密度加权成像（proton density weighted imaging，PDWI）则主要反映组织的质子密度的差异。

（二）T_1 加权成像

以甲、乙两种组织为例，假设这两种组织质子密度相同，但甲组织的纵向弛豫比乙组织快（即甲组织的 T_1 值短于乙组织）。进入主磁场后由于质子密度一样，甲、乙两种组织产生的纵向磁化矢量大小相同，90°射频脉冲后产生的宏观横向磁化矢量的大小也相同，我们先不去理会这种横向磁化矢量，也不检测 MR 信号。射频脉冲关闭后，甲、乙两种组织将发生纵向弛豫，由于甲组织的纵向弛豫比乙组织快，过一定时间以后，甲组织已经恢复的宏观纵向磁化矢量将大于乙组织。由于接收线圈不能检测到这种纵向磁化矢量的差别，必须使用第二个 90°射频脉冲。第二个 90°射频脉冲后，甲、乙两组织的宏观纵向磁化矢量将发生偏转，产生宏观横向磁化矢量，因为甲组织的纵向磁化矢量大于乙组织，其产生的横向磁化矢量将大于乙组织，这时马上检测磁共振信号，甲组织产生的磁共振信号将高于乙组织，这样就实现了 T_1WI。在 T_1WI 上，组织的 T_1 值越小，其磁共振信号强度越大。

（三）T_2 加权成像

以甲、乙两种组织为例，假设这两种组织质子密度相同，但甲组织的横向弛豫比乙组织慢（即甲组织的 T_2 值长于乙组织），进入主磁场后由于质子密度一样，甲、乙两种组织产生的宏观纵向磁化矢量大小相同，90°射频脉冲后产生的宏观横向磁化矢量的大小也相同，我们不马上检测磁共振信号；甲、乙两种组织的质子将发生横向弛豫，由于甲组织横向弛豫比乙组织慢，到一定时刻，甲组织衰减掉的宏观横向磁化矢量少于乙组织，其残留的宏观横向磁化矢量将大于乙组织，这时检测磁共振信号，甲组织的磁共振信号强度将高于乙组织，这样就实现了 T_2WI。在 T_2WI 上，组织的 T_2 值越大，其磁共振信号强度越大。

（四）质子密度加权成像

以甲、乙两种组织为例，甲组织质子密度高于乙组织质子密度，进入主磁场后，质子密度高的甲组织产生的宏观纵向磁化矢量大于乙组织；90°射频脉冲后甲组织产生的宏观横向磁化矢量就大于乙组织，这时马上检测磁共振信号，甲组织产生的磁共振信号将高于乙组织。即质子密度越高，磁共振信号强度越大，这就是质子密度加权成像。

（樊冰）

 ## 任务三 磁共振成像序列

磁共振成像序列是为了在成像中突出显示组织磁共振信号特征而施加相应射频脉冲、梯度脉冲及数据采集的方式。

一、脉冲序列

在 MRI 系统硬件不变的情况下,图像上不同组织间的对比度仅与扫描时射频脉冲和梯度场的应用有关,这为人为改变图像的对比度提供了极大的灵活性。在 MRI 技术中,为了不同的成像目的,把一系列射频脉冲与梯度脉冲进行有机组合,称为脉冲序列。

脉冲序列(pulse sequence)是指具有一定带宽、一定幅度的射频脉冲与梯度脉冲组成的脉冲程序。脉冲序列是磁共振成像技术的重要组成部分,磁共振成像可调整的参数很多,对某一参数进行不同的调整将得到不同的成像效果,在实际工作中用户可根据不同的需要选择各种成像脉冲序列,特别是常用脉冲序列。

一般脉冲序列由五个部分构成,即射频脉冲、层面选择梯度场、相位编码梯度场、频率编码梯度场及磁共振信号。

(一) 时间相关的概念

每个脉冲序列都将会有时间相关的概念,主要包括重复时间、回波时间、有效回波时间、回波链长度、回波间隙、反转时间、激励次数、采集时间等。

1. 重复时间

两个激发脉冲间的间隔时间称为重复时间(repetition time,TR),也是脉冲序列执行一遍所需要的时间。激发脉冲停止后,开始纵向弛豫,纵向磁化矢量随时间逐渐恢复增大,TR 时间决定着激发脉冲发射之前纵向磁化矢量恢复的大小。TR 是一个决定信号强度的因素,回波信号的大小取决于读出信号时的横向磁化矢量的大小,横向磁化矢量的大小又依赖于翻转的纵向磁化矢量的大小。因此延长 TR 可以使纵向磁化矢量恢复增多(TR 足够长时,纵向磁化得到全部恢复),因而在下一次激励时将有更多的横向磁化矢量,产生的信号强度增大,提高了图像信噪比;反之,缩短 TR,仅有部分纵向磁化矢量恢复,在下一次激励时的横向磁化矢量就小,产生的信号量少,降低了图像信噪比。①TR 越长,信号越强;②当 TR 很长($\gg T_1$),这时组织信号强度几乎不受 T_1 值的影响,得到的将是 T_2 加权或质子密度成像。

除影响 SNR 外,TR 主要决定着图像的加权对比,延长 TR,提高图像信噪比的同时会降低 T_1 加权对比。另外,延长 TR 还会增加脉冲序列所允许的扫描层数,但是延长 TR 也会引起扫描时间的延长。在扫描分辨率确定的前提下,TR 是扫描速度的决定因素,同时 TR 大小对图像对比度也有影响。

2. 回波时间

激发脉冲与产生回波(即读出信号)之间的间隔时间称为回波时间(echo time,TE)。激发脉冲停止后,开始横向弛豫,横向磁化矢量随时间逐渐减小,而回波信号的大小取决于读出信号时的横向磁化矢量的大小。TE 决定着读出信号前横向磁化的衰减量,因此延长 TE,会使横向磁化衰减得多,产生的信号少,导致图像信噪比下降;反之,缩短 TE,横向磁化衰减得少,产生的信号多,图像信噪比提高(图 5-3-1)。①TE 越短,信号越强;②当 TE 很短($\ll T_2$),则 $e^{TE/T_2} \approx 1$,这时组织信号强度不受 T_2 值的影响,基本剔除了 T_2 效应,得到的将是 T_1 加权或质子密度成像。③如果 TR 很长($\gg T_1$),同时 TE 很短($\ll T_2$),则组织信号强度既不受 T_1 值影响,也不受 T_2 值影像,而仅与质子密度有关,得到的将只能是质子密度成像。

除影响 SNR 外,TE 还主要决定着图像的加权对比。缩短 TE 提高图像信噪比的同时会降低 T_2 加权成分,降低图像组织之间的 T_2 对比,例如脑脊液与白质间的对比。另外,缩短 TE 还会增加脉冲序列所允许的扫描层数,但是缩短 TE 能造成序列允许的最小 FOV 和最小层厚增大。

3. 有效回波时间

有效回波时间(effective echo time)在快速自旋回波(fast spin echo,FSE)序列或平面回波(echo planer imaging,EPI)序列中,一次 90°脉冲激发后有多个回波产生,分别填充在 K 空间的不同位置,而每个回波的 TE 是不同的。在这些序列中,我们把 90°脉冲中点到填充 K 空间中央的那个回波中点的时间间隔称为有效 TE。

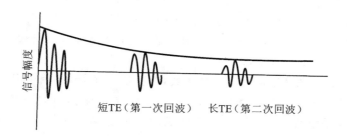

图 5-3-1 TE 与 SNR 的关系

4. 回波链长度

回波链长度(echo train length,ETL)的概念出现在 FSE 序列或 EPI 序列中。ETL 是指一次 90°脉冲激发后所产生和采集的回波数目。回波链的存在将成比例减少 TR 的重复次数。在其他成像参数保持不变的情况下,与相应的单个回波序列相比,具有回波链的快速成像序列的采集时间缩短为原来的1/ETL,因此 ETL 也被称快速成像序列的时间因子。

5. 回波间隙

回波间隙(echo spacing,ES)是指回波链中相邻两个回波中点间的时间间隙。ES 越小,整个回波链采集所需时间越少,可间接加快采集速度,提高图像的信噪比。

6. 反转时间

反转时间(inversion time,TI)仅出现在具有 180°反转预脉冲的脉冲序列中,这类序列有反转恢复序列、快速反转恢复序列、反转恢复 EPI 序列等。一般把 180°反转预脉冲中点到 90°脉冲中点的时间间隔称为 TI。

7. 信号激励次数

信号激励次数(number of excitation,NEX)也称平均次数(number of signal averages,NSA)。

在 MR 信号采集的数据中,既有信号成分,也有噪声成分。信号是由被扫描组织的固有特征决定的,具体信号总是发生在同一空间位置上,而噪声因其发生时间具有随机性而发生的位置可能不同。通过增加采集次数,可对噪声进行平均,降低噪声对图像质量的影响,增加 SNR。例如,由血流、脑脊液流动以及呼吸运动等引起的伪影减少就是与 NEX 的平方根成正比。但增加 NEX 不一定是增加 SNR 的最好方法。SNR 的变化与 NEX 的平方根成正比,NEX 增加到 4 次时才能使 SNR 增加一倍,而扫描时间则延长了 3 倍。为了提高 SNR 而增加 NEX 次数的同时也会延长采集时间,使图像质量显著下降。

8. 采集时间

采集时间(acquisition time,TA)也称扫描时间,是指整个脉冲序列完成信号采集所需的时间。在不同序列中 TA 的差别很大,一幅图像的 TA 可以是数十毫秒(如单次激发 EPI 序列),也可以是数十分钟。

(二) 空间分辨率相关的概念

脉冲序列在应用中会涉及空间分辨率,而空间分辨率实际上就是指图像像素所代表体素的实际大小,体素越小空间分辨率越高。空间分辨率受层厚、层间距、扫描矩阵、视野等因素影响。

1. 层厚

层厚的选择依赖于多种因素,例如解剖区域、要成像的组织结构大小、扫描序列所允许的扫描层数、信噪比的要求、主磁场和梯度磁场的强度等。层面越厚,产生的信号越多,信噪比越高。但是层面越厚,则垂直于层面方向的空间分辨率越低,部分容积效应也越大。对于多面的扫描,垂体层厚一般在 3 mm,常规头部层厚一般在 5 mm,体部成像的层厚要更厚。对于二维扫描,层厚可达 1 mm 甚至更薄,而且信噪比较高。

2. 层面间距

层面间距是指层面之间的间隔。理想的成像是无间隔连续扫描,但是这对 RF 脉冲的形状(或包络)有一定的要求,而实际产生的 RF 脉冲并不如理想的那样精确。在对目标层面激励时,由于射频脉冲的非理想性,将引起相邻层面内的质子受到额外的激励,形成层面交叉干扰(crosstalk)激励。这种额外激励会导致信号强度降低。因此,层面间距一般选用层厚的20%~50%以去除层面间的交叉干扰。与二维采集不同,三维采集没有相邻层面间的交叉干扰,但是相邻层块之间也会有交叉干扰。

3. 矩阵

矩阵(matrix)是指磁共振图像层面内行和列的数目,也就是频率编码和相位编码方向上的像素数目。频率编码方向上的像素多少不直接影响图像采集时间;而相位编码方向的像素数目取决于相位编码的步级数,因而数目越大,图像采集时间越长。磁共振图像的像素与成像体素是一一对应的。在其他成像参数不变的前提下,矩阵越大,成像体素越小,图像层面内的空间分辨率越高。

4. 视野

视野(FOV)由跨越图像的水平和垂直两个方向的距离确定。最小FOV是由梯度场强的峰值和梯度间期决定的,通过增大频率编码梯度和相位编码梯度磁场的强度可以减小FOV。FOV大小的选择要依赖于感兴趣区组织的解剖结构和所选择的线圈。在矩阵不变的情况下,随着FOV的减小,图像的空间分辨率将会提高,而信噪比则下降,图像的空间分辨率与FOV成正比,而信噪比与FOV的平方根成正比。另外,减小FOV也可导致卷折伪影,并加重化学位移伪影。

5. 矩形FOV

一般的FOV是正方形的,但有些解剖部位各方向径线是不同的,如腹部横断面的前后径明显短于左右径,如果采用正方形FOV,前后方向有较大的区域空间编码是浪费的,如果采用前后径短左右径长的矩形FOV,如30 cm×40 cm,则可充分利用FOV。矩形FOV的短径只能选择在相位编码方向上,采用矩形FOV后,在空间分辨率保持不变的情况下,需要进行的相位编码步级数减少,因而采集时间成比例缩短。

(三)翻转角

翻转角(flip angle)是指在射频脉冲的作用下,组织的宏观磁化矢量M_0偏离主磁场的方向(B_0方向),其偏转的角度称为翻转角。宏观磁化矢量偏转的角度取决于射频脉冲的能量,能量越大偏转角度越大。而射频脉冲的能量取决于脉冲的强度和持续时间,增加能量可通过增加脉冲的强度和(或)持续时间来实现。磁共振成像常用的偏转角为90°、180°和梯度回波序列常用的小角度(<90°)。偏转角度越小,所需要的能量越小,激发后组织纵向弛豫所需要的时间越短,因此能有效地提高成像速度(图5-3-2)。

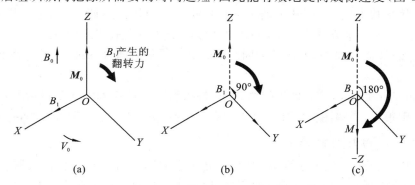

图5-3-2 翻转角与RF脉冲

二、自旋回波脉冲序列

自旋回波脉冲序列简称SE序列,是目前磁共振成像最基本、最常用的脉冲序列。SE序列采用90°激发脉冲和180°复相脉冲进行成像。SE序列的过程是先发射一个90°RF脉冲,Z轴上的纵向磁化矢量M_0被翻转到XY平面上;在第一个90° RF脉冲后,间隔TE/2时间后再发射一个180°RF脉冲,可使XY平面上的磁矩翻转180°,产生重聚焦的作用,此后再经过TE/2时间间隔就出现回波信号。从90°RF脉冲到接收回波信号的时间称回波时间,即TE时间,两个90°RF脉冲之间的时间称重复时间,即TR时间。

SE序列包括单回波自旋回波序列和多回波自旋回波序列。在SE序列中如果在90°激励脉冲后仅用一个180°复相脉冲,只取得一次回波信号,则为单回波SE序列(图5-3-3),在实际工作中常用于获取T_1WI。

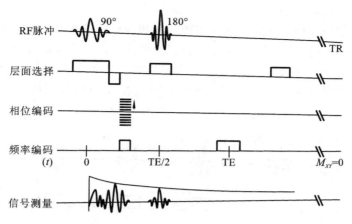

图 5-3-3 单回波 SE 序列示意图

如果在90°激励脉冲后一特定的时间间隔连续施加多次180°射频脉冲,可使横向磁化矢量产生多个回波信号,则称为多回波 SE 序列(图 5-3-4)。这样可在一次扫描中获得多幅具有不同 TE 值的质子密度加权像和 T_2 加权像。其中使用短 TE、长 TR 取得第一回波产生 PDWI,使用长 TE、长 TR 取得的第二回波用于产生 T_2WI。多回波 SE 序列可显著缩短成像时间,但会因为横向弛豫的作用相继产生的回波信号幅值呈指数性衰减,而使图像信噪比逐步降低。

SE 序列是磁共振成像的经典序列,在临床上得到广泛应用,具有以下优点:①序列结构比较简单,信号变化容易解释;②图像具有良好的信噪比;③图像的组织对比良好;④对磁场的不均匀敏感性低,因而磁化率伪影很轻微;⑤利用 SE 序列进行 T_1WI,采集时间一般仅需要 2~5 min。

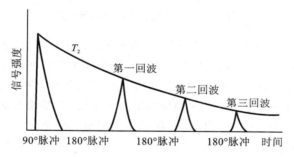

图 5-3-4 多回波 SE 序列示意图

SE 序列也存在着一些缺点:①90°脉冲能量较大,纵向弛豫需要的时间较长,需采用较长的 TR(特别是 T_2WI),且一次激发仅采集一个回波,因而序列采集时间较长,T_2WI 常需要十几分钟甚至更长时间;②由于采集时间长,体部磁共振成像时容易产生伪影;③采集时间长,因而难以进行动态增强扫描;④为减少伪影,NEX 常需要 2 min 以上,进一步增加了采集时间。

SE 序列目前多用于获取 T_1WI,是颅脑、骨关节、软组织、脊柱脊髓等部位的常规 T_1WI 序列。对于体部特别是腹部来说,许多医院还把 SE 序列作为常规 T_1WI 序列,配合呼吸补偿技术,可获得质量较高的 T_1WI。但对于呼吸不均匀的患者,图像容易产生运动伪影,同时由于采集时间长,不能利用 SE 序列进行动态增强扫描。

三、快速自旋回波脉冲序列

快速自旋回波(fast spin echo,FSE 或 turbo SE,TSE)序列是对多回波 SE 序列的改良。

在普通 SE 序列中,在一个 TR 周期内首先发射一个 90°RF 脉冲,然后发射一个 180°RF 脉冲,形成一个自旋回波。FSE 序列中,在第一个 90° RF 脉冲激发后,相继给予多个 180° RF 脉冲,例如 8 或 16 个连续脉冲,出现 8 或 16 个连续回波,称为回波链。回波链可一次获得 8 或 16 种相位 K 空间的回波信号值,使一次 TK 时间内完成 8 或 16 个相位编码上的激发和信号采集,等于将相位编码数减为 1/8 或 1/16 倍。虽然一次激发后采集 8 或 16 个相位 K 空间,时间是缩短了,但是,一次激发中后面数次回波的时间距90°

RF 脉冲较远,信号必然要低,与前面回波的 T_2 加权权重是不一样的。因此,必然在磁共振成像图像上导致与常规 SE 序列 T_2 加权的不同。计算机软件和磁共振成像硬件的性能改善,特别是 180°RF 脉冲性能改进和梯度动量缓冲的应用,使 FSE 的 T_2 加权图像已经能完全满足临床诊断需要。

FSE 序列与多回波序列一样,也是在一个 TR 周期内首先发射一个 90°RF 脉冲,然后相继发射多个 180°RF 脉冲,形成多个自旋回波,进行多次相位编码,并通过 TE、TR 控制图像信号加权,可获得 T_1WI、T_2WI、PDWI(图 5-3-5)。

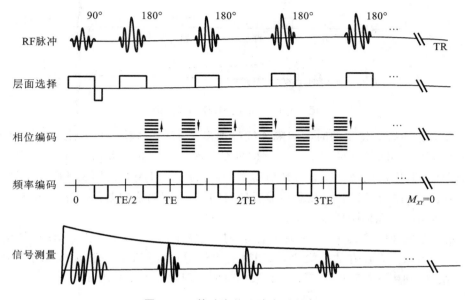

图 5-3-5 快速自旋回波序列示意图

FSE 序列与多回波 SE 序列有着本质的区别。在多回波 SE 序列中,每个 TR 周期获得一个特定的相位编码数据,即每个 TR 中相位梯度以同一强度扫描,采集的数据只填充 K 空间的一行,每个回波参与产生一幅图像,最终可获得多幅不同加权的图像。而 FSE 序列中,每个 TR 时间内获得多个彼此独立的不同的相位编码数据,即形成每个回波所要求的相位梯度大小不同,采集的数据可填充 K 空间的几行,最终一组回波结合形成一幅图像。由于一个 TR 周期获得多个相位编码数据,可以使用较少的 TR 周期形成一幅图像,从而缩短了扫描时间。

FSE 序列不仅采集速度快,而且与 SE 序列相比,减少了运动伪影和磁敏感性伪影。另外,FSE 序列能提供比较典型的 PDWI 和重 T_2WI,FSE 与普通 SE 序列在图像对比和病变检测能力方面很大程度上是相当的,在很多部位的磁共振成像中,FSE 序列可取代普通 SE 序列。这些在同样是快速成像的梯度回波序列中是难以做到的。FSE 序列影像的主要缺点是,T_2WI 的脂肪信号高于普通 SE 序列的 T_2WI,同时,提高了因使用多个 180°RF 脉冲而引起的对人体射频能的累积。

四、反转恢复脉冲序列

反转恢复(inversion recovery,IR)序列是最早应用的脉冲序列,由一个 180°反转脉冲、一个 90°激发脉冲与一个 180°复相脉冲(图 5-3-6)组成。第一个 180°脉冲激发质子,使质子群的纵向磁化矢量 M_0 由 Z 轴翻转至负 Z 轴。当 RF 停止后磁化矢量将逐渐恢复,然后使用一个 90°脉冲对纵向磁矩进行 90°翻转,180°脉冲与此 90°脉冲之间的时间间隔为反转时间 TI。90°脉冲后就和 SE 序列一样,在 TE/2 时间再使用一个 180°脉冲实现横向磁矩再聚焦和信号读出。

IR 序列的成像参数包括 TI、TE、TR。TI 是 IR 序列图像对比的主要决定因素,尤其是 T_1 对比的决定因素。TI 的作用类似于 SE 序列中的 TR,而 IR 序列的 TR 对 T_1 加权程度的作用相对要小,但 TR 必须足够长,才能容许在下一个脉冲序列重复之前,使 M_z 的主要部分得以恢复。由于 IR 序列对分辨组织的 T_1 值极为敏感,所以传统 IR 序列一直采用长 TR 和短 TE 来产生 T_1WI。TE 是产生 T_2 加权的主要决定因素,近年来在反转恢复自旋回波序列中应用长 TE 值也能获得 T_2WI。尽管如此,IR 序列主要还是用

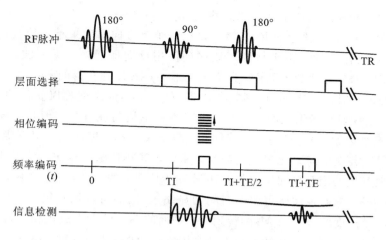

图 5-3-6 反转恢复序列示意图

于产生 T_1WI 和 PDWI。IR 序列典型的参数为 TI＝200～800 ms，TR＝500～2500 ms，TE＝20～50 ms。选 TI 值接近于两种组织的 T_1 值，并尽量缩短 TE，可获得最大的 T_1WI。通常 TR 等于 TI 的 3 倍左右时 SNR 最好。IR 序列可形成重 T_1WI，可在成像过程中完全除去 T_2 的作用，精细地显示解剖结构。目前 IR 序列除用于重 T_1WI 外，主要用于两种特殊的磁共振成像，即脂肪抑制和水抑制序列。

IR 序列中，每一种组织处于特定的 TI 时（称为转折点），该种组织的信号为零。组织的转折点所处的 TI 值依赖于该组织的 T_1 值，T_1 越长，该 TI 值就越大，即 TI 的选择要满足在 90°RF 脉冲发射时，该组织在 $-Z$ 轴的磁化矢量恰好恢复到 0 值，因此也没有横向磁化矢量，图像中该组织的信号完全被抑制。

脂肪组织的 T_1 值非常短，IR 序列一般采用短的 TI（≤300 ms）值抑制脂肪的信号，该序列称为短时反转恢复（short time inversion recovery，STIR）序列，是反转恢复序列的改良。STIR 脉冲序列是短 TI 的 IR 脉冲序列类型，主要用途为抑制脂肪信号，可用于抑制骨髓、眶窝、腹部等部位的脂肪信号，更好地显示被脂肪信号遮蔽的病变，同时可以鉴别脂肪与非脂肪结构（图 5-3-7）。另外，由于脂肪不产生信号，STIR 序列也会降低运动伪影。STIR 序列的 TI 值约等于脂肪组织 T_1 值的 69%，不同场强下组织 T_1 值不同，因此不同场强的设备要选用不同的 TI 抑制脂肪，例如，1.5 T 场强设备中 TI 设置在 150～170 ms。

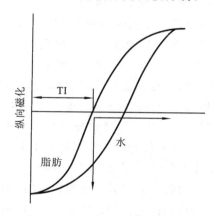

图 5-3-7 短时反转恢复序列示意图

另一种以 IR 序列为基础发展的脉冲序列称为液体抑制（也有称流动衰减）反转恢复（fluid-attenuated inversion-recovery，FLAIR）序列，该序列采用长 TI 和长 TE，产生液体（如脑脊液）信号为零的 T_2WI，是一种水抑制的成像方法。选择较长的 TI 时间，可使 T_1 较长的游离水达到选择性抑制的作用。这时，脑脊液呈低信号，但脑组织中水肿的组织或肿瘤组织仍像 T_2 加权一样呈高信号，在 1.5 T 场强设备中 FLAIR 序列的 TI 大约为 2000 ms。一旦脑脊液信号为零，异常组织特别是含水组织周围的病变信号在图像中就会变得很突出，因而提高了病变的识别能力。另外，由于普通 SE 序列 T_2WI 中，延长 TE 会造成因脑脊液搏动引起的伪影和部分容积效应增加。所以，设置的 TE 不能太长。而在 FLAIR 序列中，由于脑脊液信号为零，TE 可以较长，因而可获得更重的 T_2WI。目前 FLAIR 序列常用于脑的多发性硬化、脑梗死、脑肿瘤等疾病的鉴别诊断，尤其是当这些病变与富含脑脊液的结构邻近时。

五、梯度回波脉冲序列

梯度回波（gradient echo，GRE）序列也称为场回波序列（field echo，FE）。GRE 序列是目前磁共振快速扫描序列中最为成熟的方法，不仅可缩短扫描时间，而且图像的空间分辨率和 SNR 均无明显下降。GRE 序列与 SE 序列主要有两点区别，一是使用小于 90°（α 角度）的 RF 脉冲激发，并采用较短的 TR 时间;另一个区别是使用反转梯度取代180°复相脉冲。

在 GRE 序列时就不用180°脉冲来重聚焦,而是用一个反方向梯度来重新使快速衰减的横向磁矩再现,获得一个回波信号,进行成像。由于梯度回波序列使用反向梯度来获得回波,这个回波的强度是按 T_2^* 衰减的,相对于使用180°脉冲的 SE 序列的 T_2 加权像,GRE 序列获得的图像是 T_2^* 加权像。

GRE 序列产生的图像对比要比 SE 序列复杂得多,可产生其他序列难以获得的对临床有用的信息。GRE 序列图像的对比不仅取决于组织的 T_1、T_2,还与 B_0 的不均匀性有关。但是主要依赖于激发脉冲的翻转角 α、TR 和 TE 三个因素,另外还与磁敏感性和流动有关。小角度激发有以下优点:①脉冲的能量较小,SAR 值降低;②产生宏观横向磁化矢量的效率较高,与90°RF 脉冲相比,30°PF 脉冲的能量仅为90°RF 脉冲的1/3左右,但产生的宏观横向磁化矢量达到90°RF 脉冲的1/2左右;③小角度激发后,组织可以残留较大的纵向磁化矢量,纵向弛豫所需要的时间明显缩短,因而可选用较短的 TR,从而明显缩短采集时间;④磁共振图像信号强度的大小与 M_Z 翻转到 XY 平面的 M_{XY} 的大小成正相关,而 M_{XY} 的大小是由激发脉冲发射时 M_Z 的大小及其激发后翻转的角度两个因素决定的。尽管 GRE 序列因使用小于90°的激发脉冲,对于同样的 M_Z,其投影到 XY 平面的矢量比例要小于90°激发脉冲序列。但是,小角度脉冲的 M_Z 变化较小,脉冲发射前的 M_Z 接近于完全恢复,能形成较大的稳态 M_Z,故 GRE 序列可产生较强的磁共振信号,尽管成像时间缩短,但是图像具有较高的信噪比(SNR)。

GRE 由于是短 TR 成像,因此回波采集后,产生一个残留的横向磁化矢量。成像序列中,在层面选择方向、相位编码方向及频率编码方向都施加了编码梯度场,这些梯度场同样会造成质子失相位。如果在这些空间编码梯度施加后,在这三个方向上各施加一个与相应的空间编码梯度场大小相同方向相反的梯度场,那么空间编码梯度场造成的失相位将被剔除,也即发生相位重聚。这样残留的横向磁化矢量将得到最大程度的保留,并对下一个回波信号作出反应。

在 GRE 小翻转角和短 TR 成像时,纵向磁矩在数次脉冲后出现稳定值,即稳态,导致组织 T_1 值对图像的影响很小。如果 TE 也很短,远小于 T_2^* 值,那么此时横向磁矩也会在数个脉冲后趋向一个稳定值,此时组织 T_2^* 值对图像的影响也很小了,而真正对图像产生影响的是组织的质子密度,这种特殊的稳定状态下的梯度回波成像就被称为稳态梯度回波序列(fast imaging with steady-state precession,FISP 或 gradient recalled acquisition in the steady state,GRASS)。FISP 获得的图像为质子密度加权图像,血液呈很高信号,由于 TR 较短,TE 也很短,速度很快,很适合心脏电影动态磁共振成像或 MRA 等。

当 GRE 序列的 TR 明显大于组织的 T_2 值时,下一次 α 脉冲激发前,组织的横向弛豫已经完成,即横向磁化矢量几乎衰减到零,这样前一次 α 脉冲激发产生的横向磁化矢量将不会影响后一次 α 脉冲激发所产生的信号。如果成像序列使用的 TR 短于组织的 T_2,当施加下一个 RF 激发脉冲时,前一次 α 脉冲激发产生的横向磁化矢量没有完全衰减,由于这种残留的横向磁化矢量将对下一次脉冲产生横向磁化矢量产生影响,这种影响主要以带状伪影的方式出现,且组织的 T_2 值越大、TR 越短、激发角度越大,带状伪影越明显。

为了消除这种伪影,必需在下一次 α 脉冲前去除这种残留的横向磁化矢量。采用的方法是,在前一次 α 脉冲激发的磁共振信号产集后,在下一次 α 脉冲来临前施加扰相位(spoiled)梯度场或干扰射频脉冲。扰相位梯度场对质子的相位进行干扰,使其失相位加快,从而消除这种残留的横向磁化矢量。干扰的方法主要是施加扰相位梯度场,可以只施加层面选择方向或三个方向都施加扰相梯度,造成人为的磁场不均匀,加快了质子失相位,从而消除这种横向磁化矢量。这一脉冲序列称为扰相位梯度回波脉冲序列(fast low angle shot,FLASH)。

GRE T_1WI 序列一般选用较大的激发角度,如50°~80°,这时常需要采用相对较长的 TR(如100~200 ms)。而当 TR 缩短到数十毫秒甚至数毫秒时,激发角度则可调整到10°~45°。常规 GRE 和扰相 GRET_1WI 在临床上应用非常广泛,实际应用中,应该根据需要通过 TR 和激发角度的调整选择适当的 T_1 权重。

GRE T_2^*WI 序列一般激发角度为0°~30°,TR 常为200~500 ms。由于 GRE 序列反映的是组织的 T_1 弛豫信息,组织的 T_1 弛豫明显快于 T_2 弛豫,因此为了得到适当的 T_1 权重,TE 相对较短,一般为15~40 ms。

六、回波平面成像序列

回波平面成像(echo planar imaging,EPI)序列是一种快速成像序列,它是目前临床上扫描速度最快的磁共振成像技术,它可以在 30 ms 内采集一幅完整的磁共振图像。EPI 序列在激发后,利用的是读出梯度的快速持续振荡频率,通常在 0.5~1 kHz 之间,产生的是梯度回波链。EPI 的数据采集就是在读出梯度快速往返振荡过程中进行的,梯度每反转一次就产生一个具有独立相位编码的梯度回波,每个梯度回波被分别进行编码,读出梯度的快读往返切换即产生一个回波链。

从磁共振信号测量的要求考虑,在读出结束时信号衰减不能太多,因此实际读出时间应为组织 T_2^* 的 1~2 倍。而且检测还会受到肌体各种影响,因而数据的采集必须在 30~100 ms 内进行。

EPI 序列的分类方法主要两种,一种按照一幅图像需要进行射频脉冲激发的次数进行分类;另一种则根据其准备脉冲进行分类。

1. 按激发次数分类

按一幅图像需要进行射频脉冲激发的次数,EPI 序列可分为多次激发 EPI 和单次激发 EPI。

(1)多次激发 EPI(MS-EPI):MS-EPI 是指一次射频脉冲激发后利用读出梯度场连续切换采集多个梯度回波,填充 K 空间的多条相位编码线,需要多次射频脉冲激发和相应次数的 EPI 采集及数据迂回填充才能完成整个 K 空间的填充。MS-EPI 所需要进行的激发次数,取决于 K 空间相位编码步级和 ETL。

MS-EPI 与 FSE 颇为相似,不同之处在于:FSE 序列是利用 180°复相脉冲采集自旋回波链,而 MS-EPI 是利用读出梯度场的连续切换采集梯度回波链;FSE 的 K 空间是单向填充,而 MS-EPI 的 K 空间需要进行迂回填充;由于梯度场连续切换比连续的 180°脉冲所需的时间短得多。因此,MS-EPI 回波链采集要比 ETL 相同的 FSE 序列快数倍。多次激发 SE-EPI 一般用于腹部屏气 T_2WI。多次激发 EPI 在心脏快进成像,心脏电影、血管造影、腹部快速成像等领域取得了很大的进展。

(2)单次激发 EPI(SS-EPI):SS-EPI 是指在一次 RF 脉冲激发后连续采集的梯度回波,即在一个 RF 脉冲激发后采集所有的成像数据,用于重建一个平面的磁共振图像,这种序列被称为单次激发。单次激发 EPI 存在信号强度低、空间分辨率差、视野受限及磁敏感性伪影明显等缺点。单次激发是目前采集速度最快的磁共振成像序列,图像的采集时间可短于 100 ms。单次激发 EPI,以扩散成像、灌注成像及脑运动皮质功能成像为目前主要应用领域。

2. 按 EPI 准备脉冲分类

EPI 本身只能算是磁共振信号的一种采集方式,并不是真正的序列,EH 技术需要结合一定的准备脉冲才能成为真正的成像序列,而且,EPI 序列的加权方式,权重和用途都与其准备脉冲密切相关。主要包括以下几种。

(1)梯度回波 EPI 序列:梯度回波 EPI(GKE-EPI)序列是最基本的 EPI 序列,结构也最简单,是在 90°脉冲后利用 EPI 采集技术采集梯度回波链。

(2)自旋回波 EPI 序列:自旋回波 EPI 序列是 EPI 与自旋回波序列的结合。如果 EPI 采集前的准备脉冲为一个 90°RF 脉冲后随一个 180°RF 脉冲,即自旋回波序列方式,则该序列被称为 SE-EPI 序列。180°RF 脉冲将产生一个标准的 A 旋回波,而 EPI 方法将采集一个梯度回波链,一般把自旋回波填充在 K 空间中心,而把 EPI 回波链填充在 K 空间其他区域。由于与图像对比关系最密切的 K 空间中心填充的是自旋回波信号。因此,认为该序列得到的图像能够反映组织的 T_2 弛豫特性,一般被用作 T_2WI 或水分子扩散加权成像序列。

(3)反转恢复 EPI 序列:所谓反转恢复 EPI(inversion recovery EPI,IR-EPI)序列是指 EPI 采集前施加的是 180°反转恢复预脉冲。EPI 与 IR 序列脉冲结合,形成 IR-EPI,可产生典型的 T_1WI。利用 180°反转恢复预脉冲增加 T_1 对比,选择适当的 TI 时,还可以获得脂肪抑制或液体抑制图像。

EPI 是真正意义上的超快速成像方法,能使生物体运动器官"冻结",消除生理运动对图像的影响,获取人体功能信息图像。EPI 序列因其超快速扫描非常适用于屏气、不合作患者或儿童的扫描。

但 EPI 技术对硬件要求很高,EPI 对梯度场要求峰值强度要大于 25 mT/m,梯度的上升时间一般为 300 ms 或更短,梯度切换率要大于 70 T/ms,这需要梯度驱动器提供很高的电压(高达 300 V)和电流(高达 1000 A),上述各值均远远高于普通的序列,另外 EPI 要求有能进行高速测量的 RF 接收器、高速重建的计算机系统及高度均匀的外磁场。

（张涛）

 # 任务四　磁共振特殊成像技术

一、磁共振血管成像

磁共振血管成像（magnetic resonance angiography，MRA）能获得与 DSA 相似的影像效果，与 DSA 相比，MRA 具有无创、无辐射、操作简便、一般无需对比剂等优点；与其他血管成像方式相比，MRA 不但可以提供血管的形态信息，还可以提供血流方向、流速和流量等定量信息，已成为 MR 检查常规技术之一。

（一）常见的血流形式

MRA 大多是利用血液的流动效应来成像的，血流形式将直接影响图像质量。对于呈黏性液体的血液来说，因血管的形状和流向不同，血流可表现为多种运动形式。

1. 层流

层流指血管内流速稳定、形式固定的血流状态。血流质点的运动方向与长轴平行，但运动速度有所不同，越靠近血管腔中心的血流速度越快，越靠近血管壁的血流速度越慢，速度分布呈抛物线状（图 5-4-1）。

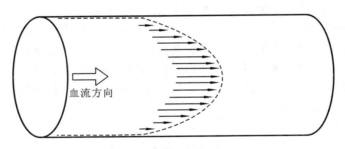

血流方向

图 5-4-1　层流速度分布示意图

2. 湍流

湍流指血流质点在沿血管长轴流动的同时还在其他方向进行迅速不规则的运动，可以形成大小不一的漩涡（图 5-4-2）。在宏观上表现为血流质点紊乱地向各个方向做不规则运动。

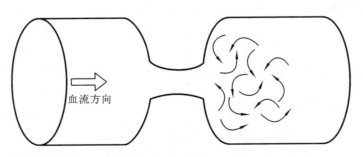

血流方向

图 5-4-2　湍流示意图

（二）表现为低信号的血流

由于血流形式、血流方向、血流速度、脉冲序列和成像参数的选择不同，血流信号与周围组织相比，可表现为低信号、等信号或高信号。表现为低信号血流的原因有多种，在此重点讨论流空效应。其原理是对血流方向垂直于成像层面的质子施加 90°RF 脉冲,层面内的血液和周围静止组织都被激发,在 TE/2 时施加 180°聚相位脉冲,静止组织受到激励相位重聚产生回波信号,曾受 90°RF 脉冲激励的血液已经流出了成像层面,不能接收 180°脉冲,不产生回波信号,而此时流入成像层面的血液因没有接收 90°RF 脉冲激励,仅接收 180°RF 脉冲激励也无法产生回波信号,故血管腔内没有 MR 信号表现为黑色,这就是流空效应(图 5-4-3)。

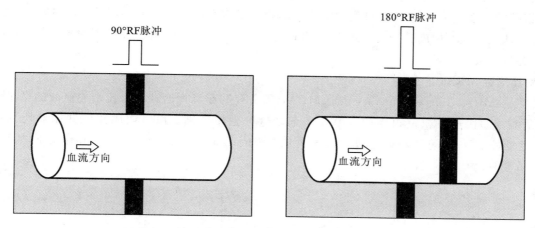

图 5-4-3　流空效应原理示意图

(三)表现为高信号的血流

血流也可表现为高信号,在此重点讨论流入增强效应。其原理是采用短 TR 激励与血管垂直的成像层面,成像层面内静止组织没有足够的时间发生纵向弛豫,出现饱和现象;对流动的血液来说,保持较高纵向磁化的质子流入成像层面,经射频脉冲激励后产生较强信号,与静止组织相比形成高信号(图 5-4-4)。

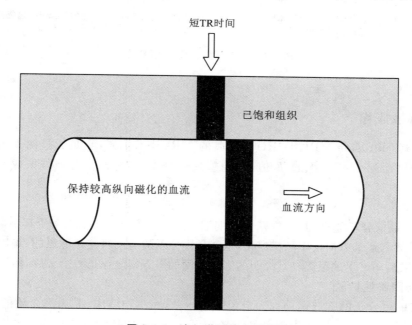

图 5-4-4　流入增强效应示意图

(四)常用的 MRA 技术

1. 时间飞跃法

时间飞跃法(time of flight,TOF)的原理基于流入性增强效应,是临床上最常用的 MRA 技术;该技术采用短 TR 使层面内的静止组织被反复激发处于饱和状态,磁化强度很小,从而抑制了静止组织;同时成像层面内已饱和的血流被成像层面外新流入的未饱和的血流取代,可接收射频脉冲产生高信号,这样流动血与静止组织就产生了具有较高信号的信号对比。

2．相位对比法

相位对比法（phase contrast MRA，PC MRA）是利用血液流动导致横向磁化矢量 M_{XY} 的相位变化来突出血管信号的一种方法。其基本原理是用大小和持续时间相等、方向相反的双极梯度对成像层面进行相位编码，对成像层面内静止组织的质子，双极梯度磁场的作用刚好抵消，即第一个梯度磁场产生的相位变化被第二个梯度磁场完全纠正，在 TE 时刻静止组织的 M_{XY} 相位变化为零；对成像层面内运动组织的质子而言，因其位置发生了改变，双极梯度磁场产生的相位变化不可能完全抵消，即第一个梯度磁场产生的相位变化无法被第二个梯度磁场完全纠正，在 TE 时刻运动组织的 M_{XY} 相位变化不为零，利用与静止组织存在相位差别形成相位对比。

3．对比增强 MRA

对比增强 MRA（contrast enhancement MRA，CE-MRA）是利用磁共振对比剂使血液的 T_1 时间明显缩短，然后利用超快速且权重很重的 T_1WI 来记录这种弛豫差别。血管内团注磁共振对比剂（如 Gd-DTPA），使血液的 T_1 时间显著缩短，明显小于背景组织的 T_1 时间，在极短的 TR、TE 作用下，血液与背景组织间形成强烈对比（图 5-4-5）。

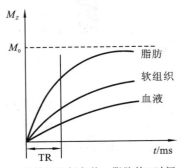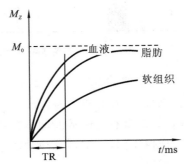

(a) 注射对比剂之前，脂肪的T_1时间　　　(b) 团注对比剂以后，血液的T_1时间明显缩短，
　　最短，血液的T_1时间最长　　　　　　　可与其他组织形成良好的对比度

图 5-4-5　对比增强 MRA 示意图

二、磁共振弥散成像

磁共振弥散成像（diffusion MRI，dMRI）与经典的 MRI 技术不同，它是通过测量水分子的微观扩散运动来形成图像对比，而不是靠组织的 T_1 值、T_2 值或质子密度，这种方法为磁共振成像提供了一种崭新的技术。

1．弥散

弥散又称扩散，是指分子随机的、无规则的布朗运动。由于分子的热运动，使其不断与其他分子发生碰撞，导致分子的位置和运动方向发生随机变化，也就是说分子的运动轨迹是随机的、难以确定的，但是分子在一定方向上的弥散运动产生的距离与其经历的弥散时间的平方根之比是一个常数，即弥散系数（D）。

2．自由扩散与限制性扩散

不受任何约束的水分子的弥散运动称为自由弥散运动；在生物体中，受周围介质的约束，水分子的弥散运动会受到一定程度的限制，称此为限制性弥散运动。人体中的脑脊液、尿液等水分子的运动可视为自由弥散运动，一般组织中水分子的运动为限制性弥散运动。生物体内不同组织的弥散系数是不同的，同一组织在病理状态下弥散系数也将发生变化，磁共振弥散成像就是通过检测人体组织中水分子的弥散运动并计算弥散系数的变化来成像的。

3．各向同性扩散与各向异性扩散

由于人体组织结构的不同，限制水分子扩散运动的阻碍物排列、分布也不同，在不同方向上水分子扩散运动受限可能是对称的，也可能是不对称的。如果水分子在不同方向上的限制性扩散是对称的，称为各向同性扩散，如果水分子在不同方向上的限制性扩散是不对称的，称为各向异性扩散。各向异性扩散在人体组织中普遍存在,最典型的是白质神经纤维束。神经细胞膜和髓鞘是沿着轴突长轴分布并包绕轴突,故在神经纤维长轴方向上,水分子的扩散运动相对自由,在垂直于神经纤维长轴的各方向上,水分子的扩散运动明显受到细胞膜和髓鞘的限制。

4. 磁共振弥散加权成像(diffusion weighted imaging,DWI)

DWI的物理原理较为复杂,可简单理解为梯度磁场的存在引起水分子扩散,横向磁化矢量失相位,导致MR信号减弱。为增加扩散的敏感性,需施加扩散敏感梯度,扩散敏感梯度可与任何脉冲融合使用,以SE序列为例来介绍DWI原理。

在普通SE序列基础上进行的弥散成像,是以180°相位重聚脉冲为对称轴施加两个方向和持续时间完全相同且幅度很大的梯度磁场(即扩散敏感梯度场),对静止组织的质子来说,这两个梯度磁场完全相同,是一种恒定不变的磁场不均匀,180°复相位脉冲可消除这种恒定的磁场不均匀导致的质子失相位,也就是说施加的梯度磁场不会引起静止组织的信号衰减;对于弥散运动和流动的质子,因其存在位置移动、进动频率的变化,这两个梯度磁场就不再是恒定的磁场不均匀,180°复相位脉冲不可能消除质子的失相位,将引起这些组织的信号衰减。静止组织的信号强度没有明显变化,而流动组织的信号强度有明显衰减,这样就产生了因为以为弥散系数差异而形成的MR图像对比,即弥散加权对比。

5. DWI的临床应用

DWI在临床上主要用于超急性脑梗死的诊断和鉴别诊断,脑组织在急性梗死期,首先出现细胞毒性水肿,使局部梗死区组织的自由水减少,弥散系数显著下降,在弥散加权像上表现为高信号,而T_1、T_2加权变化不明显。

三、磁共振灌注成像

1. 灌注成像的概念

灌注是指血液从动脉进入毛细血管再汇入静脉的过程,在此过程中,血液通过毛细血管与组织进行物质交换。生理学上,灌注是反映组织器官活性和功能的重要参数。磁共振灌注成像是用磁共振成像方式显示组织毛细血管水平的血流灌注,以评估局部组织活力及功能的一种成像方法。

2. 基本方法

1)对比剂首次经过法

对比剂首次经过法是一种以对比剂为示踪剂的成像技术,此法系通过跟踪对比剂的流动过程来对灌注进行测定。用高压注射器将顺磁性对比剂快速注入血管,对比剂通过改变组织的弛豫时间来改善对比度。一般来说,对比剂只停留在血液中,而不会进入组织中;在对比剂进入毛细血管时,对比剂的磁化效率应将加速血管内质子的失相位,导致T_2^*缩短,MR信号降低,而毛细血管周围组织的磁化率并无明显改变,毛细血管与周围组织存在的磁化率差异可在磁敏感加权像中充分表现出来。这种磁化率差异在对比剂首次进入毛细血管时表现最佳,在对比剂通过以后,毛细血管的MR信号又会得以恢复。

快速成像技术,如EPI技术,时间分辨率足够高,可以准确测量这种对比剂进入造成的MR信号的快速变化。通过一系列快速连续成像,能获得不同时相的MR信号变化规律,即时间-信号强度曲线。从该曲线上可以计算出对比剂的平均通过时间、脑血容量和脑血流量。

2)动脉自旋标记法(ASL)

ASL法无需引入外源性对比剂,是利用动脉血液中的质子作为内源性示踪剂进行灌注成像的一种技术。组织中的血流灌注来自组织外的动脉血液,在动脉血流进入成像区域之前,先对动脉血中的质子进行饱和或激励处理,即为标记。标记后的质子随血流流入动脉远端的组织内,血液中的水分子可在血液和组织中自由扩散,被标记的质子扩散至组织内导致磁化强度矢量发生改变,其改变的程度与血流灌注量成正比。通过多次采集、信号平均,计算出受标记质子的信号变化,可获得定性和定量的组织血流信息。

四、磁共振脑功能成像

目前临床应用最为广泛的功能磁共振成像(fMRI)是基于血氧依赖效应(BOLD)的磁共振脑功能成像,它是利用血液中氧合血红蛋白和去氧血红蛋白的比例变化形成对比的一种技术。

1. 血红蛋白的磁化特性

血红蛋白是血液红细胞中的一种大分子蛋白质,其功能是转运氧。正常情况下,血液中的大多数氧与血红蛋白结合后形成结合氧,被血液带至全身各处,结合了氧的血红蛋白称为氧合血红蛋白,脱离氧的血红蛋白称为去氧血红蛋白。

去氧血红蛋白具有顺磁性,可缩短组织的 T_2 值,降低 MR 信号;而氧合血红蛋白具有轻度的抗磁性,可延长 T_2 值,增加 MR 信号。

2. BOLD 效应

如果血液中去氧血红蛋白增多,将缩短组织的 T_2 值,降低组织在 T_2WI 的信号强度;如果氧合血红蛋白增加,将增加组织在 T_2WI 的信号强度。在其他因素不变的情况下,T_2WI 的信号强度取决于血液中氧合血红蛋白和去氧血红蛋白的比例,两者比例越高,信号强度越高。

3. 脑功能成像

BOLD 成像依赖于血液氧合水平变化,血液氧合水平与组织的供养和耗氧有关。当大脑某区域被激活时,该区域脑组织耗氧量增加,去氧血红蛋白增多,但相应区域的血流量灌注亦增多,带来更多的氧合血红蛋白,结果是氧合血红蛋白与去氧血红蛋白的比例增高,因此导致 T_2WI 上相应区域的脑组织信号强度增加。一般认为脑组织被激活时其信号强度增加,脑组织活动被抑制时其信号强度降低;通过比较某个刺激或执行某个任务前后脑组织信号强度的变化,从而获得 BOLD 对比,这就是基于 BOLD 效应的 fMRI 的技术原理。

大脑活动时并不是全脑参与,而是其中的某一个或某几个区域参与,可利用 BOLD 技术对大脑活动变化时产生的血流动力学和代谢改变进行测量,实现对脑功能区的定位。

五、磁共振化学位移技术

在主磁场强度相同的情况下,不同分子中的同一种原子核具有不同的进动频率。其原因是自旋的原子核并非孤立存在,而是被核外的电子云所包围,也就是说这些原子核所处的电子环境是不同的,例如水分子中氢质子(以下称水质子)的化学键是 O—H 键,而脂肪分子中氢质子(以下称脂肪质子)的化学键是 C—H 键,虽然同为氢质子,但由于其周围的电子云不同,导致水质子和脂肪质子具有不同的进动频率,这种进动频率差异随着主磁场的增加而增加。

化学位移是指因电子环境不同(即核外电子结构)导致相同的原子核具有不同的进动频率。因化学位移的影响,水质子和脂肪质子具有不同的进动频率,其中水质子的进动频率快于脂肪质子。如果在一个体素内既有水质子又有脂肪质子,在射频脉冲激励后的瞬间,两者具有相同的相位,相位差为零。因为水质子进动快,故两者之间的相位差逐步增加,经过数毫秒后,两者的相位差达 $180°$,其宏观横向磁化强度相互抵消,此时采集到的磁共振信号为两种组织信号强度的差值,如果水质子和脂肪质子的信号强度分别用 W 和 F 表示,则此时采集到的信号强度 $I_反 = W - F$。此后两种组织的相位差逐步减小,在某一时刻,两者又将同相位,此时采集到的磁共振信号为两种组织信号强度的和值,即 $I_同 = W + F$(图 5-4-6)。

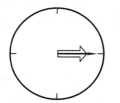 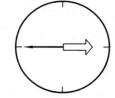 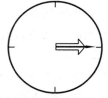

射频脉冲发射后的瞬间　　激发后某一时刻(2.22 ms)　　激发后某一时刻(4.44 ms)

图 5-4-6　化学位移成像技术原理示意图

射频脉冲激励后的瞬间,水质子和脂肪质子具有相同的相位,相位差为零;由于水质子进动快,两者之间的相位差逐步增加,经过数毫秒后,两者的相位差达 $180°$;再经数毫秒,两者又将具有相同的相位。

利用同相位像和反相位像,可产生单独的水或脂肪信号的图像。同相位、反相位时,采集到的磁共振信号分别为 $I_同 = W + F$、$I_反 = W - F$,则 $W = (I_同 + I_反)/2$,$F = (I_同 - I_反)/2$,这样就可以得到单独的水或脂肪像,也就是水脂分离成像。

六、磁共振水成像

人体组织中的水样成分,如脑脊液、胆汁、胃肠道液体、淋巴液、尿液等,其 T_2 时间远远长于其他组织。水成像的原理主要利用水的长 T_2 特性。在成像过程中,选择很长的 TE 时间,则其他组织的横向磁化强度几乎衰减为零,在图像上表现为低信号,而长 T_2 水样组织的横向磁化强度衰减少,保持较高的横向磁化强度,表现为高信号(图 5-4-7)。在水成像技术中,利用水是长 T_2 的特性来成像,因此对流速慢或不流动的液体(如脑脊液、胆汁等)呈现明显的高信号,对流速快的血液则显示为低信号。

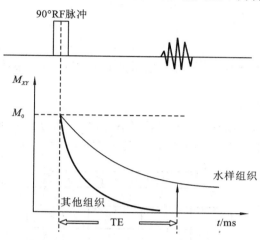

图 5-4-7 水成像技术原理示意图

图中细线表示长 T_2 的水样组织,粗线表示短 T_2 的其他组织;90°RF 脉冲时两种组织的横向磁化强度 M_{XY} 均为最大值 100%,此时两种组织在图像上无法形成对比差别;90°RF 脉冲撤掉后,两种组织开始弛豫,水样组织的 T_2 时间长,横向磁化强度衰减慢,保留了较高的横向磁化强度;短 T_2 组织的横向磁化强度几乎衰减为零。在水成像过程中,选择长 TE,水样组织保留有较高的横向磁化强度,表现为高信号。

近年来,MR 水成像技术得到了较为广泛的应用,目前临床上较为常用的有 MR 胆胰管成像、MR 尿路成像、MR 内耳成像等。

七、磁共振波谱分析

磁共振波谱(magnetic resonance spectroscopy,MRS)与 MRI 的基本原理相同,但是表达被检体信息的方式不同;MRI 以图像的方式显示被检体的形态学信息,MRS 以谱线的方式反映被检组织的代谢信息。在疾病的发生发展过程中,代谢改变通常早于形态学改变,也就是说 MRS 有助于疾病的早期诊断,并且 MRS 是目前唯一能无创性观察活体组织代谢及生化变化的技术。

1. MRS 的原理

MRS 是利用质子化学位移现象,通过磁共振扫描获得磁共振谱线,通过谱线分析物质的组成成分及其含量的检测技术。

MRS 谱线的获得方法是先用 MRI 获取断层图像,从中选出目标区域,再用带宽较宽的射频脉冲激励该部位,然后采集磁共振信号。由于化学位移效应的影响,不同物质内的质子进动频率略有不同,将采集的 MR 信号做傅立叶变换即可分离显示各物质中的质子谱线。

2. MRS 谱线

以发生共振吸收的信号强度为纵坐标,以共振频率为横坐标,可绘出磁共振谱线。

3. MRS 的空间定位技术

通过三个垂直方向的层面选择梯度,使共振频率仅发生在三个平面相交的一个点状容积区域内,这样的精准定位对 MRS 结果分析十分有利。

（樊跃强）

任务五　磁共振成像的图像质量

一、MR 图像质量的评价指标

（一）空间分辨率

1. 概念

空间分辨率是指在一定的对比度下,图像所能分辨的相邻物体的最小距离,即图像对物体细节的分辨能力。

2. 影响空间分辨率的因素

空间分辨率取决于体素大小(图 5-5-1)。体素越小,图像空间分辨率越高,可分辨出细微结构的能力越强;而体素大小取决于成像层面厚度、视野(FOV)和图像矩阵的大小。

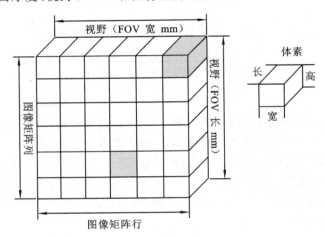

图 5-5-1　影响空间分辨率的因素示意图

在磁共振成像中,射频脉冲的频率范围和梯度磁场将影响层厚;在视野和图像矩阵大小一定的情况下,层厚越薄,图像的空间分辨率越高。

在层厚和图像矩阵一定时,FOV 越小,图像的空间分辨率越高。但是减小 FOV 可导致卷折伪影,加重化学位移伪影。

图像采集矩阵是由频率编码次数和相位编码次数决定的,即图像矩阵＝频率编码次数×相位编码次数。例如频率编码次数为 256、相位编码次数为 128,则图像矩阵＝256×128。在层厚和 FOV 一定时,矩阵越大,图像的空间分辨率越高(图 5-5-2)。大多数 MR 设备中,可选择矩形 FOV,一般将被扫描物体在图像中的解剖长轴设置为频率编码方向,将短轴设置为相位编码方向,既能保持高分辨率,又能减少扫描时间。

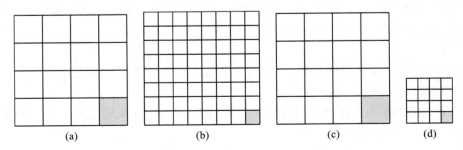

图 5-5-2　矩阵、FOV 对空间分辨率的影响示意图

图 5-5-2(a)、图 5-5-2(b)所示为层厚和 FOV 一定时,矩阵越大,图像的空间分辨率越高;图 5-5-2(c)、图 5-5-2(d)所示为视野和矩阵一定时,层厚越薄,图像的空间分辨率越高。

3. 空间分辨率的计算

空间分辨率可利用公式 $R=1/2d$ 来计算,其中 R 表示空间分辨率,对数字图像来说,d 表示相邻两个像素中点的距离,在数值上等于像素尺寸,而像素尺寸=FOV/矩阵;如视野为 120 mm×120 mm,矩阵为 120×120,像素大小为 1 mm×1 mm,即 $d=1$ mm,$R=0.5$ LP/mm。

(二)信噪比(SNR)

1. 定义

信噪比是指图像中的信号强度与背景噪声强度之比。信号强度是图像中感兴趣区内各像素信号强度的平均值;噪声是同一兴趣区内等量像素信号强度的标准差。

2. 噪声的来源与特点

在 MR 采集过程中,接收线圈接收到的随机变化的信号,这些随机变化的信号就是噪声,主要来源于被检肢体和系统固有的电子噪声。其特点是随机性,即噪声在发生的时间上、空间上具有不确定性。

噪声是不可避免、始终存在的,但图像质量并不取决于噪声的绝对强度,而是取决于信噪比大小,提高信噪比可提高图像质量。

3. 影响 SNR 的因素

影响 SNR 的因素很多,可归结为一个因素即横向磁化强度矢量 M_{XY}。SNR 与 M_{XY} 成正比,M_{XY} 越大,则 SNR 越大,而 M_{XY} 的大小取决于被检组织的生物特性(如 T_1、T_2、质子密度等)以及影响图像对比的所有因素(如 B_0、TR、TE、翻转角)。

(1)被检组织的生物特性 质子密度越大的组织,形成的纵向磁化强度矢量越大,施加 90°射频脉冲激励产生的 M_{XY} 越大,MR 信号越强;即磁共振信号强度与被检组织内质子密度成正比。质子密度低的区域如致密骨、肺,产生低信号,SNR 低;质子密度高的区域如脑、软组织,产生高信号,SNR 高。

具有短 T_1 和长 T_2 的组织,通过控制成像参数可获得较大的 M_{XY},在相应的加权像上 MR 信号强度较高,获得 SNR 也较高。

(2)体素体积 体积较大的体素含质子数量多,在相同条件下产生的 M_{XY} 大,则 MR 信号强度大,SNR 大。

(3)静磁场强度 静磁场强度越大,产生的纵向磁化强度矢量越大,施加 90°RF 脉冲产生的 M_{XY} 也越大,则 MR 信号强度越大,SNR 也越大。

(4)重复时间(TR) TR 决定纵向磁化强度矢量 M_Z 恢复的程度(图 5-5-3(a))。TR 时间越长,M_Z 恢复的越多,再次接受 90°射频脉冲激励后产生 M_{XY} 越大,MR 信号越强,SNR 越高;反之,TR 越短,M_Z 恢复越少,再次接受 90°射频脉冲激励后产生 M_{XY} 越小,MR 信号越弱,SNR 越小。

(5)回波时间(TE) TE 决定 M_{XY} 衰减的程度(图 5-5-3(b))。TE 越短,M_{XY} 衰减越少,MR 信号强度越大,SNR 越高;TE 越长则产生相反的效果,得到的 SNR 越小。

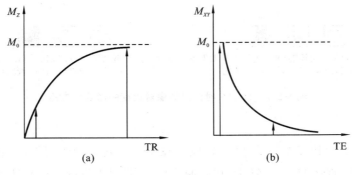

图 5-5-3 TR、TE 对 M_{XY} 的影响示意图

(6)翻转角(α) 翻转角决定纵向磁化强度矢量 M_Z 转变为横向磁化强度矢量 M_{XY} 的程度;α 角越大,

M_Z 受激形成的 M_{XY} 越大,产生的 MR 信号越多,SNR 越高。SE 序列使用 90°射频脉冲,使全部 M_Z 转变为 M_{XY},GRE 序列使用小于 90°射频脉冲,仅使部分 M_Z 转变为 M_{XY}。SE 序列使用 180°复相位脉冲,比 GRE 序列用反转梯度产生的复相位更有效,故 SE 序列获取的信号量更多,SNR 更高。

(7) 信号激励次数(NEX) 信号激励次数也称平均次数(NSA),是每个相位编码采集数据的重复次数。信号是由物体的固有特征决定的,且总是发生在同一空间位置上,而噪声具有随机性,发生的位置也可能不同。通过增加数据采集次数,可对噪声平均,增加 SNR;SNR 与 NEX 的平方根成正比。

(三) 图像对比度

信噪比是评价图像质量的一项重要指标,但信噪比高的图像还不能确保将两个相邻区域有效区分开,图像还必须有足够的对比度。图像对比度指图像中不同区域信号强度的相对差异,影响图像对比度的因素有组织的固有特性(T_1、T_2、质子密度),成像参数(TE、TR、TI、翻转角)等。组织的固有特性不易改变,可通过调整脉冲序列和成像参数来改变图像对比度。

1. 重复时间(TR)

TR 时间主要影响图像的 T_1 对比。停止射频脉冲,质子发生弛豫现象,其中纵向磁化强度矢量 M_Z 的大小将由 0 逐渐恢复至最大值 M_0。TR 时间越长,所有组织的纵向弛豫将充分进行,各种组织的 M_Z 的大小均恢复至最大值 M_0,此时产生的 MR 信号强度大小相同,无法形成各组织间的图像对比度。因此,要想得到 T_1 对比,应选择短 TR 时间(图 5-5-4)。选择短的 TR,短 T_1 组织的纵向磁化恢复快,长 T_1 组织纵向磁化恢复慢,再次接收射频脉冲激励时,短 T_1 组织产生的横向磁化强度矢量(M_{XY})高于长 T_1 组织,从而获得了图像的 T_1 对比。

2. 回波时间(TE)

TE 时间主要影响图像的 T_2 对比。停止射频脉冲,质子发生弛豫现象,其中横向磁化强度矢量 M_{XY} 的大小随时间由最大值 M_0 逐渐减小到 0。TE 时间越长,所有组织的 M_{XY} 的大小均衰减至最小值 0,无法形成各组织间的图像对比度。因此,要想得到 T_2 对比,应选择较长的 TE 时间(图 5-5-4)。选择较长的 TE,长 T_2 组织横向磁化衰减慢,保持较高的 M_{XY},而短 T_2 组织的横向磁化衰减快,M_{XY} 较小,则长 T_2 组织产生的 MR 信号高于短 T_2 组织,从而获得了图像的 T_2 对比。

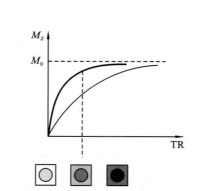

(a) 极短的TR或极长的TR均无法产生良好的 T_1 对比,较短的TR可以得到较好的 T_1 对比

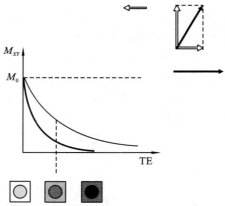

(b) 极短的TE或极长TE均无法产生良好的 T_2 对比,较长的TE可以得到较好的 T_2 对比

图 5-5-4 TR、TE 时间对图像对比度的影响示意图

3. 反转时间(TI)

在 IR 序列中,图像的对比度主要受 TI 的影响。在 180°反转脉冲作用下,所有组织的纵向磁化强度 M_Z 都将翻转至 $-Z$ 轴上,形成 $M_Z = -M_0$,180°脉冲停止后,各组织将按各自的 T_1 时间弛豫,TI 时间决定了纵向磁化恢复的程度,这与重复时间 TR 相似,获取 T_1 对比的原理也相似,只是 IR 序列获得的 T_1 对比更大,即重 T_1WI;此外,采用短的 TI 或长的 TI 时间,使短 T_1 组织或长 T_1 组织处于转折点,可抑制短 T_1

或长 T_1 组织,即脂肪抑制及水抑制。

4. 翻转角(α)

在 GRE 序列中,大翻转角(大于 80°)可使短 T_1 组织弛豫,此时图像的 T_1 加权更明显;小翻转角(小于 20°)主要产生 T_2^* 加权。

(四)对比噪声比

由于存在噪声影响,MR 图像对比度不能真实反映图像质量,必须把噪声考虑在内,以对比噪声比 (contrast-noise ratio,CNR)来评价图像质量。对比噪声比(CNR)是指图像中两个不同区域的信噪比的差异;对比噪声比 CNR 可表示为

$$CNR = SNR(A) - SNR(B) \tag{5-5-1}$$

式中:$SNR(A)$、$SNR(B)$分别反映图像中两个不同区域的信噪比。

影响 CNR 的因素有组织的固有特性(T_1 时间、T_2 时间、质子密度)、成像参数(TE、TR、TI、翻转角)。

(五)图像均匀度

图像均匀度是指图像上均匀物质信号强度的偏差,偏差越大说明均匀度越低。在实际测量中可用水模检测,在视野内取三个以上不同位置对兴趣区进行测量。

二、影响磁共振图像质量的因素

影响 MR 信号强度和图像质量的因素较多,可归结为两个主要方面的影响:第一方面是组织本身的固有特性,如 T_1 时间、T_2 时间、质子密度等;另一方面是设备的硬件、软件和成像技术参数,如主磁场强度、脉冲序列、TR、TE、翻转角等。

(一)组织的固有特性

组织本身的固有特性参数如质子密度、T_1、T_2 等会影响 MR 信号强度,从而影响图像质量。质子密度大的组织,MR 信号强、信噪比高,MR 图像对显示这些结构有优越性,例如脑组织、软组织等;反之,质子密度低的组织,例如致密骨、肺等,MR 不利于显示这些结构。具有短 T_1、长 T_2 的组织,在不同加权像上信号强度较高,获得的信噪比也较高。

(二)设备的硬件、软件和成像技术参数

1. 射频线圈

射频线圈功能之一是采集信号,射频线圈对组织产生的噪声也很敏感。噪声的多少与射频线圈所包含的组织容积有关。体线圈完全包绕需要成像的整个人体,其大小接近受检体的大小,所以接收的噪声最大。体线圈与成像组织间的距离相对较大,接收到的信号强度较小,SNR 较差。表面线圈与感兴趣区(ROI)距离较近,可最大限度地收集 MR 信号,SNR 较高。

2. 接收带宽

接收带宽是指读出梯度采样频率的范围。窄带宽接收到的噪声少,可提高图像的 SNR。窄带宽获得的图像对运动伪影、磁敏感伪影以及设备的不稳定更加敏感;另外,窄带宽会使序列允许的 TE 值减小、采集的层面数减少,并加重化学位移伪影。采用弱的读出梯度和延长读出时间可获得窄的带宽,但是当序列使用短 TE 值时不能获得窄带宽。带宽较宽序列允许使用较短的 TE 和较多的层面数,但是较宽的带宽会增加背景噪声,降低 SNR。

3. 重复时间(TR)

TR 除影响 SNR 外,主要决定着图像的 T_1 加权对比。延长 TR 提高图像 SNR 的同时会降低 T_1WI 对比,也引起扫描时间的延长。

4. 回波时间(TE)

TE 在影响 SNR 的同时,还决定着图像的 T_2 加权对比。缩短 TE 提高 SNR 的同时会降低 T_2 对比。缩短 TE 会增加脉冲序列所允许的扫描层数,缩短 TE 还能造成序列允许的最小 FOV 和最小层厚增大。

5. 翻转角(α)

MR 成像中常用的翻转角有 90°、180°和小角度(小于 90°)。翻转角越小,受射频脉冲激励后,纵向磁化恢复所需要的时间越短,因此可以缩短 TR 和 TE 时间,将有助于缩短扫描时间,但是翻转角过小,将降低 SNR。

6. 激励次数(number of excitation,NEX)

增加信号激励次数可对噪声平均,减少噪声,提高 SNR,但增加了扫描时间。

7. 体素体积

MR 信号是由不同体素内的组织产生的。体素体积可影响图像的空间分辨率、信噪比等指标,其大小取决于 FOV、采集矩阵、层厚。FOV 不变,增加采集矩阵,空间分辨率提高,SNR 下降;矩阵不变,减小 FOV,空间分辨率提高,SNR 下降;层面越厚,该层面产生的信号越多,SNR 越高,但空间分辨率越低,且部分容积效应也大。矩阵的增加会延长成像时间,成像时间正比于相位编码的次数。

理想的图像应具有高的 SNR 和 CNR、高的空间分辨率和较短的扫描时间。但是,MR 成像参数彼此之间相互制约,改善某一个参数的同时将不可避免地造成其他参数的损失。例如,在 FOV 一定的情况下,增大矩阵可提高空间分辨率,这将降低图像的 SNR 并延长扫描时间。表 5-5-1 列出了 SNR、空间分辨率、采集时间的关系。

表 5-5-1　SNR、空间分辨率、采集时间三者的关系

参　数		结　果
最佳 SNR	层厚↑	空间分辨率↓
	视野(FOV)↑	空间分辨率↓
	矩阵↓	空间分辨率↓
	重复时间 TR↑	T_1加权↓
	回波时间 TE↑	T_2加权↓
	信号激励次数(NEX)↓	扫描时间
	接收带宽↑	TE↑,化学位移伪影↑
最佳空间分辨率	层厚↓	SNR↓
	视野(FOV)↓	SNR↓
	矩阵↑	SNR↓,扫描时间↑
最短扫描时间	重复时间(TR)↓	T_1加权↑,SNR↓,成像层数↓
	相位编码次数↓	空间分辨率↓,SNR↑
	信号激励次数(NEX)↓	SNR↓
	体积采集时层数↓	SNR↓

为了获得良好的图像质量,需要根据具体的检查部位、检查目的综合考虑,权衡利弊选择成像参数。在选择成像参数时,应注意以下几点:①在保证图像质量的前提下,尽可能缩短扫描时间,既有利于减少运动伪影,又可以提高工作效率;扫描时间与 TR、NEX、相位编码次数等因素有关;②选择合适的成像序列和成像参数是获取良好 SNR 和 CNR 的基本条件;图像的 SNR 高时,大多数情况下能同时满足对 CNR 的要求;不应为追求过高的空间分辨率而牺牲 SNR。薄层、大矩阵、小视野将提高空间分辨率,却将导致 SNR 的严重丧失;SNR 很低,再高的空间分辨率也将没有任何意义;③应人体不同部位的解剖信号强弱的差异。信号较强的部位如神经系统,使用较大的矩阵、很少的 NEX 即可获得满意的 SNR 和 CNR;信号较弱的部位如肺部,则应使用小的矩阵并增加 NEX 的次数。

(樊跃强)

项目小结

磁共振是近年来临床应用的新型、高端影像设备,本章介绍了磁共振成像的基本原理,讲解了磁共振临床应用的优点及局限性,磁共振设备的基本组成,介绍了弛豫、纵向弛豫、横向弛豫的原理,弛豫时间及T_1、T_2的物理意义。说明了梯度磁场空间定位、空间位置编码、图像重建及影响磁共振图像对比度的主要因素。介绍了血流的磁共振信号特点和血管成像的常用方法,分析了影响磁共振图像质量的主要参数。

测试题

1. 核磁共振的物理现象是( )发现的。

A. 1946 年　　　B. 1952 年　　　C. 1972 年　　　D. 1977 年　　　E. 1978 年

2. 下列属于 MRI 优点的是( )。

A. 软组织对比优于 CT　　　　　　　　　　B. 多参数、任意方向成像

C. 除提供形态学信息外,还能提供功能和代谢信息　　D. 无骨伪影

E. 以上均正确

3. MRI 诊断关节疾病的优势主要是( )。

A. 时间分辨率高　　　　　B. 密度分辨率高　　　　　C. 软组织对比分辨率高

D. 多参数成像　　　　　E. 多方向扫描

4. 下列哪类患者可以进行 MR 检查?( )

A. 带有心脏起搏器者　　　B. 心脏病患者　　　　　C. 术后动脉夹存留者

D. 换有人工金属瓣膜者　　　E. 体内有胰岛素泵者

5. MR 图像通常是指下列何种原子核的成像?( )

A. ^{1}H　　　　B. ^{2}H　　　　C. ^{13}C　　　　D. ^{19}F　　　　E. ^{31}P

6. 同一种原子核处在大小不同的外磁场 B_0 中,其旋磁比 γ 大小( )。

A. 将发生变化　　　　　B. 随外磁场 B_0 增大而增大　　　C. 随外磁场 B_0 增大而减小

D. 与外磁场 B_0 无关仅与原子核自身性质有关　　　　E. 约为 42

7. 下列哪一项是正确的?( )

A. 由于静磁场的作用,氢质子全部顺磁场排列　　　B. 由于静磁场的作用,氢质子全部逆磁场排列

C. 由于静磁场的作用,氢质子顺、逆磁场排列数目各半　　D. 顺磁场排列的质子是低能稳态质子

E. 逆磁场排列的质子是高能稳态质子

8. 在 MR 仪的主要硬件中,对成像速度影响最大的是( )。

A. 主磁体　　　B. 激发线圈　　　C. 接收线圈　　　D. 梯度线圈　　　E. 计算机系统

9. 下列有关弛豫的表述,正确的是( )。

A. 射频脉冲关闭后,宏观横向磁化矢量指数式衰减被称为横向弛豫

B. 横向弛豫的原因是同相进动的质子失相位

C. 同一组织的纵向弛豫速度快于横向弛豫速度

D. 纵向弛豫越快的组织 T_1 值越长

E. T_2 值越长说明组织横向弛豫越快

10. 同一组织 T_1 与 T_2 值的关系是( )。

A. T_1 值大于 T_2 值　　　B. T_1 值小于 T_2 值　　　C. T_1 值等于 T_2 值

D. T_1 弛豫发生早于 T_2 弛豫　　　E. T_1 弛豫发生晚于 T_2 弛豫

11. 关于纵向弛豫的描述,不正确的是( )。

A. 又称自旋-晶格弛豫　　　　　　　　　B. 纵向磁化矢量由零恢复到最大值

C. 横向磁化矢量由最大值降到零　　　　　　D. 与 T_2 弛豫时间有关

E. 与 T_1 弛豫时间有关

12. 下列组织 T_1 值最短的是(　　)。

A. 水　　　　　B. 皮质骨　　　　C. 肌肉　　　　D. 脂肪　　　　E. 脑白质

13. 有关组织的信号强度,正确的是(　　)。

A. T_1 越短信号越强;T_2 越短信号越强　　　　B. T_1 越长信号越强;T_2 越长信号越强

C. T_1 越短信号越强;T_2 越短信号越弱　　　　D. T_1 越长信号越弱;T_2 越长信号越弱

E. T_1 越短信号越弱;T_2 越短信号越弱

14. 含蛋白质分子的溶液 T_1 值缩短的原因是(　　)。

A. 蛋白质分子运动频率低　　　　　　　　B. 含蛋白质分子的溶液氢质子含量升高

C. 降低了水分子的进动频率　　　　　　　D. 加快了水分子的进动频率

E. 蛋白质分子吸附水分子,形成结合水

15. 下列关于加权成像表述,正确的是(　　)。

A. T_1WI 即组织的 T_1 值图

B. 在任何脉冲序列图像中质子密度都影响组织的信号强度

C. T_1 值越长的组织在 T_1WI 上越呈高信号

D. 组织的 T_2 值越长,其信号强度越低

E. T_2WI 是指成像参数的设置延长了组织的 T_2 值

16. 在不同区域的 K 空间数据与图像质量的关系中,(　　)。

A. K 空间的中心部分决定图像的对比,边缘部分决定图像的细节

B. K 空间的中心部分决定图像的细节,边缘部分决定图像的对比

C. K 空间的中心与边缘部分均决定图像的对比

D. K 空间的中心与边缘部分均决定图像的细节

E. 只有 K 空间的中心部分对图像的质量起作用

17. 梯度磁场的目的是(　　)。

A. 增加磁场强度　　　　　　B. 帮助空间定位　　　　　　C. 增加磁场均匀性

D. 减少磁场强度　　　　　　E. 减少噪声

18. 为了得到扫描层厚更薄的图像,可以(　　)。

A. 增加层面选择方向梯度场强,减小 RF 脉冲带宽

B. 减小层厚选择方向梯度场强,增加 RF 脉冲带宽

C. 增加层面选择方向梯度场强,增加 RF 脉冲带宽

D. 减小层面选择方向梯度场强,减小 RF 脉冲带宽

E. 层面选择方向梯度场强不变,增加 RF 脉冲带宽

19. 薄层扫描需具备的条件是(　　)。

A. 梯度磁场场强高　　　　　　B. 梯度磁场场强低　　　　　　C. 射频带宽要宽

D. 射频编码大的步码数　　　　E. 相位编码大的步码数

20. SE 序列中,90°(RF)脉冲的目的是(　　)。

A. 使磁化矢量由最大值衰减到 37% 的水平　　　B. 使磁化矢量倒向 $-Z$ 轴

C. 使磁化矢量倒向 XY 平面内进动　　　　　　D. 使失相的质子重聚

E. 使磁化矢量由最小值上升到 63% 的水平

21. 在 SE 序列中,T_1 加权像是指(　　)。

A. 长 TR、短 TE 所成的图像　　B. 长 TR、长 TE 所成的图像　　C. 短 TR、短 TE 所成的图像

D. 短 TR、长 TE 所成的图像　　E. 依组织密度决定的图像

22. 下列造影技术中,不属于 MR 水成像范畴的是(　　)。

A. MR 胰胆管造影　　　　　　B. MR 尿路造影　　　　　　C. MR 血管造影

D. MR 泪道造影　　　　　　　　　E. MR 腮腺管造影

23. 血流表现为高信号的原因，不包括(　　)。

A. 血管的 T_1 值较短　　　　　B. 流入增强效应　　　　　C. 梯度回波采集

D. 偶回波效应　　　　　　　　　E. 血流非常缓慢

24. 表面线圈的主要作用是(　　)。

A. 扩大了成像容积　　　　　　B. 提高图像信噪比　　　　C. 缩短成像时间

D. 增加空间分辨率　　　　　　E. 增加对比度

25. 金属物品带入磁体孔腔内会导致(　　)。

A. 磁场强度改变　　　　　　　B. 磁场均匀度破坏　　　　C. 对射频产生影响

D. 图像对比度下降　　　　　　E. 磁场稳定度下降

26. 空间分辨率是指(　　)。

A. 对组织对比差异的显示能力　B. 对解剖细微结构的显示能力　C. 评估影像灰阶的参数

D. 评估信号强度的参数　　　　E. 评估伪影大小的参数

27. 不是 MR 图像质量组成的是(　　)。

A. 噪声　　　B. 对比度　　　C. 清晰度　　　D. 分辨率　　　E. 伪影

28. 影响分辨率的因素包括(　　)。

A. 层厚　　　B. 观察视野　　　C. 矩阵　　　D. 以上全是　　　E. 以上全不是

29. 早期脑梗死最适宜的扫描方式为(　　)。

A. T_1 加权成像　　　　　　　B. T_2 加权成像　　　　　C. 质子加权成像

D. 弥散加权成像　　　　　　　E. 灌注成像

30. MRI 扫描程序直接控制的内容有(　　)。

A. 扫描脉冲序列发送　　　　　B. MR 信号采集　　　　　C. 图像重建

D. 显示及后处理　　　　　　　E. 以上全是

31. 下列不是 MRA 方法的是(　　)。

A. TOF　　　　　　　　　　　　B. 密度对比法　　　　　　C. PC 法

D. 对比增强 MRA　　　　　　　E. 黑血法

32. 飞跃时间法 MRA 显示血管的主要机制是(　　)。

A. 流入扫描层面的未饱和血液受到激发　　　B. 流动血液和相位变化

C. 使用了较长的 TR　　　　　　　　　　　D. 使用了特殊的射频脉冲

E. 流空效应

33. 关于弥散成像，叙述错误的是(　　)。

A. 弥散是指分子无规则的布朗运动

B. 通过测量水分子的微观扩散运动来形成图像对比

C. 分子的运动轨迹是随机的

D. 靠组织的 T_1 值、T_2 值或质子密度也可以形成图像对比

E. 弥散运动产生的距离与其经历的弥散时间的平方根之比是一个常数

34. 关于磁共振灌注成像，下列说法错误的是(　　)。

A. 灌注是指血液从动脉进入毛细血管再汇入静脉的过程

B. 磁共振灌注成像是用磁共振成像方式显示毛细血管的血流灌注

C. 磁共振灌注成像不能评估局部组织活力

D. 对比剂首次经过法需使用磁共振对比剂

E. ASL 法是利用动脉血液中的质子作为内源性示踪剂的一种灌注成像技术

35. 不属于脂肪抑制成像方式的是(　　)。

A. 短时反转恢复序列　　　　　B. STIR 序列　　　　　　C. 化学位移饱和成像

D. 频率饱和法　　　　　　　　E. FLAIR 序列

36. 关于化学位移成像，叙述错误的是(　　)。

A. 不同分子中的同一种原子核具有不同的进动频率　　B. 主磁场强度越大,化学位移效应越明显

C. MRS 的成像基础是化学位移　　　　　　　　D. 利用化学位移可实现压水成像

E. 利用化学位移可实现压脂成像

37. 目前能够进行活体组织内化学物质无创性检测的方法是(　　)。

A. PWI　　　　　　　　　　B. DWI　　　　　　　　　　C. MR 波谱

D. MR 动态增强　　　　　　E. MRA

38. 空间分辨率(　　)。

A. 是指对组织密度差异的显示能力　B. 是指对解剖细微结构的显示能力　C. 是评估影像灰阶的参数

D. 也称为低对比度分辨率　　E. 是评估信号强度的参数

39. 对 MR 图像空间分辨率没有影响的是(　　)。

A. 观察视野(FOV)　　　　　　B. 矩阵　　　　　　　　　C. 层面厚度

D. 相位编码和频率编码次数　　E. 长 TR 时间

40. 图形上相邻两个区域信号强度的相对差别是(　　)。

A. 图像对比度　　　　　　　　B. 信噪比　　　　　　　　C. 对比噪声比

D. 空间分辨率　　　　　　　　E. 图像均匀度

41. 可提高 MRI 图像信噪比的方法是(　　)。

A. 使用低的主磁场强度　　　　B. 视野不变时,使用小的矩阵　　　C. 矩阵不变时,使用小的视野

D. 适当减少信号激励次数　　　E. 采用短的 TR 时间

42. 感兴趣区等量像素的信号平均值与噪声标准差之比为(　　)。

A. 对比噪声比　　　　　　　　B. 对比度　　　　　　　　C. 图像均匀度

D. 信噪比　　　　　　　　　　E. 空间分辨率

43. 不能提高磁共振图像信噪比的是(　　)。

A. 提高主磁场的场强　　　　　B. FOV 不变,增大矩阵　　　C. 缩短 TE 时间

D. 增加重复采集次数　　　　　E. 矩阵不变,增大 FOV

44. $|S_1 - S_{21}|/|S_1 + S_2|$ 表示(　　)。

A. 信噪比　　　　　　　　　　B. 图像对比度　　　　　　C. 图像均匀度

D. 高对比度分辨率　　　　　　E. 对比噪声比

45. MR 成像中,与增加图像空间分辨率无关的是(　　)。

A. 视野、矩阵不变,缩小层厚　　B. 视野不变,增大矩阵　　　C. 矩阵不变,缩小视野

D. 视野不变,增加频率编码次数和相位编码次数　　　　　E. 增加信号激励次数

46. MR 成像中,有助于增加图像对比度的是(　　)。

A. 采用较短的 TR　　　　　　B. 采用较短的 TE　　　　　C. 采用较小的翻转角

D. 采用极短的 TR　　　　　　E. 采用极长的 TE

47. 下述不是 MR 图像质量评价技术指标的是(　　)。

A. 图像对比度　　　　　　　　B. 图形均匀度　　　　　　C. 伪影

D. 空间分辨率　　　　　　　　E. 对比噪声比

48. MR 成像中,不会缩短扫描时间的是(　　)。

A. 尽可能地缩短 TR 时间　　　B. 减少 NEX 次数　　　　　C. 减少相位编码次数

D. 减少频率编码次数　　　　　E. 增加回波链长(ETL)

49. 正方形视野 20 cm×20 cm,矩阵为 100 mm×100 mm,则其空间分辨率等于(　　)。

A. 0.2 LP/mm　　　　　　　　B. 0.25 LP/mm　　　　　　C. 0.5 LP/mm

D. 0.75 LP/mm　　　　　　　　E. 1 LP/mm

项目六 医学图像存储与通信技术

课程目标

1. 掌握：PACS 的概念、优势与标准。
2. 熟悉：PACS 的结构与工作流程；PACS 的类型。
3. 了解：PACS 的发展、临床应用与管理；PACS 与远程放射学的关系。

20 世纪 80 年代以来，医学影像、数字成像技术、计算机技术、网络技术和信息技术不断发展进步，逐渐取代了传统的模拟医学影像体系。图像存储与通信系统（picture archiving and communication system, PACS）使用计算机技术实现了医学影像的数字化采集、存储和管理，通过网络通信技术实现了数字医学影像的跨地域传输，通过信息技术实现了医学影像的数据处理和信息集成。

 ## 任务一 概 述

一、PACS 概念

PACS 是这样一种医学影像信息系统：它将医院各种影像设备（X 线、CT、磁共振、超声、核医学等）产生的图像进行采集并转化成一定标准规范的数字形式；通过计算机设备、存储设备和通信网络实现数据处理、海量存储、远程传输、信息管理；并且可以通过系统中的任何输出设备在一定授权下调回、显示并分析使用所需的数字医学影像及相关信息。因此，PACS 可定义为：由医学图像数据的获取、存储、显示、处理、管理等子系统通过通信网络实现互联传输的信息系统。

PACS 应满足以下最基本的需要：①能连接多台医学影像设备，不同标准的设备间可互通信息，符合数字医学影像和数据通信标准；②快速存取，海量管理和长期保存医学影像数据；③通过多个显示输出系统，医生可以提取、观察、分析所存的医学影像图像进行日常诊断工作。

二、PACS 发展

在 20 世纪 70 年代，Dr. Paul Capp 提出了"数字放射诊断学"（digital radiology）的概念。同一个时期，柏林技术大学（Technical University of Berlin）教授 Heinz U. Lemke 提出了数字图像通信和显示的概念。20 世纪 80 年代，以这两个创新性概念为基础，PACS 在国际范围内兴起。1982 年 1 月在美国加州，国际光学工程协会（Society of Photo-Optical Instrumentation Engineers，SPIE）举行了第一次关于 PACS 的全球会议。这个会议的举办标志着 PACS 的研发与建设正式提上了议事日程，逐步开始 PACS 的规模性发展。从此，这项会议与医学成像会议（Medical Imaging Conference）合并，于每年 2 月在美国加州举行。1982 年 7 月，日本医用画像工学会（Japan Association of Medical Imaging Technology，JAMIT）在日本举办了第一次国际讨论会。在欧洲，自 1983 年以来，Picture Archiving and Communication System in Europe 组织每年都举办会议讨论 PACS。2009 年，首届中国 PACS 大会在成都召开。

伴随计算机技术在医学成像中的大规模应用以及各种新型医学影像设备系统的出现,早期的医学影像设备产生数字图像其格式及传输都是由生产厂家自定的,相互不能兼容。所以,国际上迫切地需要一种在不同厂家制造的设备之间能够通过 PACS 实现网络互联数据互动的标准。1983 年,美国放射学院(American College of Radiology,ACR)和国家电气制造协会(National Electrical Manufacturers Association,NEMA)成立了数字成像标准联合委员会,并制定出了 ACR-NEMA300 标准。其宗旨在于:①非同一厂家制造的影像设备,无论其信息数据以何种格式表达,都可实现信息互联数据互通,促进了图像信息通信;②利于 PACS 系统的进一步开发及拓展,与医院其他信息系统互联;③分布于各地区的各种设备能够访问共享诊断信息图像数据库。该宗旨得到众多厂商的赞同与响应,便于不同厂家的影像设备相互交流数据。1985 年,ACR-NEMA300—1985 标准(即 ACR-NEMA1.0 版本)由该委员会发布,1986 年 10 月和 1988 年 1 月分别颁布了两个修改版本;1988 年,ACR-NEMA300—1988 标准(即 ACR-NEMA2.0 版本)发布。ACR-NEMA 标准规定了以下内容:①硬件接口包括物理层的电气规范、信号的电气特性、插座脚的定义、插座的机械尺寸、信号定时规范;②最少软件命令组;③成像设备与网络接口单元间或成像设备间传输通信的统一数据格式集。

1993 年,ACR-NEMA3.0 版本正式发布并更名为 DICOM 3.0 标准,在国内被称为"医学数字成像与通信标准"(Digital Imaging and Communication in Medicine,DICOM)。该标准并不只是由 ACR-NEMA 的联合委员会制订的,其他一些标准化组织也共同参与了它的制订和发展。该标准除了支持医疗放射影像通信,还可以扩展到面向所有医学图像,增加相应的服务对象即可;同时为了应用于网络通信环境,此标准参考了国际标准化组织的开放系统互联参考模型(ISO-OSI)。DICOM 3.0 标准中涵盖了医学数字影像的采集、归档、通信、显示及查询等几乎所有信息交换的协议;以开放互联的架构和面向对象的方法定义了一整套包含各种类型的医学诊断图像及其相关的分析、报告等信息的对象集;定义了用于信息传递、交换的服务类与命令集,以及消息的标准响应;详述了唯一标识各类信息、对象的技术;提供了应用于网络环境(OSI 或 TCP/IP)的服务支持;结构化地定义了制造厂商的兼容性声明。DICOM 3.0 标准的特点是:①可用于网络环境;②详细声明了兼容设备之间的命令和数据交换方式;③详述了兼容性的等级;④把每个图像定义为信息对象;⑤通过数据字典唯一确定性标识任何信息对象;⑥信息安全性规则。

进入 21 世纪以来,随着医学影像应用的不断发展,DICOM 标准每年在不断地更新变动,涉及医学影像的每一个角落。它所支持的医学影像种类已从原来只支持放射影像扩展到支持内镜、病理等其他种类。SR(结构化报告)、TSL/SSL、数字签名、数字授权、数据加密支持等安全性功能;XML 支持,HL7(医学信息交换标准)的接口和处理图形声音的协议,支持不同领域的数据交换。

PACS 的发展经历了三个阶段。

1. 第一代 PACS

第一代 PACS(20 世纪 80 年代初至 90 年代初期)通常称为小型 PACS,是以 1985 年美国国家癌症中心(US National Cancer Institute)资助美国加利福尼亚大学洛杉矶分校(University of California at Los Angeles,UCLA)建立的 PACS 为开始,以 1991 年的 UCLA-PACS 为典型代表。第一代 PACS 主要是放射科专用,通过非标准接口和各种影像设备进行一对一的连接,以胶片人工数字化为目标,实现简单的医学影像存储,需要用户主动寻找影像数据。

2. 第二代 PACS

第二代 PACS(20 世纪 90 年代初期至 90 年代末期)通常称为中型 PACS,是以 1996 年的美国加利福尼亚大学旧金山分校(University of California at San Francisco,UCSF)研制的 PACS 为代表。第二代 PACS 广泛采用了工业标准传输协议/因特网互联协议(Transmission Control Protocol/Internet Protocol,TCP/IP)、ACR-NEMA 协议、卫生信息交换标准(HL7)等协议,使与其他医院科室互联成为现实,实现跨平台运行,使医学影像指定服务的半自动化,但这一代 PACS 仍无统一标准工作流程和数据通信协议。

3. 第三代 PACS

第三代 PACS(20 世纪 90 年代末期至今)通常称为大型 PACS,是以广泛使用 DICOM 3.0 标准、HL7 标准和医疗卫生综合标准(IHE)的商用 PACS 为代表。第三代 PACS 系统中使用多种计算机操作系统,具有开放性和扩展性,以及较好的安全性、可靠性和兼容性。该系统能够与放射信息系统(RIS)和医院信息系统(HIS)进行整合,能够自动对PACS的各个工作单元进行管理和监控,完成跨地域的远程传输。

PACS是一项高技术含量、迅速发展、应用广泛的科学技术,它的持续发展不仅对影像医学,而且对临床医学、医学信息科学等领域的发展都起到了推动作用。PACS的发展趋势为:①区域化的PACS服务与集团化医院的相互协作;②智能化的PACS可实现医学影像的智能管理和计算机辅助诊断;③大数据化的PACS可加快传输速度,提高图像质量,实现海量数据基础上的三维重建和多模态影像分析。

三、PACS 的优势

发展中的现代医学诊疗方式越来越多地依赖医学影像X线、CT、磁共振、超声、核医学、内镜、红外线、血管造影等设备产生的胶片或图像的检查。传统的医学影像大量使用胶片、图片和纸质资料,堆积如山的医学胶片给保管、查找和调阅带来诸多困难,资料丢失时有发生,无法适应现代化医院对海量医学影像的管理要求,因此采用数字化影像管理方法来解决这些问题已经成为现代化医疗不可阻挡的趋势。

PACS的优势有以下几点。

1. 节省物料成本

数字影像取代了传统胶片,实现医院的无胶片化存档和管理,减少了胶片、纸张、药液和储存等环节的费用支出。

2. 降低管理成本

采用数字化存储和计算机管理医学影像数据,实现了图像的高速存取和数据库管理,节省了大量的传统介质管理费用。

3. 提高工作效率

利用网络技术,实现影像资料共享,可克服时间和地域的限制,使医护人员在任何有PACS的地方快速调阅以往数字病历和医学影像信息,为各类患者提供及时的诊断、治疗、护理,大大提高了医生的工作效率。

4. 提升医疗水平

通过数字化,大大简化了工作流程;加之对图像可进行多种后处理,大大丰富了医生的诊断信息,从而可以观察到传统照片无法观察或很难观察到的信息,有助于快速、准确地进行诊断。

5. 促进技术交流

在国际互联网或多种通信技术充分发展的前提下,远程传输影像信息,通过远程医疗进行异地会诊,可以促进医院之间的技术交流,同时互补互惠互利,促进双方发展。

6. 积累宝贵资源

对于一个医院而言,典型的病历图像和报告是非常宝贵的资源,而无失真的数字化存储以及在专家系统下做出的规范报告更是医院难得的技术积累,将会给医院带来更高的经济效益和社会效益。

(郝婕)

任务二　PACS 的组成与工作流程

一个完整的PACS系统大体上分为图像获取、PACS控制和图像处理显示三个子系统。子系统又包括医学图像采集、大容量数据存储、图像显示和处理、数据库管理、用于传输图像的通信网络等五个组成单元。PACS还包括了与医院信息系统及放射科信息系统互联的接口(图6-2-1)。医院信息系统(hospital information system,HIS)是利用网络通信技术、计算机技术等手段方法,开展针对医院及其所属各部门的人流、物流、财流进行管理和监控,对医疗活动各个阶段产生的医学数据信息采集、存储、处理、提取、传输、汇总、加工,从而为整体医院各项工作的全面运行提供自动化的管控及服务的信息系统。

放射科信息系统(radiology information system,RIS)是指在放射科的各项相关事务中,利用计算机技术、通信设备进行受检体信息的采集、存储、处理、检索、传输、加工的信息系统。

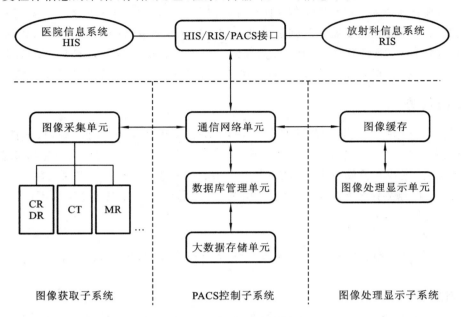

图 6-2-1 PACS 的组成结构示意图

一、PACS 的组成

(一) 医学图像采集单元

医学图像采集单元属于图像获取子系统的一部分,此单元包含 CR、DR、DSA、CT、MRI、超声、核医学、内镜等医学影像设备。该单元主要完成以下功能:从各种影像设备采集图像数据;将图像数据转换成适用于 PACS 的标准格式(DICOM 3.0);将压缩的图像数据传送到 PACS 的控制子系统。

使用 DICOM 网关等厂家提供的专用接口或设备,可以实现图像格式的转换,克服了由于各厂家影像设备间的图像数据格式差异而导致的网络接口标准不一致的问题,促进了医学数字影像的交换和通信。目前新生产的各类影像设备都有 DICOM 图像输出接口,可实现 DICOM 图像文件的存储、传送、接收、压缩、转发、查询、应答、提取、回传等传输和管理功能。

根据图像源的不同,可将图像采集分为数字图像采集、视频图像采集、已有胶片图像的采集等。

1. 数字图像采集

数字图像采集即指医学成像设备本身产生的就是数字图像,可直接提取使用。如 DR、CT、MRI 等成像设备,一般都设计有输出接口进行数据输出通信,都遵循 DICOM 3.0 标准。这使得医学影像设备的数据采集变得容易,并使不同的生产厂商生产的数字设备之间很容易实现互联。

2. 视频图像采集

有很多医疗图像检查设备如 B 超、各种内镜等,输出的都是视频信号,采集这类图像数据一般采用图像采集卡,通过 A/D 转换将模拟信号变为数字信号并编码为标准 DICOM 数据后存入计算机。

3. 已有胶片图像采集

已有胶片图像采集可使用激光数字化仪、CCD 数字化仪等设备,将光学信号转换为电信号,再将模拟信号转换为数字信号后输入计算机。图像数字化后会产生一定程度的失真,为了在采集图像时减少失真,选用的数字化设备要有相当高的空间分辨率和足够的灰度范围。

(二) 大数据存储单元

属于 PACS 控制子系统的核心组成之一,包括了信息数据库和图像存储库。PACS 控制子系统的主要功能有:图像接收、图像存档、图像路由、数据库更新、与 HIS/RIS 连接、数据压缩等。

1. 信息数据库

信息数据库负责接收和管理患者的基本信息，该信息是文本资料，如诊断报告、临床数据、登记信息、病例等，可进行查询、提取、分类和转发。信息数据库大多采用多级存储方式：一级在线存储应用磁盘阵列，保证 60～90 天的常用数据量；二级离线存储采用磁带库或光盘塔，具有自动数据备份、自动数据迁移和自动回放功能，具有较强的容量扩展能力。

2. 图像存储库

图像存储库是由存档服务器、图像数据库和存档库组成。图像采集计算机从成像设备获得的图像首先送到服务器，然后存储在光盘库，最后传送到显示工作站。

（1）存档服务器：是图像存储库的中心。管理图像数据在 PACS 系统中的流动，实现图像的存储、检索、提取、编组等操作，存档服务器采用有损压缩技术将图像数据压缩后存档。服务器缓存使用大容量廉价冗余磁盘阵列（RAID）或硬盘短期暂存图像数据，用户能快速检索最近获得的图像。

（2）图像数据库：采用大型关系数据库技术，具有一个镜像服务器备份，以保证数据库能不间断地运行。除支持图像检索外，还要与 RIS/HIS 互联，从这些数据库中获得患者信息；具有分级管理和权限设定功能，以保证数据库的安全性。

（3）存档库：用于中、长期存档。在线存储使用光盘库和磁带库，光盘库由多个光驱和磁盘控制器组成，允许在多个光驱同时进行存档和检索。盘片采用 CD-ROM、MO、DVD 盘，离线永久存储采用光盘库或磁带库。

3. 图像压缩

信息量大是医学影像信息具有的显著特征，随着使用年限的增加，海量医学影像信息会加重存储负荷，若采用图像压缩技术，能够有效提高 PACS 的数据传输率，加快传输速度。目前公认的图像压缩标准有适用于静止图像的联合图像专家组（Joint Photo Graphic Expert Group，JPEG），以及适用于运动图像的运动图像专家组（Moving Picture Expert Group，MPEG）的两种压缩编码。医学图像大多为静止图像，应当根据 JPEG 标准实施压缩，该标准主要适用于 X 线、DSA、CT、MRI 及超声等一切灰度图像及真彩色图像的压缩。

图像压缩技术分为有损图像压缩技术和无损图像压缩技术两类。有损图像压缩技术，图像有信息丢失或失真，压缩比可达 10∶1～20∶1，占用的存储空间小，具有一定的经济性和实用性。无损图像压缩技术可保留图像原有细节，几乎没有信息的丢失，诊断正确性高，但压缩比较低，一般情况下仅为 1.5∶1～3∶1，平均压缩率为 2∶5，占用的存储空间大，传输慢，工作效率低。由于图像关系到医学影像的诊断，故对于肺部及乳腺等层次丰富、结构细微的组织，主要采用无损压缩。

（三）数据库管理单元

数据库管理单元也是 PACS 控制子系统的核心组成之一，负责数据存储的管理和信息查询。此单元实现对短期、中期和长期病患信息和图像存档数据的分级管理。系统要保证数据的完整性，从成像设备获得的图像信息不能被丢失；要提高系统效率，缩短显示工作站对数据的访问时间。存储管理系统中一般有四种存储介质，RAID 用于立即访问当前图像，硬盘用于快速检索缓存，可擦除光盘用于较长期存档，WORM 用于永久存档。存储系统还有图像预取、存储计时准则、病案分类等功能。图像预取：当患者作检查之前，把该患者以前存档的检查信息预取到显示工作站。存储计时准则：包括放射检查时间、住院或出院时间等，要按照计时准则实现存储容量的动态控制，转移和删除要确保无误。病案分类：当患者住院或转院时，将其先后保存的所有图像连续归档到光盘。

（四）图像处理和显示单元

图像处理和显示子系统负责对数据存储单元的图像进行查询、分析和处理等，并把处理结果输出到影像显示工作站。在监视器和图像工作站几乎可瞬时显示整幅图像，又可采用搜索、回放、缩放等多种显示方式。使用计算机技术进行窗口调节、边缘增强、灰度变换、对比度增强、降噪及锐化、滤波和伪彩色增强等一系列后处理技术,这部分由图像工作站来完成。

硬件由图像处理器、缓存、显示器和存储器组成,通过通信网络和应用软件与 PACS 控制器交换信息。图像处理器由图像存储器、像素处理器和视频输出器组成,通过公用总线实现数据的可视化转换。显示工作站的存储器要求容量大、速度快,普通磁盘有时不能满足要求,常用 RAM 和磁盘阵列两种高速存储设备。显示工作站还包括本地数据库和各种处理软件。

图像工作站有如下几种用途分类。

(1)影像显示工作站采用普通机,进行影像的显示、处理和查询,以及影像分析。

(2)影像处理工作站采用高分辨率的影像显示器,用来进行会诊和教学,按需要进行各种图像处理、量化分析等。

(3)影像分析工作站用各种受检体信息和检查信息,并产生丰富的报表;分析影像数据为影像诊断提供辅助手段。

(4)质量保证工作站用于控制影像采集的参数、调整图像显示效果、确认可处理的图像参数、控制对受检体统计学有用的数据、设定图像属性等。PACS 中影像的质量控制和质量保证是技术员的一项重要任务。

(5)打印工作站负责胶片打印任务、有效地使用质量控制打印工作站、减少打印消费。

(6)远程诊断工作站应用多种通信工具进行协同工作,如:用视频采集系统(CCD 摄像机)、通信系统进行医学影像及资料的远程传输。

(五)通信网络单元

通信网络单元是 PACS 中各种数字化图像和相关信息交换和传输的路径和通道。医学数据交换标准主要有 HL7 和 DICOM,前者主要用于文本数据交换,在 HIS/RIS 中使用;后者用于图像数据交换,在 PACS 中使用。

按覆盖范围分类,通信网络包括 10 km 以内的局域网(LAN)、几十千米内的城域网(MAN)和覆盖几千千米的广域网(WAN);按传输速度分类,通信网络包括传输速率小于 10 Mb/s 的低速网络、100 Mb/s 的中速网络和大于 155 Mb/s 的高速网络。

PACS 的通信网络可由低速的以太网、中速的光纤分布式数据接口网(FDDL)和高速的异步传输模式网(ATM)构成。目前医院内部由于距离较短,一般采用局域网用于传输图像,具有在医院内部范围内传输速率高、编码率低、实时传输等优点;而主干网用千兆或百兆以太网。由于成像速度较慢,在成像设备和图像采集计算机之间可采用十兆以太网连接;而 PACS 控制器到采集工作站或显示工作站之间用百兆以太网连接。

PACS 同时具有多个外联的接口和网关。HIS 网关采用 HL7 框架结构,是 PACS 与医院信息管理系统(HIS)的接口,负责 PACS 与 HIS 之间的信息交换。Web 网关是 PACS 与 Internet 的接口,通过 Web 网关可以实现远程影像传输,能够进行远程医疗服务、远程放射学研究和远程继续教育等。

二、PACS 工作流程

PACS 主要实现五个方面基本功能:①医学影像的采集和数字化;②数字化医学影像的存储和管理;③数字化医学影像的高速传输;④医学影像的数字化处理和重现;⑤影像信息与其他信息的集成等。PACS 的工作流程可概括为:由各类医学影像设备(如 CR、DR、DSA、CT、MRI、超声、核医学、内窥镜等)产生受检体的影像以及相关信息,通过图像采集单元获取具有标准格式的图像数据,通信网络单元将图像数据传输到 PACS 控制子系统,在数据库管理单元的控制和协调下,以不同的形式保存到大容量数据存储单元,如有需要则根据查询或预设命令,将影像及相关信息送到图像处理和显示单元,也能够通过通信网络与外部接口获取 HIS/RIS 信息或将检索的影像信息传输到其他远程医学影像服务网络。

(郝婕)

任务三　PACS 的类型

自 20 世纪中期以来,随着影像医学、计算机技术、网络技术、信息技术、微电子技术和数字成像技术的不断进步,作为实现医学影像数字化手段的 PACS 得以迅速发展,逐渐成为医院信息系统的重要组成部分,成为医院数字化、现代化的标志之一。

在现今大部分医院里,替代甚至淘汰传统的医学模拟成像体系(即模拟医学影像设备-屏片系统-暗室体系)的正是以 PACS 为主线的数字医学影像设备-PACS 系统-胶片打印机体系。

由于人们对 PACS 的需求和认识在不断变化和许多高新技术都被融入到 PACS 当中,这就导致 PACS 分类也随之不断变化,下面讲解常用的 PACS 分类。

一、PACS 分类

在 PACS 的发展过程中,随着科学技术的发展和对 PACS 应用需求认识的逐步变化,PACS 本身的概念、结构、规模和功能也在发生着很多变化。

但是无论如何变化,PACS 主要通过计算机技术、数字成像技术和微电子技术实现医学影像的数字化采集、存储和管理,通过网络技术实现医学影像的传输和交换,而通过影像医学标准、信息技术实现医学影像数据的处理和集成。

经过几十年的扩展和发展,PACS 的分类方法已经基本确立下来,围绕着以上技术特点,PACS 可以根据不同的系统规模和应用以及不同的系统结构形式进行分类。

(一)按照系统规模和应用功能分类

无论什么类型的 PACS,其基本结构主要包括传输模块、存储模块、处理模块、打印模块、管理模块,每个模块的功能根据不同的需求设定。

医学影像设备采集医学图像功能完成之后,便会产生医学影像数据,而 PACS 一定要完成医学图像数据的传输、存储、处理和打印,进而对医学图像数据进行管理。

因此,从系统规模和应用需求的角度,可以把 PACS 分为三种类型:科室级 PACS、医院级 PACS 和企业级 PACS。

1. 科室级 PACS

在国际上也被称为 mini PACS,也称为微型 PACS,属于小型的 PACS,一般认为科室级 PACS 是 PACS 项目建设的第一个阶段。

科室级 PACS 系统功能比较单一,这是一种纯图像处理的 PACS,可以是专门用于显示和处理医学图像的单机版 PACS 系统,也可以是由医学影像设备厂商提供的设备自带的 PACS 软件,目前有些厂商提供的 CR/PACS、DR/PACS 均属于这一类。

科室级 PACS 主要实现医学影像科室内各种数字化医学影像设备的连接,提供基本的 DICOM 服务,主要包括患者基本信息、设备基本信息、厂商信息、医学图像信息等,可以在医学影像科室范围内完成医学图像和数据文件的传输、本地存储、检索、处理、胶片打印和诊断报告打印功能。

包含 RIS 的 PACS 系统往往连接整个医学影像科室内所有的医学影像设备,对其图像进行整体存储,集中管理,实现医学影像科室内医学图像的数字化诊断和不同医学影像设备之间医学图像信息和数据的共享。

为了保证系统的实用性,PACS 与医患信息结合起来,具有患者信息记录功能,包含 RIS 的所有功能。

科室级 PACS 主要以医学影像科室为主,兼顾其他科室。

科室级 PACS 的优点是系统简单,容易操作,价格便宜;其缺点是只能完成医学影像科室的基本需求,尚不能满足医学影像科室的医学图像数字化流程。

2. 医院级 PACS

医院级 PACS 在国际上也被称为 full PACS,又称为 Hospital PACS,属于中型 PACS,一般认为医院级 PACS 是 PACS 项目建设的第二个阶段。

相比科室级 PACS,医院级 PACS 功能要更加复杂,以满足以数字化诊断为核心的医院整个医学影像工作过程,不仅包括科室级 PACS 的所有功能,而且还可以和 RIS、HIS 等很好地整合成为整个医院的信息化系统,将医院所有医学影像设备连接形成一个整体,实现全院不同医疗设备的图像资源及相关数据的交换和共享,医院各个科室安装客户端,其工作可以围绕医学图像和数据配合其他医患信息和数据互相协同工作,精简工作流程。

医院级 PACS 是以数字化医学影像诊断为核心的大型系统,利用网络架构可以连接科室级 PACS 和医院内所有科室的数字化设备,不仅包括医学影像设备,还可以是医学显微镜、数字胃肠镜、脑电图、心电图等医疗设备,利用服务器实现医学图像和数据的集中存储,利用客户端实现医学图像和数据的检索、浏览和处理,最终完成医学影像科与临床各个科室之间的医学影像数据的网络传输、数据共享和医学影像诊断。

医院级 PACS 在网络中为医学影像医生提供患者其他病历和病程信息,实现诊治资源的最大化共享,不仅与患者相关信息的管理结合起来,还具有患者信息登录、预约、查询、统计等功能,而且以数字化医学影像诊断为核心的大型网络系统为基础,将全院医学影像设备资源和人力资源进行更加合理更加有效的配置,医学影像科室医生可以通过医院级 PACS 提高医学影像诊断水平和工作效率,为临床医生提供数字化的患者图像及诊断报告,临床医生通过医院级 PACS 为医学影像医生提供患者其他病历和病程信息,还可以调阅患者图像及诊断报告,实现临床医学资源的最大化共享,同时能够逐步实现医院的无纸化、无胶片化。

为了实现上述功能,PACS 至少应包括数字影像采集、数字化诊断、远程会诊、医学影像打印管理、网络医学影像存储、医学影像分发、医学影像显示、网络综合布线和数据交换等功能,此外系统还必须和医院其他系统融合,尤其是 HIS。

医院级 PACS 的优点是实现各个科室间医学影像信息共享,基本满足数字化医院的标准和要求,实现医院自动化办公和无纸化、无胶片化;其缺点是系统架构和布局复杂,操作和设置也较为复杂,需要专业的医学影像技术人员负责日常管理和维护。

3. 企业级 PACS

在国际上也被称为 Enterprise PACS,属于大型 PACS,一般认为企业级 PACS 是 PACS 项目建设的第三个阶段。

从规模的角度来说,企业级 PACS 往往是在医院级 PACS 的基础上扩展而成,而扩展的主要是网络模块,让 PACS 通过 Internet 将城市间各个医院甚至是各个城市之间的各个医院的 PACS 进行互联,各个医院的 PACS 可以借助公共通信网络提供更为丰富的医学图像和数据以及各个医院之间医患信息交换和共享,医生也可以在医院以外的任何地方通过互联网使用各个医院的 PACS 来查询、浏览患者的医学影像和医疗资料并做出诊断。

另外,企业级 PACS 可以通过高速网络实时传输图像、语音、文字等多媒体数据来实现异地专家远程会诊并合理发展远程放射学。

从目前的状况来看,无论是国外还是国内,许多医院的 PACS 逐步向企业级 PACS 方向发展,并且随着技术的不断进步,PACS 正在继续融入其他高新技术,例如三维成像、医学虚拟人、数字云、语音识别、人工智能、虚拟现实、增强现实等技术,研究的重点和最新方向逐渐由医学影像领域扩展到整个医学领域,可以看出企业级 PACS 是未来的主流产品,但是根据现在各个医院的实际情况来看,要想实现企业级 PACS 仍然还有很长的路要走。

企业级 PACS 的优点是可以真正实现医患资源交换和共享,大范围整合医疗大数据;其缺点是系统的发展和扩展对系统的信息安全提出更高的要求,同时对网络和带宽也提出更高的要求。还有一个更为重要的问题是让所有医院接受企业级 PACS 还需要很多努力。

由此可见,PACS 已经从医学影像科室中几台医学影像设备之间简单的纯医学影像存储与通信扩展至医院所有医疗设备乃至不同医院之间医疗设备的互相协作。

这里需要强调的是,医院需求不同,PACS 级别不同,虽然我们对 PACS 进行分类,但它们之间没有太严格的界限,交叉性很强,更没有优劣之分,只有规模大小、功能多少之分,在分析 PACS 原理时并不能一概而论。

但从数字化医院的角度来看,如果要在总体规划设计方面加大力度,必须考虑系统的鲁棒性、可扩展性和复用性,避免未来增加功能时重复投资。

（二）按照系统结构形式分类

现如今与计算机和微电子技术有关的产品(这里当然包括 PACS),基本只有两种框架,即 C/S(客户端/服务器)框架和 B/S(浏览器/服务器)框架。在这两种框架的基础上,可以采用不同的网络集成模式来实现系统布局。

因此,从系统结构形式的角度,可以把 PACS 分为集中管理模式 PACS 和分布管理模式 PACS 两种类型。

1. 集中管理模式(central management)

集中管理模式适合于中小型 PACS,这种模式的 PACS 系统情况如下:整个系统采用客户端/服务器的架构,整个系统负责 PACS 所有医学影像信息和数据的采集、获取、存储和传输。

服务器端是一台功能强大的中央服务器,实现服务器端的所有功能,医学影像信息和数据存储在中央服务器上。

服务器连接并管理所有的客户端,这里的客户端不单纯包括计算机、医学图像工作站,而且还包括医学影像设备、用户其他终端设备和数据存储设备。

当用户要在 PACS 中进行医学影像的检索和查阅时,中央服务器的数据库管理系统调用医学影像信息和数据并发送到客户终端,并在显示设备上显示。

集中管理模式的特点是提供全面的系统运行控制和集中的管理服务,所以该系统易实现、管理和维护。

但是当医学图像数据都放置在一台服务器上时,医学图像数据量巨大造成网络传输时间较长,尤其是多个用户同时使用时,因此该模式对网络带宽、传输速率、系统管理软件和设备硬件的稳定性及可靠性要求比较高,相应的安全性要求也比较高。

当然,以上问题也会随着科学技术的进步逐渐得以解决。

2. 分布管理模式(distributed management)

分布管理模式适合于大型 PACS,这种模式的 PACS 系统情况如下:整个系统依然采用客户端/服务器的架构,分布管理模式的医学影像信息和数据分别存储在不同的计算机上,可以通过网络实现资源共享。

分布管理模式是由多个独立的子系统组成,子系统功能独立并且可以独立完成 PACS 的大部分功能,每一个子系统有独立的服务器,存储系统和工作站负责相应部门的医学影像设备和资料的管理,与集中管理模式不同的是,整个系统配置专用中央计算机负责整个系统的调度、管理、数据库管理和安全性检查。

所有的服务器、客户端和工作站由局域网或互联网互联通信,随着技术的进步,这一点也可以通过数字云技术来实现。

由于采用分布式管理和多点存储,此管理模式具有较高的系统可靠性、稳定性和网络输出能力,但增加了系统复杂性,其实现和维护需要较高的费用。

（黄忠浩）

任务四　PACS 的应用与管理

PACS 应用的目标是：实现医学影像科室及整个医院的医学影像数据管理和诊断的数字化、信息化、网络化、无胶片化和无纸化，提高医学影像资源的共享率、医院工作效率和疾病诊疗质量，缩短患者在医院中的非诊疗时间，提高优化医院运营成本和管理成本。

PACS 除了正常使用之外，还需要对系统工作流程进行优化，对其稳定性和安全性采取保障措施并进行定期维护和保养，以保证 PACS 的正常使用，从而让 PACS 达到最大效用，这就涉及管理问题。

下面我们探讨一下 PACS 的应用和管理。

一、PACS 应用

（一）PACS 基本业务流程

如今在绝大部分医院中，使用 PACS 的不仅仅是医学影像科室，也包括许多临床医学科室，因此，PACS 的基本业务也在不停改变，经过多年的调整，使用 PACS 基本都按照以下标准业务流程。

1. 信息登记输入

医学影像科室登记处或分诊处登录 PACS 工作站，可以采用手工录入的方式也可以采用读取 IC 卡或身份证的方式输入患者的基本信息及检查申请信息。如果 PACS 与 HIS/RIS 融合成一个系统，也可以通过检索 HIS/RIS 系统中的数据对患者的基本信息进行自动调阅，并对患者进行分诊登记、复诊登记、申请单扫描、申请单打印、安排检查、安排分诊等工作。

2. 工作清单服务

患者基本信息录入后，其他工作站便可以直接从 PACS 的数据库中自动调阅，以后无需重复录入。医院其他科室可以通过医学影像设备的工作清单（work list）服务直接由服务器提取相关患者基本信息列表，如果医学影像设备不具备工作清单功能，可以通过医疗影像设备操作台输入患者信息资料或通过分诊台提取登记信息。

3. 医学影像获取

对于带有标准 DICOM 数据接口的医学影像设备，采集工作站可在检查完成后或检查过程中自动（或手动）将影像发送至 PACS 控制子系统中进行存储。

4. 非 DICOM 转换

对于非 DICOM 接口的医学影像设备，采集工作站可使用 DICOM 网关接口收到登记信息后，在检查过程中进行医学影像采集，采集到的医学影像自动（或手动）转发至 PACS 控制子系统进行存储。

5. 医学图像调阅

患者在检查室完成医学影像检查后，医师可以通过阅片室的网络进行医学影像调阅、浏览及处理，并可以进行胶片打印输出后交付患者。

需要调阅医学影像时 PACS 系统自动按照后台设定路径从主服务器磁盘阵列或与之连接的前置服务器中调用。

在医学图像显示界面，医师一般可以进行一些测量长度、角度、面积等图像后处理，在主流 PACS 中，除了测量功能外，都会提供缩放、移动、镜像、反相、旋转、滤波、锐化、伪彩、播放、窗宽窗位调节等图像后处理功能。

6. 诊断报告编辑

患者完成医学影像检查后由专业人员对医学影像质量进行评审并进行质量分析。

完成质量评审控制后，诊断医生可以进行医学影像诊断报告编辑，并根据诊断医师权限，分别进行初诊报告或报告审核工作。

在书写报告过程中,可使用诊断常用术语模板,以减少医生的键盘输入工作量。

诊断报告审核过程中可对修改内容进行修改痕迹保留,可以获得临床诊断、详细病史、历史诊断等信息,可将报告存储为典型病例供其他类似诊断使用及科室内的学习和提高。

审核完成的报告通过打印机进行输出后由医师签字后提交,同时诊断报告上传至服务器存储备份。打印完成后的报告不能再进行修改,但可以只读方式调阅参考。

（二）PACS与传统胶片的应用比较

传统医学影像科的工作流程包括10个步骤:患者登记,在设备上重新输入患者的信息,进行检查,冲洗胶片,患者等待,查找患者的历史检查,医学影像科医生诊断并报告,报告审核,临床医生借片参考,胶片存储。

其中患者在冲洗胶片和临床借片时需要等待较长的非诊疗时间,同时由于人工存储可能会导致胶片这种硬拷贝丢失或损坏。

而在具有PACS系统的医学影像科,以上工作流程可以缩减成:患者登记,医学影像采集,医学影像科医生诊断,书写医学影像诊断报告,医学影像报告审核,发送到服务器,临床医生通过计算机调阅。

因为患者的医学影像和诊断报告被数字化后自动存储和传输到服务器,临床医生可以通过客户端检索和调阅患者信息、医学影像检查结果和医学影像诊断结果,这样患者只需在医生诊断和报告时进行等待,而且计算机硬盘存储医学影像数据软拷贝可消除医学影像胶片丢失的问题,医学影像胶片是靠胶片打印机打印出来的,即使丢失也可以重新打印。

（三）PACS与HIS/RIS的集成

PACS和HIS/RIS的融合与集成又进一步提高医院的工作和管理效率。

HIS的目标是用计算机和通信设备采集、存储、处理、访问和传输所有和医院相关的患者医疗信息和管理信息,满足所有授权用户功能上的要求。

作为HIS的有机组成部分,RIS是利用计算机技术对医学影像学科室的数据信息,包括图片影像信息,实现输入、处理、传输、输出自动化的计算机软件系统。

PACS和HIS/RIS可以通过数据库直连、中间层数据交换、HL7标准通信方式的三种方式互联集成。

和PACS比较,RIS涉及一般数据信息包括受检者个人信息、检查申请信息、检查结果及结论信息,监控受检者诊疗流程以及科室运作、管理的其他辅助信息。

PACS是以图像信息为主要管理对象,HIS/RIS是以文字、数据信息为主要管理对象。

RIS和PACS是紧密相连的,构成医院数字医疗设备、医学影像数据及报告管理的整体解决方案。

在HIS/RIS与PACS之间的信息交流过程中,首先是HIS/RIS将患者的检查安排信息和检查患者的自然信息、标识信息、诊断信息等传递给PACS,而PACS则将检查所得图像信息与患者相关信息一起保存于PACS中,并为HIS/RIS提供多线索的查询、调阅、显示功能。它们之间的信息交换与共享是提高医院信息化管理水平的重要途径。

（四）PACS图像数据的应用

相对于胶片化的医学影像,PACS的重要应用是实现了医学图像的高效储存、有效管理和分析处理。PACS采用了三级存储方式:在线存储、近线存储和离线存储,从而保证了医学影像数据和相关信息的完整性,保证了数据存储和查询的高效性和系统信息的安全性。

由于PACS使用了医学影像数据的数据库管理,通过数据复制产生图像副本,不需要进行传统的胶片冲洗,减少了胶片制作、存储和耗材的费用,提高了管理效率。

因为PACS使用的数字化图像含有丰富的信息,图像的后处理可以更详尽地观察医学影像,更有效地挖掘医学影像的潜在信息,更完善地进行量化分析,尤其是PACS具有三维直观图像处理与诊断分析和计算机辅助诊断能力,这是传统胶片影像望尘莫及的。

（五）PACS 的系统建设与软件应用

为了实现以上应用，医院在 PACS 设计阶段就应当明确所建设信息系统的具体规模与应用范围。

医院的决策层与信息主管人员需要与系统承建商预先确定好所建的 PACS 是实现医学影像科室的医学影像存储与调阅，还是全院规模的医学影像调阅，需要界定普通医学影像、CT、MRI、USI、内镜、核医学、医学影像治疗科室等是否全部纳入 PACS 的范围内，而后精心设计系统架构，最终达到预定的应用目标，完成 PACS 的建立。

在我国 PACS 的建设中，一般遵循由小到大、分步实施、量体裁衣、分期到位的总原则。

PACS 在临床应用中，需要使用各种软件，如 PACS 服务器管理软件、PACS 影像工作站软件、存储与诊断工作站软件、PACS 工作流程管理软件等。

PACS 将医学数据图像信息进行大容量储存并有效地进行管理，将数字图像代替胶片，实现无胶片化，医生能够随时、随处、快速、准确地在 PACS 的任一显示工作站调阅图像，进行诊断或信息讨论，可提高工作效率与诊断水平，最终能够实现医院的现代化信息管理，带来更高的社会效益与经济效益。

二、PACS 管理

（一）PACS 的稳定性与安全性

为了增加 PACS 稳定性与安全性，可以采用以下三种措施。

1. 合法用户和权限设置

PACS 应设置用户登录环节，只有合法用户才能进入系统并使用。同时医学影像科室的使用权限应高于其他科室，防止非合法用户对患者资料的删除或修改，保证医疗资料的准确性。此外，还应设专人负责对计算机系统软件、程序的修改与完善。

2. 系统维护

PACS 是一个庞大的系统，难于集中管理，医院应配备专业技术人员定期进行设备、网络的检查和维护，使用不间断电源防止意外断电，维持系统的稳定性，确保 PACS 的正常运作。

3. 防范计算机病毒

一旦受到病毒感染，网络系统将会瘫痪，特别是与 HIS 相连的接口，会使整个医院的运行受到影响，医疗数据也会受到破坏。有效的措施是安装防火墙，定时查杀病毒，经常更新杀毒程序，尽量将工作站上的软驱、光驱及 USB 接口撤销，做好数据的备份工作。

（二）PACS 工作流程的优化

工作流程是目前医院信息化建设中十分重要的一部分，优化工作流程能够有效地提高工作效率，减少患者就诊时间。

依照就诊的流程，最大限度地优化工作流程，首先需要提供唯一的患者标识号（identification，ID）；其次，在统一 ID 号的前提下，需要将 PACS 与 HIS/RIS 等高度整合。

其整合要求为：医生工作站能够开出网上的电子预约申请，RIS 能够实时接收申请，并对工作任务进行安排，PACS 能够获取 RIS 中的工作任务安排。

检查结束后，医学影像能够提供给 RIS 诊断报告系统及临床医生工作站调阅。

患者在做医学影像检查时的各个状态能够在临床医生工作站明确显示，这样可以使临床医生尽早阅读医学影像诊断报告，为患者进行诊断治疗。

（三）PACS 的管理保障

1. 制订 PACS 管理制度

医学影像设备与 PACS 之间的关系和联系较为复杂，一旦操作或使用错误，很可能导致系统瘫痪，在提高 PACS 的应用性的同时，也要针对数字影像设备特点及 PACS 的工作流程，建立医学影像科医师培训上岗机制，以保证医师规范、正确的使用 PACS，同时制订 PACS 日常工作管理制度，明确岗位管理条例,责任到位,确保 PACS 正常运行。

2. 培养 PACS 技术人员

医学影像设备等大型医疗器械发展速度迅猛,同时各个医院医疗设备更新速度加快,PACS 的发展也紧随其后发展很快,相比之下,能对医学影像设备和 PACS 进行熟练操作、使用、维护的医学影像技术人员却相对缺乏,甚至可以说出现明显人力资源缺口。如果能够根据医院这一方面的需求大力培养或引进能够掌握现代化数字医学影像设备应用和计算机技术的高素质人才,将对规划、统筹实施 PACS 建设的发展起到巨大作用。

(黄忠浩)

项目小结

本项目叙述了 PACS 的应用与管理,在应用方面分别介绍了 PACS 与传统胶片的区别、PACS 医学图像数据的应用、PACS 与 HIS/RIS 的集成、PACS 基本业务流程以及 PACS 系统建设与软件应用;在管理方面,分别介绍了 PACS 的稳定性与安全性、工作流程的优化以及 PACS 的管理保障。

测试题

1. 关于一个完整的 PACS 系统的组成,下列错误的结构是(　　)。

A. 医学图像采集　　　　　　　B. 大容量数据存储　　　　　C. 图像显示和处理

D. 图像读取装置　　　　　　　E. 用于传输图像的局域或广域网络

2. 下列影像管理内容中,错误说法是(　　)。

A. 信息的查询　　　　　　　　B. 获取图像　　　　　　　　C. 信息采集

D. 数据备份　　　　　　　　　E. 影像打印输出管理

3. 关于 PACS 优势的说法,错误的是(　　)。

A. 无胶片化管理　　　　　　　B. 优化打印任务,减少打印费用　C. 影像显示处理功能强

D. 图像资源不可共享　　　　　E. 医院管理最优化

医学影像成像原理实验

 ## 实验一　X线影像的观察

【实验目的】　加深理解和认识受检体在X线透视和X线摄影照片上形成影像的原理和特点。

【实验原理】　X线透视是利用X线的穿透作用和X线的荧光作用进行检查的。若受检体组织密度大,厚度大则吸收X线多,透过X线少,激发荧光屏产生的荧光少,显示低亮度影像;反之,显示高亮度影像。X线透视影像称为正像,X线摄影形成的照片影像称为负像。

【实验仪器设备】　透视用X线机、模拟人、胸部正位X线照片若干张、观片灯等。

【实验方法与步骤】

1. X线正像观察

(1) 在透视室内对模拟人(或志愿者)进行胸部透视。

(2) 识别荧光屏上的肺、心脏、肋骨的影像,观察荧光屏上明暗不同组织的影像表现。

(3) 使模拟人(让志愿者)做深吸气和深呼气,观察膈肌的动态变化。

(4) 使模拟人(让志愿者)上肢上举环抱于头,使身体向左或右转动,观察模拟人(或志愿者)不同体位的不同影像。

2. X线负像观察

(1) 将胸部X线照片置于观片灯上。

(2) 在观片灯下观察胸部X线照片,识别肺、心脏及肋骨等影像。

(3) 观察组织密度高(心脏、肋骨)和组织密度低(肺)的光学密度情况。

3. 比较正、负像

比较胸部X线照片影像和透视影像的不同之处。

【实验结果讨论】

(1) 以胸部为例说明同一组织或器官在X线照片和X线透视下的不同之处。

(2) X线透视和X线摄影各有哪些优缺点?

(3) 膈下游离气体和手指骨在X线透视和X线照片上有何不同?

 ## 实验二　X线胶片特性曲线的制作及特性值测试

【实验目的】　掌握利用X线双倍曝光法制作胶片特性曲线的方法,学会计算X线胶片特性值。

【实验原理】　X线胶片上得到不同的曝光量会产生不同的光学密度。利用铝梯按一定差值衰减X线量,获取胶片上所得到的相对曝光量及其对应产生的密度值,按胶片特性曲线定义的坐标系描出胶片的特性曲线。

【实验仪器设备】　医用X线机、铝梯、医用X线胶片、暗盒、增感屏、透射密度计等。

【实验方法与步骤】

1．拍摄铝梯单、双倍曝光照片

将 X 线胶片放入带有增感屏的暗盒内,将铝梯置于暗盒上,对铝梯进行曝光,用铅橡皮盖住铝梯的一半,采用同样的曝光条件再一次曝光。冲洗后得到铝梯的单、双倍曝光像。另外,为了能得到基础灰度,曝光时可在铝梯的旁边放置一块铅橡皮。

2．在同一坐标系下绘制出单、双倍曝光曲线

(1)用透射密度计依次对单、双倍铝梯的各阶的密度进行测量;

(2)在同一坐标系下绘制出单、双倍曝光曲线,横轴为铝梯的厚度,纵轴为 X 线照片的密度。

3．绘制 X 线胶片的特性曲线、计算胶片的特性值

按项目二任务一所述的绘制方法绘制出胶片的特性曲线,其横轴为相对曝光量,纵轴为密度;计算 X 线胶片的特性值。

【实验结果讨论】

(1)记录并求出相关各特性值。

(2)比较两种胶片的感光特性。

(3)试讨论分析各感光特性值对照片影像的影响。

(4)讨论感光测定的临床应用。

实验三　增感屏增感率的测试

【实验目的】　掌握增感屏增感率的测试及计算方法。

【实验原理】　利用增感屏的增感率估算值,选择合适的曝光条件的时间值分段曝光,绘制出使用增感屏和不使用增感屏的曝光时间和光学密度值的关系曲线,得到密度为 1.0 的两个曝光时间值,计算增感屏的增感率。

【实验仪器设备】　X 线机、带增感屏的暗盒、不带增感屏的暗盒、铅板、X 线胶片、胶片冲洗设备、透射密度计。

【实验方法与步骤】

1．曝光

将胶片分别装入带有增感屏和不带增感屏的暗盒,固定摄影距离、管电压和管电流,用不同的曝光时间,对胶片进行分段曝光,并记录曝光时间的数值。

2．冲洗加工

将两张已曝光的胶片,用同一冲洗条件和方法进行冲洗加工。

3．密度测定

用透射密度计测量不同曝光时间段的密度,并记录数值。

4．绘制曲线图

将方格纸的一边作为横坐标,标出各曝光时间的位置;在与横坐标垂直的位置上作一纵坐标,标出照片的密度值;将两张照片不同曝光时间对应的密度值标出,作出曲线图,得到使用增感屏的曲线 A 和不使用增感屏的曲线 B。

5．增感率的计算

分别从 A、B 曲线上,找出密度值为 1.0 时的曝光时间 t 和 t_0。按下式计算增感率:

$$f = t_0/t$$

【实验结果讨论】

(1)计算得出实验增感屏的增感率。

(2)讨论增感率的临床应用意义。

(3)分析影响增感率的因素。

实验四　X 线管有效焦点的测试

　　【实验目的】　了解 X 线管有效焦点的测试方法和焦点的线量分布特点。

　　【实验原理】　利用小孔成像原理对 X 线管的焦点成像，按照国际辐射单位与测量委员会推荐的测量方法测量，得出有效焦点的大小。

　　【实验仪器设备】　小孔照相设备、标有 0.1 mm 刻度的放大镜、单面乳剂 X 线胶片、X 线机、水准仪、米尺、胶片冲洗设备。

　　小孔的要求：材质为国际辐射单位与测量委员会推荐的合金，即金铂合金（90％的金和10％的铂），或钨合金（钨占 90％以上），或铱（10％以下）。尺寸大小及测试时使用的放大率见实验表 4-1，小孔的形状见实验图 4-1。若没有标准小孔，也可在一个 1 mm 厚的铅板上，用针刺一个小孔代替。

实验表 4-1

焦点的尺寸 F/mm	直径 D/mm		深度 L/mm		放大率
	公称值	公差	公称值	公差	
$0.3 \leqslant F \leqslant 1.2$	0.030	±0.005	0.075	±0.010	3
$1.2 < F \leqslant 2.5$	0.075	±0.005	0.350	±0.010	2
$2.5 < F$	0.100	±0.005	0.500	±0.005	1

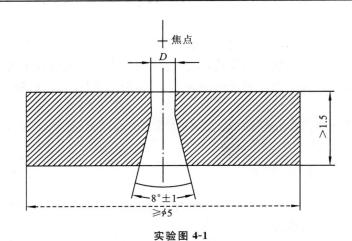

实验图 4-1

　　【实验方法与步骤】

　　(1) 将小孔照相设备置于 X 线管下，并用水准仪将小孔成像装置垂直胶片放置，使中心线垂直穿过小孔到达胶片。

　　(2) 根据测试 X 线管焦点的大小，按实验表 4-1 选择适当的小孔及放大率。

　　(3) 使用单面乳剂胶片，按照实验表 4-2 摄影条件曝光。将已曝光的胶片进行冲洗加工处理，使照片焦点影像的最大密度值为 0.8～1.2。

实验表 4-2

最高使用电压 u/kV	测试用管电压/kV	测试用管电流量/(mA·s)
$u \leqslant 75$	最高使用电压	实验所有管电压下的最大容许电流的 50％，曝光时间 0.1 s
$75 \leqslant u \leqslant 150$	75	
$150 < u$	最高使用电压 50％	

　　(4) 通过标有 0.1 mm 刻度的 5 倍或 10 倍放大镜，用肉眼读出照片上焦点放大像的长(b)、宽(a)尺寸数值。按下列计算公式计算实际有效焦点的大小：

$$焦点的宽＝\frac{像宽}{放大率}$$

$$焦点的长＝\frac{像长}{放大率}×0.7$$

【实验记录】

管电压 /kV	管电流 /mA	时间 /s	焦点至小孔间 距离/mm	胶片至小孔间 距离/mm	像宽 /mm	像长 /mm

【实验结果讨论】

（1）计算得出有效焦点的大小。

（2）观察 X 线焦点的线量分布特点及性状。

（3）分析有效焦点线量分布与阴极结构的关系。

实验五　照射野的 X 线量分布

【实验目的】　熟悉照射野的 X 线量分布。

【实验原理】　用具有多列多排针孔的铅板对 X 线焦点成像,以观察照射野内各点的有效焦点的大小及光学密度(代表 X 线量多少)的分布。

【验仪器与设备】　有大、小焦点的 X 线机,胶片数张,直尺,支架,长 20 cm、宽 10 cm、厚 1.0 cm 的铅板一块,铅板上扎有平行铅板长轴的数行等距的小孔,行距为 2 cm,小孔间距为 4 cm。

【实验方法与步骤】

1. X 线管长轴方向有效焦点尺寸的测试

（1）将装有胶片的暗盒放在摄影台上,并使胶片长轴平行于 X 线管长轴。在暗盒上放一支架,将小孔铅板置于支架上,焦点-铅板距离为 20～25 cm,使铅板的中间一行小孔与暗盒中心线一致,并平行于胶片长轴,且使居中的小孔与中心线垂直。

（2）做好阳极或阴极端标记。

（3）调整 X 线管,使 X 线管长轴平行于胶片长轴,焦点至小孔距离与小孔至铅板距离相同,中心线对准铅板上居中的小孔垂直射入胶片。

（4）摄影条件为 50 kV、100 mA、0.1 s,采用小焦点,曝光 1 次。

（5）更换胶片,采用大焦点曝光(曝光条件同上)。

2. X 线管短轴方向有效焦点尺寸的测试方法

使胶片暗盒与 X 线管长轴方向直,其他与长轴方向有效焦点尺寸的测试步骤相同。

3. 照射野不同方位的线量分布测定

（1）取 12 cm×35 cm 胶片一张装入暗盒,置于摄影台上。

（2）X 线管长轴与胶片长轴平行。

（3）X 线中心线对胶片中点曝光。

4. 冲洗加工、测量密度值

上述 5 张胶片用相同条件冲洗加工,用密度计测量照射野不同方位上各点的密度值(线量分布)。

【实验结果讨论】

（1）观察照射野各方位上的有效焦点的大小变化。

（2）观察比较照射野各方位上的线量分布。

实验六　X线管焦点极限分辨率的测试

【实验目的】　掌握 X 线焦点的极限分辨率的测试方法。

【实验原理】　利用星形测试卡成像,观察并测量星形测试卡照片上两个方向的最外模糊区直径的尺寸,根据极限分辨率的计算式得出焦点面上 X 线管短轴方向与 X 线管长轴方向的极限分辨率。

【验仪器与设备】　X 线机、星形测试卡、直尺、微粒胶片、观片灯、带刻度的放大镜、胶片冲洗设备。

【实验方法与步骤】

(1) 将星形测试卡置于 X 线管与胶片之间(星形测试卡至窗口距离大于 25 cm)。X 线中心线对准星形测试卡中心,并垂直于星形测试卡平面。

(2) 将 X 线胶片装入无增感屏暗盒,分别用大、小焦点,75 kV、50 mA·s 曝光。调节星形测试卡至焦点和胶片的距离,使测得的星形测试卡照片上两个方向上的最外模糊区直径 Z_w、Z_L 大于或尽量接近影像直径的 1/3,但不小于 25 mm。以达到照片出现 2~3 次模糊带为宜。照片的最高密度应在 1.0~1.4 之间。

(3) 测量星卡照片上 X 线管短轴方向和 X 线管长轴方向上的模糊区直径 Z_w、Z_L 及卡照片的放大率 M,并根据已知楔条顶角的角度,代入公式 $R_{Fw} = \dfrac{M-1}{Z_{w\theta}}$ 及 $R_{FL} = \dfrac{M-1}{Z_{L\theta}}$ 中,计算得出焦点面上 X 线管短轴方向与 X 线管长轴方向的极限分辨率 R_{Fw} 和 R_{FL}。

【实验结果讨论】

分析焦点极限分辨率与焦点大小、焦点长宽方向、X 线量分布的关系。

实验七　X线照片影像的几何学模糊

【实验目的】　了解 X 线影像的几何学模糊。

【实验原理】　根据 X 线几何投影关系,利用不同的 X 线管焦点,焦-肢距或肢-片距,获取不同照片影像的模糊值。

【实验仪器设备】　医用 X 线机、矩形测试卡、医用 X 线胶片、暗盒、铅橡皮、支架及冲洗设备等。

【实验方法与步骤】

(1) 首先将装有 X 线胶片的暗盒平放于摄影台上,用铅橡皮遮盖暗盒的一半,然后将矩形测试卡置于暗盒上,采用小焦点、FFD 为 100 cm,用 45 kV、10 mA·s 条件曝光;其次用铅橡皮遮盖暗盒另一半(胶片已感光的一半),将矩形测试卡置于暗盒上,采用大焦点、FFD 为 100 cm,用 45 kV、10 mA·s 条件曝光。

(2) 更换胶片,同样方法将装有 X 线胶片的暗盒平放于摄影台上,用铅橡皮遮盖暗盒的一半,将矩形测试卡置于暗盒上,采用小焦点、FFD 为 100 cm,用 45 kV、10 mA·s 条件曝光;然后用铅橡皮遮盖暗盒另一半(胶片已感光的一半),变化肢-片距,将矩形测试卡置于距暗盒 50 cm 的支架上,采用小焦点、FFD 为 100 cm,用 45 kV、10 mA·s 条件曝光。

(3) 比较采用不同 X 线管焦点获取的 X 线照片影像模糊值。

(4) 比较肢-片距不同所产生的 X 线照片影像模糊值。

【实验结果讨论】

(1) 实验分析 X 线管焦点不同,所获取的 X 线照片矩形测试卡模糊值的不同。

(2) 观察、分析 X 线管焦点及 FFD 一定时,变化肢-片距,所获取的 X 线照片矩形测试卡模糊值的不同。

实验八　数字成像原理(CR、DR 见习)

【实验目的】　理解 CR、DR 系统的成像原理,掌握 CR、DR 系统的成像过程、影像处理参数的意义及对影像的影响。

【实验仪器设备】　CR 系统(包括模拟 X 线机、IP、影像阅读器及工作站)、DR 系统、激光打印机、激光胶片等。

【试验方法与步骤】

1. CR 系统

(1) CR(包括模拟 X 线机、IP、影像阅读器及工作站)系统开机。

(2) 观察 IP 的外观,可在影像阅读器中用强光照射,消除可能存在的潜影。

(3) 在操作界面输入 ID、患者的姓名、年龄、性别等信息,并选好将要摄影部位。

(4) 选用模拟人作为受检体,以 IP 作为接收器,在模拟 X 线摄影的检查床上,摆好体位进行曝光摄影。

(5) 将已曝光的 IP 采用打码器识别 IP 的条码,将 IP 内的摄影信息与病人的基本信息组合在一起。

(6) 将 IP 插入到影像阅读器的槽中进行影像的读取。

(7) 将获得数字图像进行谐调参数、空间频率参数的调节,确定良好的影像并由激光打印机打印输出。

2. DR 系统

(1) DR 系统开机。

(2) 在操作界面输入 ID、病人的姓名、年龄、性别等信息,并选好将要摄影部位。

(3) 选用模拟人作为受检体,直接在 DR 摄影的检查床上,摆好体位进行曝光摄影。

(4) 将获得的数字图像进行后处理,确定良好的影像并由激光打印机打印输出。

【实验结果讨论】

(1) 叙述 CR、DR 系统的成像过程。

(2) 讨论 CR、DR 系统的后处理参数对影像的影响。

 # 实验九　计算机 X 线体层成像原理(CT 见习)

【实验目的】　通过 CT 见习和实际操作,了解 CT 成像硬件的基本组成与作用,理解 CT 成像过程、CT 成像原理、CT 图像处理技术及成像参数对 CT 图像质量的影响。

【实验仪器设备】　普通 CT、螺旋 CT。

【实验方法与步骤】

(1) 观看 CT 成像硬件,了解 CT 控制台与扫描系统的基本结构与作用。

(2) 了解 CT 基本操作,理解 CT 成像过程与成像原理。

(3) 扫描标准水模 CT 图像,了解 CT 成像中的定位像、断层图像各参数的意义。

(4) 见习人体常见部位检查成像全过程。

(5) 见习常见部位扫描方式、图像显示功能、图像后处理技术。

【实验结果讨论】

(1) 简述 CT 控制台与扫描系统的基本结构与作用。

(2) 简述 CT 图像处理技术及各成像参数对 CT 图像质量的影响。

(3) 观察分析 CT 成像与 X 线成像的差异,说明 CT 图像特点及在临床的应用。

实验十　磁共振成像原理(见习)

【实验目的】　通过见习了解磁共振成像过程;初步认识磁共振成像的硬件设备;理解磁共振成像的基本原理;熟悉常用的脉冲序列及各种不同参数的具体应用;理解磁共振加权像。

【实验仪器设备】　磁共振扫描仪及其操作平台;志愿者或体模;磁共振照片。

【实验方法与步骤】

(1) 参观磁共振室,了解主磁场、射频线圈、操作平台及辅助设备。

(2) 见习头部成像的全过程。

(3) 以 SE 序列为例,改变成像参数(如 TE、TR、翻转角等)进行成像。

(4) 观察不同部位、不同对比类型的磁共振照片。

(5) 使用 SE、FSE、IR、GRE、EPI 序列以及不同参数进行成像。

(6) 进行一种或几种特殊成像(如磁共振血管成像、波谱成像、弥散成像、灌注成像等)。

【实验结果与分析】

(1) 初步认识磁共振成像设备,进一步理解主磁场和射频系统在磁共振成像中的作用,了解在不同部位的检查中如何选择适当的线圈提高图像质量。

(2) 熟悉磁共振成像的过程。

(3) 初步了解头部扫描中如何选择不同的扫描序列。

(4) 了解不同成像参数对图像质量、扫描时间等的影响以及各参数之间的相互制约。

(5) 通过观察磁共振照片,初步认识不同加权像的对比特性;进一步熟悉采用不同序列和不同参数扫描以获得不同对比图像。

 # 实验十一　PACS 系统原理

【实验目的】　通过实际操作进一步了解 PACS 的工作原理和操作流程。

【实验仪器设备】　PACS 系统及操作平台;医学影像数据。

【实验方法与步骤】

(1) 观看 PACS 系统的工作流程和系统组成。

(2) 病例患者基本信息的调用与档案的创建。

(3) 患者影像数据的获取,并将图像上传 PACS 服务器。

(4) 查看 DICOM 的信息组织模型,与其他图像格式的转换。

(5) 医学影像处理(显示窗口的调整;图像的移动、缩放、旋转、保存和删除)。

(6) 医学影像分析(窗宽窗位的调整;图像测量和标注;指定器官或病灶的定位)。

【实验结果讨论】

(1) 了解 PACS 系统的工作原理和无胶片化管理的优越性。

(2) 熟悉患者电子病历和档案的建立和调取步骤。

(3) 认识 DICOM 文件格式和与其他图像格式的转换方法。

(4) 初步了解基于 PACS 的医学影像处理、分析方法和操作流程。

参考文献

CANKAOWENXIAN

［1］ 张晓康,张卫萍.医学影像成像原理［M］.北京:人民卫生出版社,2014.

［2］ 吉强,洪洋.医学影像物理学［M］.北京:人民卫生出版社,2010.

［3］ 胡振民.医学影像设备与技术学［M］.北京:中国科学技术出版社,2001.

［4］ 李月卿,李萌.医学影像成像原理［M］.北京:人民卫生出版社,2009.

［5］ 韩丰谈,朱险峰.医学影像设备学［M］.北京:人民卫生出版社,2010.

［6］ 燕树林,王鸣鹏.全国医用设备使用人员(CT、MRI、DSA)上岗考试指南［M］.北京:军事医学科学出版社,2009.